होम्योपैथी चिकित्सा

प्रस्तुत पुस्तक में रोग, उपचार एवं स्वास्थ्य संबंधी जो उपाय/सुझाव बताए गए हैं उन्हें अपनाने से पूर्व संबद्ध चिकित्सा विशेषज्ञ से परामर्श अवश्य कर लें।

आमुख

लगभग तीस वर्षों तक होम्योपैथी उपचार करने के दौरान मुझे आम आदमी के रोगों और परेशानियों का व्यापक अनुभव हुआ। यह स्पष्ट था कि काफी धन खर्च करने के बावजूद रोगी अन्य चिकित्सा-प्रणालियों से संतोषजनक चिकित्सा प्राप्त नहीं कर पा रहे थे, इनसे उन्हें निराशा होती थी। इस बात ने मुझे अधिक चिंतित किया।

मेरे मित्र और परिचित पुरानी बीमारियों से ग्रस्त रोगियों को मेरे पास लाए, जिन्हें अन्य चिकित्सा-प्रणालियों द्वारा असाध्य घोषित किया जा चुका था। लेकिन डॉ. सैमुअल हैनिमन और उनकी होम्योपैथी चिकित्सा-प्रणाली की बदौलत मैं पुराने रोगियों को ठीक कर सकता था। मेरे इलाज से ऐसे रोगियों को संतुष्टि प्राप्त हुई और होम्योपैथी चिकित्सा-पद्धति में उनका विश्वास दृढ़ हो गया। उन्होंने मुझसे बार-बार यह भी पूछा कि क्या उनकी बीमारियों के अलावा अन्य बीमारियाँ भी होम्योपैथी चिकित्सा से ठीक हो सकती हैं?

चिकित्सक के रूप में मैंने अपने पास आनेवाले रोगियों का मार्गदर्शन और उपचार अपना दायित्व समझकर किया है। आम लोगों की परेशानियों को देखते हुए और उन्हें रोगों से छुटकारा दिलाने के लिए मैंने इस पुस्तक को सरल और सुगम भाषा में लिखने का प्रयास किया है।

यह पुस्तक होम्योपैथी संबंधी मेरे गहन अध्ययन और अनुभवों का परिणाम है। इसका एकमात्र उद्‌देश्य रोगियों का आसान और सस्ता उपचार करना है। यह पुस्तक होम्योपैथी चिकित्सकों के लिए भी संदर्भ पुस्तक के रूप में उपयोगी रहेगी।

पुस्तक को अधिकाधिक उपयोगी बनाने के लिए मैंने अनेक होम्योपैथी ग्रंथों

का लाभ उठाया है और प्रतिष्ठित होम्योपैथी विशेषज्ञों के अनुभवों, अध्ययन तथा शोधों को इसमें शामिल किया है।

चूँकि आम आदमी रोगों को उनकी प्रकृति से ही समझता है, इसलिए पुस्तक में रोगों के नाम भी दिए गए हैं। प्रस्तुत उपचार पूरी तरह से रोगों की विशेषताओं और विचित्र लक्षणों पर आधारित हैं, जिनमें होम्योपैथी के सिद्धांतों का ध्यान रखा गया है। दवाओं की उपयुक्त पोटेंसी का भी सुझाव दिया गया है। कुछ मामलों में उस विशेष रोग के लिए उपचार के तरीके दिए गए हैं; लेकिन अन्य मामलों में संबंधित रोगी के इतिवृत्त, जैसे—आयु, प्रकृति, सहनशक्ति, आदतों और वातावरण के आधार पर उपचार या दवाओं की पोटेंसी को परिवर्तित किया जा सकता है।

जन-सामान्य में आम धारणा यह है कि होम्योपैथी दवाओं को किसी प्रकार की प्रतिक्रिया (रिएक्शन) के डर के बिना लिया जा सकता है। अपने अनुभवों के आधार पर मुझे यह बात उचित प्रतीत नहीं होती है। अत: मेरा सुझाव है कि होम्योपैथी दवा के इस्तेमाल को तभी दुहराएँ, जब रोग के लक्षण बने रहें।

मैं ईश्वर से प्रार्थना करता हूँ कि इस पुस्तक को पढ़नेवाले हर व्यक्ति को अच्छा स्वास्थ्य प्राप्त हो। पाठकों के हर तरह के सुझावों का स्वागत है।

—डॉ. एम.बी.एल. सक्सेना

नंदन वन,
जोधपुर (राजस्थान)

अनुक्रम

भाग–1

पेट के रोग

- गरिष्ठ भोजन के बाद पेट फूलना—**नक्स वोमिका-30** तीन दिनों तक दिन में तीन बार और चौथे दिन **पल्सेटिला-200** एक खुराक प्रतिदिन लें।
- पेटदर्द, पेट से वायु निकालने के लिए—**कैल्केरिया फॉस्फोरिका-6** दिन में तीन बार।
- अप्राकृतिक चीजें, जैसे चॉक, मिट्टी, कोयला इत्यादि खाने की इच्छा—**कैल्केरिया फॉस्फोरिका-12एक्स** रोजाना तीन बार।
- भूख में कमी—**केरिका पपाया-30** हर चार घंटे पर।
- प्लीहा की बाईं ओर दर्द, पेट में लगातार दर्द—**सियोनेंथस-क्यू** की दो से पाँच बूँदें, दिन में दो बार।
- पेट में गड़गड़ाहट, पेट फूल जाता हो—**थुजा-30** दिन में दो बार।
- बच्चों का पेट बढ़ना—**सल्फर-1एम** दो सप्ताह में एक बार, केवल सुबह के समय।
- पेट की वायु तथा यकृत (लीवर) में हुए संक्रमण के कारण उत्पन्न पेट के रोग—मल-त्याग तथा पेट से अपानवायु निकलने पर आराम मिलता है—**नेट्रम आर्सेनिकम-30** दिन में तीन बार।
- उदरशूल (तेज पेटदर्द), गरम सिंकाई से आराम—**मैग्नीशिया फॉस्फोरिकम-12 एक्स** हर घंटे।
- अम्लता (एसिडिटी), सभी खाद्य पदार्थ खट्टे और अप्रिय लगते हैं; जलन में पानी पीने से अस्थायी राहत मिलती है—**सेनिक्यूला-30** दिन में तीन बार।
- अत्यधिक अम्लता, जीभ के पिछले हिस्से पर पीली परत, खट्टी डकार और

वमन—**नेट्रम फॉस्फोरिकम**-30 छह-छह घंटे पर।

- अम्लता, पेट में खट्टापन महसूस होना, दाँतों को खट्टा बनानेवाला वमन—**रोबिना**-30 दिन में दो बार।
- अम्लता, सीने में जलन, खट्टी डकार और वमन, एलोपैथिक दवाओं में मैग्नीशिया के इस्तेमाल के कारण—**मैग्नीशिया कार्बोनिका**-6 दो सप्ताह में एक बार लें।
- खट्टी डकार, वमन, कलेजे की जलन के साथ अम्लता—**लाइकोपोडियम**-30 दिन में एक खुराक।
- तीव्र पेचिश—**मरक्यूरियस कोरोसिवस**-6 या **कोलोसिंथ**-6 या दोनों अदल-बदलकर दिन में दो बार।
- पेट में जलन, खाने के बाद राहत मिलती है—**फॉस्फोरस**-200 एक खुराक।
- विशिष्ट डायरिया के साथ होनेवाले रोग—**क्रोटन टिंगलम**-30 दिन में तीन बार।
- पेट में मरोड़, तेज दर्द, हिचकी, पानीदार वमन, ऐंठन, चलने का प्रयास करने पर कंपन, पैरों की पिंडलियों में मरोड़, मध्य रात्रि के बाद अधिक तेज, बिस्तर से उठकर खड़े होने पर राहत महसूस होना—**क्यूप्रम आर्सेनिकम**-200 एक खुराक प्रतिदिन।
- बहुत तेज मिचली, वमन, ठंडा पसीना और अत्यंत बेचैनी—**लॉबीलिया इन्फ्लेटा**-6 दिन में तीन बार।
- कमजोरी और दुर्बलता, लीवर का बढ़ना—**इंसुलिन-3एक्स** एक खुराक प्रतिदिन।
- अपेंडिसाइटिस, बाहर से महसूस किया जा सकता है, दाएँ भाग में अत्यंत पीड़ा—**बैप्टीसिया टिंक्टोरिया-3एक्स** दिन में तीन बार या दिन में एक बार।
- अपेंडिसाइटिस, दाएँ भाग में पीड़ा—**आयरिस टेनेक्स**-200 दिन में दो बार।
- अपेंडिसाइटिस, दाएँ भाग में दर्द, चमड़ी छूने तक से अधिक दर्द—**बेलाडोना-3एक्स** दिन में दो बार।
- क्षुधा-विकार—**नेट्रम फॉस्फोरिकम**-30 दिन में तीन बार।
- किसी भी कारण से भूख में कमी—**लॉबेलिया इंफ्लेटा**-6 दिन में तीन बार।
- भूख में कमी, तेजी से दुबले होते जाना और वमन—**आयोडियम**-30 दिन में दो बार।
- भूख में कमी, मुँह का कड़वा स्वाद, परतदार जीभ—**कार्डस मेरियानस**-6 हर छह घंटे पर।

- भूख में कमी, मुँह में धात्विक स्वाद, अत्यधिक लार—**मरक्यूरियस वाइवस-200** और **मरक्यूरियस सॉलिबिलस-200** दोनों रोजाना एक खुराक।
- भूख में कमी, धात्विक स्वाद—**कोकुलस इंडिकस-200** एक खुराक, यदि लक्षण बरकरार रहें तो खुराक दुहराई जा सकती है।
- क्षुधा—**ब्रायोनिया-6** या **नक्स वोमिका-6** दिन में तीन बार। **ब्रायोनिया-6** (तेज प्यास के साथ) और **नक्स वोमिका-6** (तेज भूख, खासकर बदहज्मी के दौरे के लगभग एक दिन पहले)।
- भोजन में अरुचि—**नेट्रम मुरिएटिकम-200** एक खुराक रोज।
- आलू खाने से अरुचि—**एलुमिना-200** एक खुराक रोज।
- वसायुक्त भोजन, पेस्ट्री आदि से अरुचि—**पल्सेटिला-200** दिन में एक खुराक।
- खट्टी डकार—**एसफोटिडा-30** दिन में दो बार।
- खट्टी डकार, कोई राहत नहीं—**सीना-6** या **30** हर छह घंटे पर।
- खट्टी डकार से अस्थायी राहत—**कार्बो वेजिटेबिलिस-6** या **30** दिन में तीन बार।
- पित्त-संबंधी उदरशूल के बाद पीलिया, मिट्टी के रंग का मल या पित्ताशय की पथरी के कारण उदरशूल—**बर्बेरिस वल्गेरिस-क्यू** दिन में दो बार पाँच-पाँच बूँदें।
- अनियमित मल-विसर्जन (जैसे कब्ज या डायरिया)—**मैंगेनम-30** एक खुराक रोज।
- गुरदे का रोग, पेट में दर्द, पेट में सिकुड़न, वमन, तेज हिचकियाँ, एल्ब्युमिनेरिया (मूत्र में एल्ब्युमिन का होना), उच्च रक्तचाप, कब्ज—**प्लंबम-6**।
- आमाशय भित्ति में दर्द (कार्डिएल्जिया), ऐंठन के साथ तेज दर्द तथा दबाव, वमन—**क्यूप्रम मेटेलिकम-30** दिन में दो बार।
- हैजा—**सीकेल कॉरनुटम-30** दिन में तीन बार।
- प्रारंभिक हैजा, डायरिया, पतला मल, कमजोरी, भूख और प्यास, गरदन में पीड़ा महसूस होती है—**नेट्रम मुरिएटिकम-200** एक खुराक रोज।
- प्रारंभिक हैजा, हरा पानीदार मल, उदरशूल तथा मरोड़, मरोड़ के दौरान आँखें नीचे की ओर झुक जाती हैं, ऊपरी होंठ तथा नाक के छिद्र में मोती जैसी सफेदी—**एथुजा साइनेपियम-30** एक खुराक रोज।
- प्रारंभिक हैजा, भोजन जल्दी-जल्दी करता है, मल पानीदार और प्रचुर मात्रा में

आता है, अत्यंत दुर्गंधयुक्त वमन अधिक मात्रा में होता है, प्यास अधिक लगती है, पानी पीने के साथ ही उसकी उलटी हो जाती है, लोगों का साथ पसंद करता है, पैरों, पिंडलियों तथा जाँघों में तेज ऐंठन, पानीदार दर्द रहित मल—**पोडोफाइलम-200** दिन में दो बार।

- प्रारंभिक हैजा, पसीना, अधिक पानी पीने की इच्छा, मिचली तथा वमन, चलने से हालत अधिक खराब—**केडमियम सल्फ-30** दिन में तीन बार।
- प्रारंभिक हैजा, हरा पानीदार मल, ठंड लगना, नीलापन तथा मूर्च्छा के दौरे—**लॉरोसिरेसस-6** दिन में तीन बार।
- प्रारंभिक हैजा, मिचली, चावल के पानी जैसा वमन, पसीना, लेकिन बच्चा पेट को नंगा रखना चाहता है—**टेबेकम-200** हर मल-त्याग के बाद दें।
- प्रारंभिक हैजा, कमजोर तथा दुबले बच्चों में वमन तथा डायरिया, दुर्गंधयुक्त मल—**मेडोराइनम-200** दो सप्ताह में एक खुराक।
- एशियाई हैजा, पहले शरीर में अत्यंत ठंड महसूस होना, आकस्मिक थकान तथा बिलकुल पसीना नहीं आना—**कैंफर-6** दिन में तीन बार।
- हैजा के बाद अत्यधिक कमजोरी, पेट में गैस बनना तथा पेट का फूलना—**कार्बो वेजीटेबिलिस-30** दिन में दो बार लें।
- हैजा की अत्यंत खराब अवस्था, माथे पर बहुत पसीना, प्रचुर वमन तथा डायरिया, अधिक मात्रा में ठंडा पानी पीने की इच्छा, ऐंठन तथा थकान—**वेराट्रम एल्बम-30** दिन में तीन बार।
- हैजा, नाड़ी गति अनियमित तथा साँस लेने में परेशानी—**नजा-6** दिन में तीन बार।
- हैजा, वमन तथा डायरिया अधिक अंतराल पर, ठंडा शरीर, शरीर की नीली रंगत—**कैंफर-क्यू** दो से पाँच बूँदें दिन में दो बार।
- हैजा—**नजा-30** या **कोबरा-30** एक खुराक। यदि लक्षण बरकरार रहें तो खुराक दुहरा सकते हैं।
- हैजा—**रिसिनस कम्युनिस-6** हर चार घंटे पर लें।
- हैजे की गंभीर अवस्था—**कार्बो वेजीटेबिलिस-30** हर आधे घंटे पर।
- हैजे में ठंडे पसीने के साथ वमन तथा डायरिया, मल का रंग काला, थोड़ा-थोड़ा पानी पीने की इच्छा, अत्यंत थकान, दुर्गंधयुक्त मल तथा उलटी, बेचैनी व मौत का भय—**आर्सेनिक एल्बम-30** हर चार घंटे पर।
- हैजा, पेट तथा पैरों की पिंडलियों में मरोड़—**क्यूप्रम मेटेलिकम-6** हर चार घंटे पर।

- हैजा, मिचली तथा वमन के प्रमुख लक्षणों के साथ—**इपेकाकुआन्हा-200** दिन में दो बार।
- हैजा, वृद्धावस्था में होनेवाले गैंगरीन आदि में शरीर अत्यंत ठंडा हो जाना, फिर भी रोगी खुद को ढकना सहन नहीं कर पाता—**सीकेल कॉरनुटम-200** कुछ खुराक ही बहुत राहत पहुँचाएँगे और रोग की वृद्धि को नियंत्रित करेंगी।
- उदरशूल के साथ डायरिया—**केल्केरिया फॉस्फोरिका-6** दिन में चार बार।
- कुछ भी खाने या पीने के बाद उदरशूल—**स्टेफाइसेग्रिया-30** दिन में तीन बार।
- बार-बार उदरशूल—यदि **कोलोसिंथ** से राहत न मिले तो पूर्ण उपचार के लिए **काली कार्बोनेट-200** की एक खुराक।
- पित्ताशय की पथरी के कारण उदरशूल, प्रतिदिन निश्चित समय पर, भोजन करने के बाद रात में कष्ट अधिक, झुकने पर बेहतर—**कोलोसिंथ-6** या **सीना-6** हर चार घंटे पर।
- गुरदे में पथरी के कारण उदरशूल—**मैग्नीशियम फॉस्फोरिकम-30** कुनकुने पानी में हर आधे घंटे पर या **बर्बेरिस वल्गेरिस-क्यू** पानी में पाँच बूँदें या **बेलाडोना-1एक्स** पाँच बूँदें हर आधे घंटे पर, राहत मिलने तक।
- उदरशूल नाभि के पास, कँपकँपी, मल-त्याग में परेशानी, मल-त्याग के बाद फिर शौचालय जाने की इच्छा—**रियम-6** हर मल-त्याग के बाद एक खुराक।
- उदरशूल, झुकने या पेट पर किसी वस्तु से दबाव डालने पर बेहतर, ऐंठनयुक्त पीड़ा, चक्कर आना, पिंडलियों में मरोड़, डायरिया, रात में तथा भोजन के बाद हालत बदतर—**कोलोसिंथ-6** दिन में तीन बार।
- उदरशूल, पैरों को पेट की ओर मोड़ने पर राहत—**कोलोसिंथ-6** 15 मिनट के बाद एक खुराक लें।
- उदरशूल, निचली आँतों की निष्क्रियता के साथ—**कॉलिनसोनिया-3** दिन में तीन बार (यदि **कोलोसिंथ** और **नक्स** से लाभ न हो)।
- तेज उदरशूल, वात दर्द से राहत पाने के लिए रोगी को दोहरा होना पड़ता है, गरमी तथा तेज दबाव से बेहतर—**प्लंबम मेटेलिकम-30** दिन में तीन बार।
- उदरशूल, रोगी को दोहरा होने के लिए विवश होना पड़ता है, राहत पाने के लिए टहलता है, काफी थका हुआ महसूस करता है, माथे पर ठंडा पसीना—**वेराट्रम एल्बम-6** दिन में तीन बार।
- उदरशूल, तेज दबाव या पेट के बल लेटने पर आराम, पेट में कीड़े—**स्टेनम-**

200 सप्ताह में एक खुराक।

- उदरशूल, रोगी दोहरा होने के लिए विवश, गरमी, दबाव तथा रगड़ से कुछ आराम—**मैग्नीशियम फॉस्फोरिकम**-200 गरम पानी में मिलाकर दिन में दो बार (**कोलोसिंथ** से लाभ न होने पर)।
- उदरशूल, पित्ताशय की पथरी से लीवर के आस-पास पीड़ा तथा भरे होने का असुविधाजनक एहसास, पित्त का वमन, यकृत की विकृति के कारण जलोदर, लीवर के दाएँ भाग में पीड़ा, चलने-फिरने पर अधिक दर्द, दाएँ डेल्टा जैसे क्षेत्र में पीड़ा तथा बाईं करवट सोने पर रोगभ्रम—**कार्डस मेरियानस**-30 दिन में तीन बार लें।
- उदरशूल वायु से, दर्द नाभि-क्षेत्र से आरंभ होता है और फिर पूरे पेट तथा हाथ-पैरों में भी फैल जाता है, आगे की ओर झुकने पर अधिक बढ़ता है, शरीर को सीधा करने पर राहत मिलती है—**डायोस्कोरिया**-30 दिन में दो बार।
- उदरशूल, दोहरा होना पड़ता है, मल-त्याग से ठीक पहले दर्द बढ़ जाता है, उसके बाद भी राहत नहीं मिलती, खड़े होने पर अधिक दर्द—**रीयम**-6 हर बार मल-त्याग के बाद एक खुराक।
- क्रोनिक कब्ज, गुदा भरा हुआ तथा गुदाद्वार में बाधा महसूस होना, चिकना मल, मल-त्याग करने की निरंतर इच्छा, मल-त्याग के बाद भी संतुष्टि नहीं, मल-त्याग के लिए कई दिनों तक इच्छा न होना, चेहरे पर गोलाकार काले धब्बे, घर के कामों में ध्यान नहीं, पति तथा बच्चों से जुड़ाव का अभाव—**सीपिया**-30 दो सप्ताह में एक बार।
- दुःसाध्य कब्ज, गुदा बँधा हुआ महसूस होना, मशीन द्वारा गुदा को खोले जाने पर अधिक पीड़ा—**साइफिलिनम**-200 सप्ताह में एक खुराक।
- कब्ज के साथ पीठदर्द—**सेलेनियम**-30 सुबह-शाम तथा भोजन के बाद, **काली फॉस्फोरिकम-6एक्स** कुनकुने पानी में पाँच गोलियाँ लें।
- गंभीर कब्ज—**ग्रेफाइट्स**-30 दिन में तीन बार या **नक्स वोमिका**-30 दिन में तीन बार या **ब्रायोनिया**-30 केवल सुबह एक खुराक।
- पुराना कब्ज—**लैक डिफ्लोरेटम**-30 दिन में दो बार।
- कब्ज, सूखा मल, आँत की सुस्ती के कारण मसूड़ों के किनारे पर नीलाभ रंग—**प्लंबम मेटेलिकम**-30 हर छह घंटे पर।
- कब्ज, जिद्दी कब्ज, मल एक नरम गोले की तरह मलद्वार से चिपका रहता है—**प्लेटिना**-30 एक खुराक रोज।

- कब्ज, गुदा की जड़ता के कारण, काला मल—**प्रायोजेन**-30 दिन में तीन बार।
- कब्ज, तीव्र मल-त्याग की इच्छा, परंतु इसके लिए जाने में भय, पेट के ऊपरी भाग में तेज दर्द—**इग्नेशिया अमारा**-6 दिन में तीन बार।
- कब्ज—लंबा, पतला, सूखा और सख्त मल अत्यंत कठिनाई से निकलता है—**फॉस्फोरस**-30 एक खुराक।
- कब्ज, मल-त्याग करने की विफल इच्छा—**नक्स वोमिका**-200 रात में सोने से पहले एक खुराक या **नक्स वोमिका-क्यू** पानी में दो बूँदें दिन में दो बार।
- कब्ज, निष्क्रियता या आकस्मिक चोट से—**रूटा जी**-6 दिन में तीन बार।
- कब्ज, यदि **एलुमिना**-6 से लाभ न हो तो **प्लंबम एसेटिकम**-6 दिन में तीन बार आजमाएँ।
- कब्ज, शुष्क तथा सख्त मल अधिक जोर लगाने पर निकलता है, मल-त्याग करने में अत्यंत परेशानी—**लैक डिफ्लोरेटम**-30 सुबह-शाम।
- कब्ज, गुदा का पक्षाघात या आँतों की निष्क्रियता—**टेबेकम**-30 दिन में तीन बार।
- कब्ज, मल-त्याग की विफल इच्छा, ठंडा दूध पीने से राहत—**आयोडियम**-30 सप्ताह में एक खुराक।
- कब्ज, दस्तावर एनिमा लेने के बाद अधिक गंभीर, मल-त्याग में कठिनाई, बेचैनी, सिर पर मालिश या रगड़ से राहत—**टेरेंटुला हिस्पेनिया**-30 दिन में तीन बार।
- कब्ज, जब तक अधिक मल एकत्र न हो तब तक मल-त्याग की इच्छा नहीं। सख्त मल, गाँठदार, गुदा से चिपक जाता है, मल-त्याग के लिए जोर लगाना पड़ता है—**एलुमिना**-30 दिन में दो बार।
- कब्ज, अधिक मल-संचय होने तक मल-त्याग की इच्छा नहीं, अत्यंत कठिनाई से मल-त्याग, आंशिक रूप से निकलता है, कभी-कभी वापस चला जाता है, मशीन द्वारा निकालना पड़ सकता है—**सेनीकुला**-30 दिन में तीन बार।
- कब्ज, गुदा की निष्क्रियता के कारण मल-त्याग की इच्छा नहीं। सख्त, बड़ा, गहरे रंग का और शुष्क मल—**ब्रायोनिया एल्बा**-30 दिन में तीन बार लें।
- कब्ज, मोटापे के साथ—**फाइटोलाका बेरी क्यू** पाँच बूँदें दिन में दो बार और **केल्केरिया कार्बोनिका**-200 पंद्रह दिनों में एक बार।
- कब्ज, मूत्र-त्याग की तीव्र इच्छा—**सरसापेरिला**-6 दिन में तीन बार।

- जिद्दी कब्ज, अत्यधिक गैस तथा बवासीर की परेशानी, एक या दो सप्ताह में मल-त्याग। इस कारण दो या तीन दिनों तक कमजोरी महसूस होना—**कॉलिनसोनिया-क्यू** पानी में दो से पाँच बूँदें, दिन में तीन बार।
- गर्भवती महिला तथा शिशुओं को कब्ज—**एलुमिना**-30 दिन में तीन बार।
- कब्ज उन लोगों में जो आसानी से नहीं जाग सकते, परंतु आसानी से सो जाते हैं, लंबे समय तक खड़े नहीं रह सकते, बंद तथा खुले स्थानों में असुविधा महसूस करते हैं—**नक्स मॉस्केटा**-30 दिन में तीन बार।
- कब्ज, सूखा, सख्त तथा गोल मल—**साइमेक्स**-30 दिन में तीन बार।
- कब्ज, सख्त तथा गाँठदार मल, इतना सूखा कि जला हुआ सा लगे, अधिक तथा पीड़ादायक मल—**सल्फर**-30 दिन में तीन बार।
- कब्ज, सख्त गोले की तरह मल, कब्ज के साथ बारी-बारी से डायरिया भी होता है—**चेलीडोनियम**-30 दिन में तीन बार।
- कब्ज, बलगम के साथ सख्त मल—**टर्मिनेलिया चेबुला**-30 दिन में तीन बार लें।
- कब्ज, सख्त, सूखा, टूटा हुआ तथा निकलने में कठिन मल, कभी-कभी मल बलगम से ढका होता है—**अमोनियम मुरिएटिकम**-30 दिन में दो बार।
- कब्ज, मल को मशीनी प्रक्रिया द्वारा निकालना पड़ता है। सिरदर्द के साथ सख्त मल निकलता है—**एलो**-6 दिन में तीन बार।
- कब्ज, मल को मशीनी प्रक्रिया द्वारा निकालना पड़ता है—**केल्केरिया कार्बोनिका**-30 दिन में तीन बार।
- कब्ज, गाँठदार तथा बड़ी मात्रा में मल, बलगम के धागे, अकसर मल के बाद बलगम निकलता है, मल-त्याग के बाद काफी दर्द, धोने पर गुदा में दर्द—**ग्रेफाइट्स**-30 दिन में दो बार।
- कब्ज, आंशिक रूप से निकलने के बाद मल वापस चला जाता है—**थुजा ओसी**-30 दिन में तीन बार।
- कब्ज, मल-त्याग नियमित रूप से होता है, परंतु सख्त तथा असंतोषजनक, मासिक-धर्म के दौरान अधिक मात्रा में, भेड़ के गोबर की तरह मल, गुदा की निष्क्रियता के कारण गुदा संकुचित या जख्मी, मल-त्याग के बाद रक्तस्राव या जलन, जिससे बाद में दर्द होता है—**नेट्रम मुरिएटिकम**-200 एक खुराक रोज।
- कब्ज—**सल्फर**-30 सुबह एक खुराक। **नक्स वोमिका**-30 रात में एक

खुराक। **हाइड्रॉस्टिस केनाडेन्सिस क्यू** शाम को पानी में पाँच बूँदें मिलाकर लें।

- कब्ज, मल इतने बड़े आकार का होता है कि वह निकल नहीं पाता, उसे मशीनी प्रक्रिया द्वारा निकालना पड़ता है—**सेलिनियम**-200 कुछ खुराकें।
- कब्ज, मटमैली पीली जीभ, पतली शिथिल, जिस पर दाँतों की छाप दिखती है—**हाइड्रॉस्टिस केनाडेन्सिस**-30 सुबह-शाम लें।
- कब्ज, गुदा के स्पिंलटर की कमजोरी, बड़े टुकड़ों में ठोस मल निकलता है—**एलो सोकोट्राइना**-200 कुछ खुराकें।
- कब्ज, डायरिया के साथ—**कार्डस मेरियानस**-30 हर छह घंटे पर।
- कब्ज, मल त्याग की विफल इच्छा—**नक्स वोमिका-क्यू** पानी में दो बूँदें, दिन में दो बार।
- कब्ज, तीव्र दुर्गंधयुक्त साँस—**कार्बोलिक एसिड**-30 दिन में तीन बार।
- कब्ज, गुदा में खुजली के साथ—**सल्फर**-30 सुबह में तथा **नक्स वोमिका**-30 रात में।
- कब्ज, तीव्र गैस तथा डकार भी—**कार्बोनियम सल्फ**-30 हर छह घंटे पर।
- शरीर कमजोर हो जाना, एनीमिया का शिकार, खराब पाचन-शक्ति, अम्लता, बदहज्मी, तंत्रिका शूल, गैस तथा लीवर की समस्या—**काली कार्बोनेट**-30 केवल एक खुराक, यदि लक्षण बरकरार रहें तो दुहराया जा सकता है।
- निरंतर मल-त्याग तथा मूत्र-त्याग की इच्छा—**लिलियम टाइग्रिनम**-200 दो सप्ताह में एक खुराक।
- दुर्गंधयुक्त मल, बदबूदार वात के साथ; मल स्वत: निकल जाता है, इसके बाद जलन होती है, नरम मल भी कठिनाई से निकलता है—**कार्बो वेजीटेबिलिस**-6 दिन में तीन बार।
- दस्त, आइसक्रीम तथा फलों से—**केल्केरिया फॉस्फोरिकम**-6 दिन में तीन बार।
- दस्त, गंभीर या पुराना, सुबह में अधिक, पेट में अत्यधिक वायु तथा आवाज के साथ, लीवर की समस्या के कारण, नम मौसम में परेशानी बढ़ती है—**नेट्रम सल्फ**-30 दिन में दो बार।
- दस्त, खट्टी चीजें खाने के बाद, गर्भावस्था के दौरान, तूफानी मौसम में और हमेशा दिन में, हमेशा भूख का एहसास—**पेट्रोलियम**-6 दिन में तीन बार।
- दस्त, मध्य रात्रि के बाद, पीड़ा रहित, दुर्गंधयुक्त, गुदा को जख्मी कर देता

है—**सल्फर**-30 दिन में तीन बार।

- दस्त—**एलो सोकोट्राइना**-200 हर दो घंटे पर तब तक जब तक दें, दस्त कम न हो जाएँ।
- दस्त, जलोदर के साथ—**एपोसाइनम केनाबिनम-क्यू** दो से पाँच बूँदें, दिन में तीन बार।
- दस्त, किसी भी प्रकार का—**ट्रॉम्बिडियम**-30 दिन में तीन बार।
- दस्त पुराना—**चेपारो-क्यू** या **3एक्स** पानी में दो-तीन बूँदें, दिन में तीन बार।
- दस्त, गंदे पानी पीने के कारण—**जिंगीबेर**-30 दिन में दो बार।
- दस्त, मानसिक समस्याओं, उत्तेजना या भावना के कारण—**जेलसीमियम**-30 दिन में दो बार।
- बच्चों में दस्त, दाँत निकलने के दौरान, हरा मल, सड़े अंडों जैसी दुर्गंध, उदरशूल, पेट फूला हुआ लगना—**केमोमिला**-30 दिन में तीन बार।
- दस्त, जलनकारी गठिया के दौरान, भोजन के बाद मल-त्याग की इच्छा—**रियम**-30 प्रत्येक मल-त्याग के बाद एक खुराक।
- दस्त, वसंत ऋतु के दौरान बदहज्मी में बदल जाता है—**एंटीमोनियम क्रूडम**-6 दिन में तीन बार।
- दस्त, गरमियों के दौरान, गुदा में दर्द, गंदे पानी जैसा मल, चलने-फिरने से स्थिति अधिक खराब—**ब्रायोनिया एल्बा**-200 एक खुराक रोजाना।
- दस्त, सुबह (पाँच से दस बजे तक), मल-त्याग की आकस्मिक इच्छा, पीड़ा रहित दुर्गंधयुक्त मल प्रचुर मात्रा में, तपेदिक से संबद्ध—**रूमेक्स**-30 दिन में तीन बार।
- दस्त, सुबह-सुबह दस बजे तक बढ़ता है, दोपहर में रुक जाता है और शाम को सामान्य मल-त्याग होता है, बीच-बीच में कब्ज भी होता है—**पोडोफाइलम**-30 हर छह घंटे पर।
- दस्त, सुबह-सुबह, जोर लगाकर काफी वायु तथा आवाज के साथ निकलता है—**थुजा ओसी**-30 दिन में तीन बार।
- दस्त, सुबह-सुबह, मल अचानक जोर के साथ निकलता है, अत्यंत कमजोरी, प्रचुर मात्रा में मल के साथ पसीना—**ट्यूबरकुलिनम**-200 सप्ताह में एक बार।
- दस्त, अशुद्ध पानी पीने से—**कैंफर**-30 दिन में तीन बार।
- दस्त, दूध के कारण, दूध से अरुचि, दूध तथा वसायुक्त पदार्थ खाने पर खट्टी

डकारें आती हैं, हृदय संबंधी समस्या तथा दिल का तेजी से धड़कना—**नेट्रम कार्बोनिकम**-6 दिन में तीन बार।

- दस्त, खट्टी शराब से—**एंटीमोनियम क्रूडम**-30 दिन में तीन बार।
- दस्त, ठंडा भोजन या ठंडे पेय पदार्थ लेने पर, गरमी के मौसम में फल, अंडे, मछली खाने पर, कभी-कभी अनियमित ज्वर भी रहता है—**साइनिनम आर्सेनिकम**-6 हर चार घंटे पर।
- दस्त, अत्यंत दुर्गंधयुक्त, भूरा या काला—**पाइरोजेन**-6 हर छह घंटे पर।
- दस्त, सुबह-सुबह, आकस्मिक मल, पानीदार व काला तथा दुर्गंधयुक्त—**बेसीलिनम**-200 एक खुराक रोजाना।
- दस्त, सुबह में, मल का रंग कालापन लिये हुए भूरा, दुर्गंधयुक्त—**सल्फर**-30 दिन में दो बार। यदि इससे लाभ न हो तो **बेसीलिनम**-200 एक खुराक रोजाना।
- दस्त, अनैच्छिक, सफेद जेली जैसे बलगम से ढका हुआ—**हेलेबोरस नाइगर**-6 दिन में तीन बार।
- दस्त, भुने हुए अंडों जैसा, दुर्गंधयुक्त, देर तक रखने पर मल का रंग घास जैसा हरा हो जाता है, दो बार हुए मल एक जैसे नहीं, गुदा को छील देता है, भोजन के बाद मल-त्याग की जल्दी—**सेनीकुला**-30 दिन में तीन बार।
- दस्त—**नेट्रम मुरिएटिकम**-200 शाम में तथा **केल्केरिया सल्फ**-200 सुबह में।
- दस्त, शिशुओं तथा कुपोषण के शिकार बच्चों को, नसों की सूजन तथा वमन के साथ—**थायरॉयडिनम**-30, दिन में तीन बार।
- दस्त, बिना पचा भोजन, वायु निकलते समय स्वतः मल निकल जाना, थोड़ी-से-थोड़ी वायु निकलने के साथ भी मल निकलना—**ओलिएंडर**-200 एक खुराक, यदि लक्षण जारी रहें, तभी दुहराएँ।
- दस्त, रात में बिना पचा मल, पीड़ा रहित, अच्छी भूख—**फेरम मेटेलिकम**-6 दिन में तीन बार।
- दस्त, पीड़ा रहित, कमजोर न करनेवाला, दुर्गंधयुक्त मल स्वतः निकल जाता है—**फॉस्फोरिक एसिड**-6 चार बार।
- दस्त, पीड़ा रहित, वायु के साथ पानीदार तथा नाश्ते के बाद—**थुजा ओसी**-30 दिन में तीन बार।
- दस्त, प्रचुर मात्रा में, पानीदार, चौड़े मुँहवाले मलद्वार के साथ—**फॉस्फोरस**-

200 कुछ खुराकें।

- ✚ दस्त, चीनी खाने या मीठा पीने के तुरंत बाद, मल में हरा बलगम भी—**आर्जेंटम नाइट्रिकम-30** दिन में तीन बार।
- ✚ दस्त, नहाने के बावजूद बच्चे के पूरे शरीर से खट्टी गंध, अम्लीय पदार्थ खाने की चाह—**हिपार सल्फ-30** दिन में तीन बार।
- ✚ दस्त, भूरा मल, तरल में बिना पचे हुए पदार्थ और असहनीय दुर्गंध होती है—**ग्रेफाइट्स-1एम** एक खुराक।
- ✚ दस्त, हरा मल तथा झागदार मैल, मल-त्याग से पहले उदरशूल, जो मल-त्याग के बाद बढ़ जाता है—**मैग्नीशिया कार्बोनिकम-30** दिन में दो बार।
- ✚ दस्त, मूत्र-त्याग करते समय या मूत्र-त्याग के साथ वायु छोड़ते समय स्वतः मल निकल जाता है—**मुरिएटिक एसिड-6** दिन में चार बार।
- ✚ दस्त, प्रचुर मात्रा में मल, पीला या हरा पानीदार, दुर्गंधयुक्त, सुबह गरम मौसम तथा दाँत निकलने के दौरान रोग में वृद्धि, आधी आँखें बंद करके सोना तथा सुबह में सिर को इधर से उधर हिलाना, बिना वमन के मिचली आना—**पोडोफाइलम-30** दिन में दो बार।
- ✚ दस्त, पतला तथा काला मल, असहनीय दुर्गंध के साथ अनैच्छिक रूप से निकल जाता है—**कार्बोलिक एसिड-6** दिन में तीन बार।
- ✚ दस्त, पानीदार, प्रचुर, पीड़ा रहित तथा दुर्गंधयुक्त मल—**बिसमुथ-30** दिन में दो बार।
- ✚ दस्त, पीला, लाल या पारदर्शी मल, जेली जैसा बलगम अधिक मात्रा में निकलता है, वायु निकलते समय या मूत्र-त्याग करते समय मल स्वतः निकल जाता है, गुदा भारी तथा द्रव से भरा हुआ महसूस होता है, मल-त्याग से तुरंत पहले पेट में काफी गड़गड़ाहट तथा पेल्विस और पेट में वजन महसूस होना, खाने-पीने के बाद अधिक वृद्धि—**एलो सोकोट्राइना-6** दिन में दो बार।
- ✚ दस्त, आकस्मिक तथा मिचली और वमन के साथ, कमजोरी, ठंडा पसीना तथा बेहोशी—**टेबेकम-6** दिन में तीन बार।
- ✚ दस्त, मल तेजी से अचानक बाहर निकलता है, पीला पानीदार मल, जैसे ही रोगी कुछ खाता-पीता है, दस्त शुरू हो जाता है, गरमियों के दौरान अधिक—**क्रोटन टिग्लियम-6** दिन में तीन बार।
- ✚ दस्त, अचानक मल-त्याग की इच्छा, मल एक बार में बाहर आ जाता है, कभी-कभी पानीदार तथा पीला, मल-त्याग के बाद काफी राहत, कभी-कभी

मल-त्याग के बाद जलन—**गेंबोजिया-30** दिन में तीन बार।

- दस्त, सामान्यत: रात में, दूषित भोजन या पानी पीने के बाद, दो बार के मल एक प्रकार के नहीं—**पल्सेटिला-6** दिन में दो बार।
- दस्त, पानीदार तथा हरी आभावाला मल—**ग्रेटियोला-3** हर छह घंटे पर।
- दस्त, पानीदार, पेट में तीव्र पीड़ा, वमन तथा चेहरे पर ठंडा पसीना—**वीराट्रम एल्बम-6** हर चार घंटे पर।
- दस्त, पानीदार—**पोडोफाइलम-30** दिन में तीन बार।
- दस्त, पानीदार, साबूदाना जैसे सफेद तत्त्व, सुबह में बदतर, वृद्धों को दस्त, मासिक-धर्म के दौरान दस्त—**फॉस्फोरस-30** दिन में तीन बार।
- दस्त, पानीदार, पीला या सफेद, पीड़ा रहित तथा कमजोरी के साथ—**एसिड फॉस्फोरिकम-6** हर छह घंटे पर लें।
- दस्त, कब्ज के साथ, खासकर वृद्धों में—**एंटीमोनियम क्रूडम-6** दिन में तीन बार।
- दस्त, ठंड लगने पर उदरशूल के साथ—**डुल्केमारा-200** एक खुराक।
- दस्त, दुर्गंधयुक्त मल के साथ, जो अपने आप निकल जाता है—**साइनोडॉन डेक्टालोन-क्यू** पाँच बूँदें हर दो घंटे पर।
- दस्त, साथ में बदन दर्द या गले में दर्द भी—**वेरियोलिनम-200** एक दिन छोड़कर एक खुराक।
- दस्त, वमन के साथ, केवल शीतल पेय पीने की इच्छा—**वीराट्रम एल्बम-30** हर दो घंटे पर।
- दस्त, पीला पानीदार, अधिक जोर के साथ बाहर निकलता है, बच्चों को अधिक ठंडा पानी पीने पर—**ग्रेटियोला-6** दिन में दो बार।
- दस्त, यात्रा से पहले बेचैनी के कारण—**जेलसीमियम-200** केवल एक खुराक।
- वसायुक्त पदार्थों को पचा नहीं पाना—**पल्सेटिला-200** एक खुराक प्रतिदिन।
- पाचन-शक्ति को बेहतर बनाने के लिए—**केरिका पपाया-क्यू** भोजन करने के आधे घंटे पहले पाँच बूँदें।
- कमजोर पाचन-शक्ति, साधारण भोजन भी नहीं पचता, पेट में अत्यधिक गैस बनना, लेटने पर हालत अधिक खराब, खाने या पीने के बाद ऐसा लगना कि पेट फट जाएगा—**कार्बो वेजीटेबिलिस-6** दिन में तीन बार।
- गंभीर पेचिश, उच्च तापमान, त्याग, पानी पीने के बाद तेज ठंड लगना, खून

जैसा मल, मल-त्याग करने की बार-बार इच्छा—**मरक्यूरियस कोरोसिवस**-6 हर मल-त्याग के बाद दें।

- पेचिश एंडामीबिक—**एमेटिन हाइड्रोक्लोराइट-2एक्स** दिन में तीन बार।
- वृद्ध व्यक्ति को पेचिश, दुर्गंधित मल—**बैप्टीसिया टिंक्टोरिया**-6 दिन में तीन बार लें।
- गंभीर पेचिश, भूरा व पतला मल, भोजन तथा पेय पदार्थों से अधिक बदतर, मल-त्याग से पहले और बाद में पेटदर्द—**ट्रॉमबिडिनम**-6 हर तीन घंटे पर।
- पेचिश, वसंत ऋतु के दौरान—**वेरियोलिनम**-200 सप्ताह में एक खुराक।
- पेचिश, पतझड़ के दौरान बार-बार सफेद या रक्तिम बलगम का स्राव, ऐसा लगता है जैसे म्यूकस मेंब्रेन को आँत से खुरच दिया गया हो, पेट का फूलना—**कोलचीकम**-200 केवल कुछ खुराकें, जब भी लक्षण उभरें, दुहरा सकते हैं।
- पेचिश, स्वत: मल निकलना—**एलो**-30 दिन में तीन बार।
- पेचिश—क्रम में **नक्स वोमिका**-6 या **एलो**-6 या **मरक्यूरियस कोरोसिवस**-6 यदि इनसे लाभ न हो तो **केल्केरिया सल्फ**-200 सुबह में तथा **नेट्रम मुरिएटिकम**-200 शाम में।
- पेचिश, मल में खून, पतला हरे रंग का और दर्द के साथ निकलता है, बार-बार मल-त्याग की इच्छा, रात में तीव्र उदरशूल—**मरक्यूरियस वाइवस**-30 और **मरक्यूरियस सॉलिबिलस**-30 दिन में दो बार।
- पेचिश, बलगम तथा खून के साथ, दो बार किए गए मल एक प्रकार के नहीं, ठंड महसूस होना—**पल्सेटिला**-30 दिन में तीन बार।
- पेचिश, मिचली तथा वमन, पतझड़ के मौसम में हरा बलगम तथा खून, जब रातें ठंडी और दिन गरम होते हैं—**इपेकाकुआन्हा**-200 एक खुराक रोजाना।
- पेचिश, दर्द के साथ, मल-त्याग के बाद राहत, ढीला तथा पतला मल—**एटिस्टा इंडिका**-6 चार घंटे के अंतराल पर।
- पेचिश, नाभि के आस-पास तेज दर्द, पीला बलगम-युक्त मल—**एगल फोलिया**-6 या **एगल मामोलस**-6 हर चार घंटे पर।
- पेचिश या दस्त, केवल दिन में—**पेट्रोलियम**-200 एक खुराक प्रतिदिन।
- पेचिश, भरपूर मात्रा में मल विसर्जित होता है—**फेरम फॉस्फोरिकम**-30 दिन में दो बार।
- पेचिश, पतला, मेंब्रेन को खुरचने जैसा बलगम—**कार्बोलिक एसिड**-30 दिन में तीन बार।

- पेचिश, मल-त्याग के बाद एक या दो घंटों तक तेज दर्द—**नाइट्रिक एसिड-3** कुछ खुराकें।
- पेचिश, दस्त की तरह, कम-से-कम भोजन या पेय पदार्थों के बाद भी फिर जारी, अकसर उदरशूल के साथ—**कोलोसिंथ**-6 दिन में तीन बार।
- पेचिश, मल-त्याग के बाद लगातार दर्द—**मरक्यूरियस सॉलिबिलस**-30 प्रत्येक बार के मल के बाद एक खुराक।
- पेचिश, पेट में गड़गड़ाहट, केवल गाढ़ा बलगम या मल के साथ चिपका हुआ बलगम निकलता है, मल-त्याग के बाद गुदा में तेज जलन—**एलो**-6 हर छह घंटे पर।
- पेचिश, पतला, रक्त मिला हुआ मल, उदरशूल, बेहाशी, मल-त्याग के बाद ठंड का एहसास—**मरक्यूरियस**-200 एक खुराक रोजाना।
- पेचिश, हर बार मल-त्याग के बाद कुछ समय के लिए दर्द से काफी राहत मिलती है—**नक्स वोमिका**-200 एक खुराक प्रतिदिन।
- बदहज्मी (पुराना अपच)—**केल्केरिया सल्फ**-200 सुबह में तथा **नेट्रम मुरिएटिकम**-200 शाम में, एक दिन छोड़कर।
- बदहज्मी, शराबियों को, पूर्वाह्न ग्यारह बजे खाने की इच्छा, दोपहर के भोजन के समय तक प्रतीक्षा नहीं कर सकते—**सल्फर**-30 दिन में तीन बार।
- बदहज्मी वृद्धों को, कमजोरी अधिक—**नक्स मास्केटा**-200 दो सप्ताह में एक खुराक।
- बदहज्मी, वृद्धों को—**एबीस नाइग्रा**-30 हर छह घंटे पर।
- बदहज्मी, खाने के बाद पेट फूल जाता है; छूने पर दर्द, ऐसा भरा हुआ लगता है मानो फट जाएगा, गैस अधिक बन जाती है—**काली कार्बोनेट**-200 एक खुराक।
- बदहज्मी, खाने के बाद दस्त की प्रवृत्ति—**ऑरम मुरिएटिकम नेट्रोनेटम-3एक्स** दिन में तीन बार।
- बदहज्मी, पेट में जलन या ठंड का एहसास, पेट में काफी गैस—**कोलचीकम**-200, तब तक लें जब तक ठीक न हो जाएँ।
- बदहज्मी, गंध की अति संवेदनशीलता के साथ, भोजन बनने की गंध भी मिचली तथा वमन का कारण बन सकती है—**स्टेनम**-30 दिन में तीन बार।
- बदहज्मी, वमन के साथ—**सल्फर**-30 सुबह में तथा **नक्स वोमिका**-30 रात में सोते समय।

- डकार, तेज आवाज के साथ—**आर्जेंटम नाइट्रिकम**-30 दिन में दो बार।
- डकार, खट्टा वमन, हरा डायरिया—**नेट्रम मुरिएटिकम**-200 एक खुराक प्रतिदिन।
- डकार, खाने के बाद, भोजन दिन भर पेट में रहता है और रात में वमन से निकल जाता है; ब्रेड, मक्खन, मांस, बीयर, चाय आदि खाने-पीने की इच्छा होती है, जिसकी इजाजत पेट नहीं देता। खाने के बाद भी पेट में खालीपन का एहसास और गंभीर कब्ज से पीड़ित होना—**हाइड्रास्टिस केनाडेंसिस-क्यू** दो से तीन बूँदें दिन में दो बार।
- पेट में अत्यधिक वात, डकार आने से भी राहत नहीं, फल खाने के बाद बढ़ जाना, पेट का असुविधाजनक फुलाव, डकार आना, लेकिन डकार या मल-त्याग से राहत नहीं—**सीना**-30 दिन में तीन बार।
- अत्यधिक वात—**कार्बो वेजीटेबिलिस**-30 दिन में तीन बार लें।
- वात, जो हृदय पर दबाव का कारण बनती है, हमेशा पेट में गैस बने रहना—**एबीज केनाडेंसिस**-30 दिन में दो बार।
- वात, पेट अत्यंत फूला हुआ, खासकर भोजन के बाद, जो सीने तथा पेट पर दबाव डालता है—**नक्स मास्केटा**-200 एक खुराक प्रतिदिन।
- वात, गैस के कारण पेट अत्यधिक फूला हुआ, ऐसा लगना कि पेट फट जाएगा—**कोलचिकम आटमनेल**-12 हर छह घंटे पर।
- वात, वायु का अत्यधिक जमा हो जाना, सभी का दबाव ऊपर की ओर, ऐसा लगना कि ऊपर की ओर दबाव के कारण पेट फट जाएगा—**एसफोटिडा**-6 दिन में चार बार।
- वात, भोजन के तुरंत बाद—**काली बाइक्रोम**-30 दिन में तीन बार लें।
- वात, अत्यधिक आवाज के साथ, अधिकांशतः पेट में और ऊपर की ओर दबाव—**लाइकोपोडियम**-200 सप्ताह में एक खुराक।
- वात, यदि पेट का ऊपरी भाग गैस से भरा हो तो **लाइकोपोडियम**-200 की एक खुराक प्रतिमाह और यदि पूरा पेट गैस से भरा हो तो **कार्बो वेजीटेबिलिस**-30 दिन में दो बार। यदि वात पेट के मध्य में स्थित हो तो **सीना**-30 दिन में दो बार लें।
- वात, पेट में, पाचन में परेशानी—**आर्जेंटम नाइट्रिकम**-30 दिन में तीन बार।
- वात, पेट का सख्त महसूस होना, डकार नहीं, वायु निकलना—**रेफेनस एस-क्यू** दो-तीन बूँदें, दिन में दो बार।

- पित्ताशय की पथरी—**थलेप्सी बी.पी.-क्यू, चेलीडोनियम क्यू, कार्डस एस.क्यू और बर्बेरिस वल्गेरिस क्यू।** इन सभी को समान मात्रा में मिलाएँ। इस मिश्रण की पाँच बूँदें पानी में डालकर दिन में तीन बार या **कॉलेस्टेरिनम-3एक्स** दिन में दो बार लें।
- पित्ताशय शूल, मिचली और उलटी के साथ, नाभि के पास तेज उदरशूल, शीतल पेय पीने या आइसक्रीम खाने से दर्द—**इपेकाकुआन्हा-20** की एक खुराक प्रतिदिन।
- पित्ताशय शूल, गति तथा थकान से और ठंडे मौसम में स्थिति खराब, दोहरे होने और लेटने से आराम—**मैंगेनम-6** चार घंटे पर।
- पित्ताशय की पथरी—**कैंथेरिस-3** तीन-चार दिनों तक पानी में प्रत्येक सुबह। यह पथरी का बनना रोक देगा। इसके बाद **साइलेशिया-12एक्स** दिन में पाँच बार, यह पत्थरों को बाहर निकाल देगा।
- पित्ताशय की पथरी, लीवर के स्थान पर उदरशूल, चक्कर आना, मुँह का स्वाद खराब, त्वचा का पीला पड़ना, दर्द के कारण लेटने में परेशानी, शरीर को आगे झुकाकर कुरसी पर बैठना—**कार्डस मेरिएनस-6** दिन में तीन बार।
- पित्ताशय की पथरी, दाएँ कंधे के नीचे दर्द के साथ, पीठ तक बढ़ता तेज दर्द—**चेलीडोनियम-30** दिन में दो बार।
- गैस का बनना—**सीना-30** दिन में तीन बार।
- गैस्ट्रिक रोग, हर बार भोजन करने के बाद तेज डकार, पेट में अधिक वायु, तेज आवाज के साथ वायु निकलना—**आर्जेंटम नाइट्रिकम-30** दिन में दो बार।
- गैस्ट्रिक तथा आँतों का रोग, जीभ पर दूधिया सफेद परत—**एंटीमोनियम क्रूडम-30** दिन में दो बार।
- गैस्ट्रिक की परेशानी, भोजन पचने में परेशानी, प्यास न लगना और खट्टे फल खाने की इच्छा, दूध से अरुचि—**एंटीमोनियम टार्ट-30** दिन में दो बार।
- गैस्ट्रिक समस्याएँ, पुराने शराबियों में अधिक, पेट में जलन तथा वमन—**कैडमियम सल्फ-200** एक खुराक रोजाना लें।
- गैस्ट्रो-इंटेराइटिस, वसंत के मौसम में—**वेरियोलिनम-200** साप्ताहिक खुराक।
- ग्लोबस हिस्टेरिकस, ऐसा महसूस होना कि एक गोला पेट से गले तक उठ रहा है। इस कारण दम घुटने का एहसास—**कैक्टस ग्रेंडिफ्लोरा-3** दिन में तीन बार लें।
- खाली रहने पर पेट में तेज दर्द, लगातार खाने के बाद राहत—**पेट्रोलियम-30**

दिन में दो बार।

- गंभीर हेपेटाइटिस, लीवर संकुचित या विस्तारित, दाएँ हाइपोकॉण्ड्रियम में तेज पीड़ा, हिलने-डुलने या मुद्रा बदलने से अधिक दर्द, दाएँ करवट या दर्द की ओर से लेटने पर राहत—**ब्रायोनिया एल्बा**-200 एक खुराक रोजाना।
- बाईं ओर का हार्निया—**नक्स वोमिका**-200 एक खुराक प्रतिदिन ले।
- हार्निया—**ओपियम**-30 या **बेलाडोना**-30 या **नक्स वोमिका**-200 सप्ताह में दो बार, लक्षणों के अनुसार।
- हार्निया, दाईं ओर का, खास तौर पर बच्चों में—**लाइकोपोडियम-1एम** एक साप्ताहिक खुराक।
- सामान्य हार्निया—**टेबेकम**-6 हर चार घंटे पर।
- हार्निया, उदर-वायु के साथ संकुचित, खासकर नाभीय—**नक्स वोमिका** के विफल होने पर **कोकुलस इंडिकस**-200 रोजाना एक खुराक दें।
- तेज भूख लगने के बावजूद दुर्बलता, अच्छी तरह खाने के बाद भी, तीव्र खुजली, पेट तथा लीवर के क्षेत्र में भारीपन तथा असुविधा का एहसास, जो खाना पचने के साथ ठीक हो जाता है, हमेशा नींद आती रहती है—**नेट्रम मुरिएटिकम**-200 दिन में दो बार।
- तेज भूख, जिसके बाद बिलकुल भूख नहीं लगती, कीड़ों से संबंधित हो सकता है—**सीना**-200 एक खुराक, जल्दी दुहराने की जरूरत नहीं।
- तेज भूख, पेट भरकर खाने के तुरंत बाद फिर से भूख लग जाना, मिष्टान्न या अन्न चीजें खाने की चाहत, बच्चे माँ का दूध नहीं पीना चाहते—**सीना**-30 दिन में दो बार।
- तेज भूख, फिर बिलकुल भूख न लगना—**फेरम मेटलिकम**-30 दिन में दो बार।
- भूख, विभिन्न प्रकार के खाद्य पदार्थ खाने की इच्छा, लेकिन कुछ ग्रास के बाद मिचली आने लगती है—**रियम**-30 दिन में तीन बार।
- अकसर खाते रहना जरूरी अन्यथा मूर्च्छित हो जाना, भोजन करने के तत्काल बाद भूख लगना, रात में भी भूख लगना, खाने के बाद राहत महसूस करना—**फॉस्फोरस**-200 कुछ खुराकें।
- तेज भूख, खाने के बाद राहत, लेकिन बढ़ती कमजोरी, केवल खाने के दौरान बेहतर महसूस करना—**आयोडियम**-30 दिन में दो बार।
- हमेशा भूख लगना, खाने के बाद भी भूख लगना—**सरासीनिया परप्यूरिया**-

30 दिन में दो बार।

- भूख महसूस करना, लेकिन थोड़ा सा खाने के बाद ही भोजन छोड़ देना—**लाइकोपोडियम**-200 एक खुराक रोजाना।
- मल-त्याग के तुरंत बाद भूख लगना—**पेट्रोलियम**-30 दिन में दो बार।
- दोपहर में काफी भूख लगना, लेकिन सुबह बिलकुल भूख न लगना—**एबीज नाइग्रा**-30 दिन में दो बार।
- अपच, डकार, उदरवायु और अम्लता। नियमित दिनचर्या में परिवर्तन के कारण, खाने में अविवेकी—**नक्स वोमिका**-200 सुबह-शाम कुछ दिनों तक।
- अपच, सब्जी तथा स्टार्चयुक्त भोजन के कारण—**नेट्रम क़ार्बोनिकम**-30 सुबह-शाम।
- अपच—**पल्सेटिला**-6 दिन में तीन बार, अधिक वसायुक्त भोजन लेने और अन्य मामलों में—**नक्स वोमिका**-6 हर घंटे पर लें।
- लिवर साइरोसिस, खासकर हाइपरट्रोपिक रूप में—**मरक्यूरियस डुलकिस-1एक्स** दिन में तीन बार।
- यकृत संबंधी गड़बड़ी, बढ़ा हुआ लिवर, दबाने से संवेदनशील, बाईं करवट सोने पर बदतर, दाएँ करवट सोने पर ऐसा लगना मानो यकृत को खींचा जा रहा है, चलने के दौरान लिवर में दर्द—**मैग्नीशिया मुरिएटिकम**-6 एक खुराक रोज।
- यकृत संबंधी समस्या, यकृत में दर्द, दाहिनी करवट सोने पर दर्द से राहत, पीलिया—**सीपिया**-30 दिन में तीन बार।
- बढ़ा हुआ यकृत—**सियोनेंथस वर्जीनिका**-30 दिन में दो बार।
- बढ़ा हुआ यकृत, दर्द रहित, स्थायी डायरिया या एक्जीमा के साथ—**इंसुलिन-3एक्स** हर छह घंटे पर।
- लीवर का बड़ा होना—**आर्सेनिक एल्बम**-6 सुबह (7 बजे) और दोपहर (3 बजे) प्रतिदिन। अन्य ओषधियाँ हैं **ब्रायोनिया**-30 दिन में दो बार। **चेलीडोनियम**-30, **लीडम पेलुस्टर**-30, **अमोनियम कार्ब**-30 या **लाइकोपोडियम**-30—सभी दिन में दो बार, ओषधियों के लक्षणों के अनुसार।
- बच्चों में लीवर का बढ़ना—**नेट्रम सल्फ**-30 दिन में तीन बार।
- लीवर बड़ा होना, बाईं करवट सोने पर आराम—**नेट्रम सल्फ**-30 दिन में तीन बार।

- लीवर में सूजन—**चेलीडोनियम**-30 दिन में दो बार।
- लीवर की अति सक्रियता—**जुगलेंस**-30 दिन में तीन बार।
- सुस्त लीवर—**आर्सेनिक एल्बम**-30 दिन में सुबह और दोपहर दो बार।
- लीवर संबंधी समस्या, लीवर के क्षेत्र में दर्द और भारीपन, बाईं करवट सोने पर अधिक बुरी स्थिति, कब्ज या डायरिया या दोनों, दमित श्वास—**टेलिया ट्रिफोलिएट**-30 दिन में दो बार।
- दस्त, कमजोरी, मिचली और वमन के साथ—**आर्सेनिक एल्बम**-6 हर घंटे दस्त के ठोस होने तक, इसके बाद हर छह-छह घंटे पर तब तक दें जब तक हालत सामान्य न हो जाए।
- दस्त, वसायुक्त तले भोजन से जैसे केक, पेस्ट्री आदि से—**पल्सेटिला**-200 दिन में तीन बार, दो दिनों तक।
- दस्त, वायु के साथ मल निकल जाना—**एलो**-200 हर दो घंटे पर तब तक दें जब तक दस्त नियंत्रित न हो जाएँ।
- मिचली और वमन, छोटे अंतराल पर कम मात्रा में प्यास—**आर्सेनिक एल्बम**-30 हर तीन घंटे पर।
- मिचली और वमन, वमन के बाद बेहतर महसूस होना, प्यास न लगना—**एंटीमोनियम टारटेरिकम**-30 दिन में तीन बार। यदि कोई राहत न मिले और लगातार मिचली हो तो **इपेकाकुआन्हा**-30 दिन में तीन बार।
- मिचली, सिर को ऊपर उठाते समय चक्कर आना—**कोकुलस इंडिकस**-30 दिन में तीन बार।
- मिचली, अपनी ही साँस से—**सल्फर**-30 दिन में तीन बार।
- मिचली, थोड़ा भी हिलने-डुलने पर, खासकर आँखों को बंद करने पर, वाहन में चढ़ने या यात्रा करने पर—**थेरिडियॉन-3एक्स** पानी में एक बूँद, दिन में दो बार लें।
- मिचली, वमन नहीं—**पोडोफाइलम**-6 दिन में दो बार।
- मिचली, वमन से राहत नहीं, अकसर गैस्ट्रिक समस्या के साथ—**इपेकाकुआन्हा**-30 दिन में तीन बार।
- मिचली, कड़वे द्रव की डकार के साथ—**सीना**-30 दिन में तीन बार या **जिंक मेटलिकम**-30 दिन में दो बार।
- पेट में दर्द, भोजन के बाद बढ़ जाता है—**एबीज नाइग्रा**-30 हर छह घंटे पर।
- मरोड़युक्त दर्द—**मैग्नीशिया फॉस्फोरिकम-6एक्स** या अधिक या **क्यूप्रम**

मेटलिकम-3एक्स या अधिक पोटेंसी का या **ब्रायोनिया-3एक्स** या अधिक पोटेंसी का, दिन में तीन बार।

- असहनीय दर्द—**केमोमिला-6** या **साइलेशिया-1एक्स**। अन्य उपचार हैं **एकोनाइट-6**। तेज गठिया संबंधी दर्द के लक्षण दिखने पर **केमोमिला-30** तीव्र तंत्रिका-शूल के लिए **कॉफीया-30** स्थानांतरित होते दर्द के लिए **पल्सेटिला-6** और तीव्र पीड़ा के लिए—**बेलाडोना-6**। ये सभी ओषधियाँ दिन में तीन बार।
- घुमंतू दर्द—**मैग्नीशिया फॉस्फोरिकम-6एक्स** या अधिक पोटेंसी की या 200 या अधिक, एक खुराक प्रतिदिन।
- मरोड़ के साथ दर्द—**एबिस्थिनम-6** दिन में तीन बार।
- पेट दबाने से दर्द में वृद्धि—**फेरम फॉस्फोरिकम-6एक्स** या **काली मुरिएटिकम-6एक्स** दिन में तीन बार।
- छोटी आँत के अग्र भाग में दर्द, खाने से और बढ़ता है—**नेट्रम सल्फ-30** दिन में तीन बार।
- पेट में दर्द, शरीर के सभी अंगों में फैलता है, मलने या जोर से दबाने पर राहत—**प्लंबम-6** दिन में तीन बार।
- पेट दर्द, स्पर्श और गति के प्रति संवेदनशील—**प्लंबम मेटलिकम-200** एक खुराक प्रतिदिन।
- पेट के निचले हिस्से में मरोड़युक्त दर्द, ग्रोइन तक फैलता है—**कॉलोफाइलम-6** दिन में तीन बार।
- पेट में लगातार दर्द, गति होने पर स्थिति बदतर, लेकिन डकार और भोजन के बाद राहत—**चिलीडोनियम-6** हर चार घंटे पर।
- खट्‌टी डकार तथा वमन, गर्भावस्था के दौरान—**एसिटिक एसिड-3** दिन में दो बार।
- खट्‌टी चीजों के प्रति अरुचि, उन्हें खाने पर दस्त—**फेरम मेटलिकम-30** दिन में तीन बार।
- प्लीहा और यकृत में दर्द, पीलिया और अत्यधिक लार उत्पन्न होना—**आयोडियम-30** दिन में एक खुराक।
- बढ़ा हुआ प्लीहा, मलेरिया के निरंतर आक्रमण के कारण—**सियोनेंथस-क्यू** दो से पाँच बूँदें, दिन में दो बार।
- प्लीहा में तीव्र पीड़ा और भारीपन महसूस होना—**सिएनोथस-क्यू** पानी में

कुछ बूँदें, दिन में चार बार।

✚ पेट के विकार, बुरा स्वाद, मुँह में लगातार सफेद झाग आना, सड़े अंडों जैसे स्वादवाला स्राव, दूध नहीं पचता—**मैग्नीशिया मुरिएटिकम**-30 एक खुराक रोजाना।

✚ पेट में भारीपन, खाने के बाद—**पल्सेटिला**-30 दिन में तीन बार।

✚ पेट में दर्द, भोजन के तुरंत बाद अथवा दो या तीन घंटे बाद स्थिति बदतर, पाचन होने तक रहता है—**नक्स वोमिका**-200 रात में एक खुराक।

✚ पेटदर्द, जब पेट खाली हो, खाने पर राहत—**एनाकार्डियम**-200 सुबह में एक खुराक।

✚ पेट में मरोड़ या ऐंठन, चिकनी जीभ, ऐसा महसूस होना मानो शरीर को किसी जंजीर से सख्ती से बाँध दिया गया हो—**मैग्नीशिया फॉस**-200 एक खुराक रोजाना।

✚ खट्टी डकार, चीनी खाने से पेटदर्द बढ़ता है, रात में पेट में दर्द, अपान वायु निकलने से राहत, पेट और गले में जलन—**ऑक्सेलिक एसिड**-6 दिन में तीन बार।

✚ उदर वायु, साँस लेने में कठिनाई, ऐसा लगना मानो कोई गोला पेट से गले की ओर बढ़ रहा है—**एसफोटिडा**-6 दिन में तीन बार।

✚ पेट में आवाज, ऐसा लगना मानो अंदर कुछ चल रहा है, मल की बजाय काफी गैस निकलती है—**लैकनेंथस**-30 दिन में तीन बार।

✚ पेट में आवाज के साथ वायु घूमना—**थुजा**-30 दिन में तीन बार लें।

✚ खाने के एक या दो घंटे बाद पेट में दबाव, पत्थर सा महसूस होना—**नक्स वोमिका**-30 दिन में दो बार (खाने के तुरंत बाद) या **काली बाइक्रोमियम**-30 दिन में दो बार।

✚ खाने के तुरंत बाद पेट में दबाव—**नक्स मास्केटा**-30 एक खुराक रोजाना।

✚ तेज पेटदर्द, मूर्च्छा भी—**टेबेकम**-6 दिन में तीन बार।

✚ कभी-कभी होनेवाला पेटदर्द—**काली कार्ब**-30 एक खुराक (यह दर्द के समय न दें, अन्यथा दर्द बढ़ जाएगा)।

✚ पेटदर्द या पेट में भारीपन, खाने के दो घंटे बाद और जब तक भोजन पेट में रहता है तब तक जारी—**नक्स वोमिका**-200 रात में एक खुराक रोजाना।

✚ पेटदर्द, कमजोरी, मूर्च्छा उत्पन्न करता है—**हाइड्रास्टिस**-30 दिन में दो बार।

✚ पेटदर्द, भोजन के बाद, बदहज्मी, ऐसा महसूस होना मानो पेट में उबला हुआ

अंडा हो, ठंडे पानी से नहाने से, अत्यधिक खाने और कच्ची सब्जियाँ खाने से—**एबीज नाइग्रा-6** हर चार घंटे पर।

- पेटदर्द, मल-त्याग से पहले—**कोलचीकम-30** दिन में तीन बार।
- पेटदर्द, दबाने पर बेहतर—**कोलोसिंथ-6** दिन में चार बार या **स्टेनम-30** दिन में तीन बार।
- पेटदर्द, खाने, लेटने और गरम पेय पदार्थ पीने या भोजन करने पर राहत—**ग्रेफाइट्स-30** दिन में तीन बार।
- पेटदर्द, गरमी और दबाव से बेहतर, पैरों को पेट की ओर मोड़ने पर आराम—**मैग्नीशिया फॉस-200** हलके गरम पानी में, जब तक दर्द रहे।
- पेटदर्द, खाने के तुरंत बाद—**प्लंबम मेटलिकम-30** हर छह घंटे पर।
- पेटदर्द, मरोड़ के साथ, तेज दर्द, वमन—**क्यूप्रम मेटलिकम-30** हर छह घंटे पर।
- हरे रंग का मल, गुदा में दर्द—**मरक्यूरियस डुलकिस-6एक्स** दिन में तीन बार।
- नरम मल, काफी कठिनाई के बाद मल-त्याग—**एलुमिन-30** एक खुराक प्रतिदिन।
- पानीदार मल—**पोडोफाइलम-6** हर बार मल-त्याग के बाद।
- केवल पीछे की ओर झुकने पर ही मल-त्याग—**मेडोराइनम-1एम** दो सप्ताह में एक खुराक।
- नरम मल के लिए भी काफी जोर लगाने की जरूरत, गुदा की निष्क्रियता के कारण—**एलुमिना-200** एक खुराक।
- पानीदार मल, गुदा से निकलते समय पीड़ादायक, कपड़े पर पीला निशान छोड़ जाता है—**एंटीमोनियम क्रूडम-6** दिन में चार बार।
- झागदार या घास जैसे हरे रंग का मल, बलगमयुक्त या पानीदार, चिपचिपा, उदरशूल और मिचली के साथ—**इपेकाकुआन्हा-200** एक खुराक रोजाना दें।
- चाय पीने के तुरंत बाद मल-त्याग की इच्छा—**थुजा-30** दिन में दो बार।
- सुबह बिस्तर से उठने के तुरंत बाद मल-त्याग की इच्छा—**सल्फर-30** दिन में तीन बार।
- हरा मल, डायपर रहने पर हरे रंग में बदल जाता है, काफी आवाज के साथ होना—**आर्जेंटम नाइट्रिकम-200** सप्ताह में एक खुराक।

- हरे रंग का मल, वायु के साथ निकलता है—**कैल्केरिया फॉस**-30 दिन में तीन बार।
- सख्त और सूखा मल, गाँठदार, सप्ताह में दो या तीन बार होता है—**एलुमिन**-30 दिन में तीन बार।
- खाने के तुरंत बाद मल-त्याग की इच्छा—**एलो**-30 दिन में दो बार।
- मल-त्याग करके कभी संतुष्टि नहीं, बार-बार जाने की इच्छा—**नक्स वोमिका**-200 केवल रात में।
- हरे रंग का बलगमयुक्त मल—**मैग्नीशिया कार्बोनिकम**-6 दिन में तीन बार।
- केवल खड़ी स्थिति में मल-त्याग—**कॉस्टिकम**-200 एक खुराक रोजाना लें।
- मल-त्याग के बाद आराम महसूस करना, कोई ऐंठनयुक्त दर्द नहीं—**नक्स वोमिका**-6 दिन में तीन बार।
- मल-त्याग के बाद भी पेट में ऐंठन—**मरक्यूरियस सॉलिबिलस**-30 सुबह-शाम।
- जल्दी-जल्दी मल-त्याग—**कोलचीकम**-30 दिन में तीन बार।
- चावल के पानी की तरह प्रचुर मल, थकाऊ, पिंडलियों में ऐंठन, ठंड लगना और निपात—**विराट्रम एल्बम**-30 दिन में दो बार।
- तारकोल की तरह मल बलगमयुक्त—**लिपटेंड्रा वर्जीनिका**-30 दिन में तीन बार।
- लंबे समय तक रखने पर मल हरे रंग का हो जाता है, खट्टी गंध के साथ—**रियम**-6 हर बार मल-त्याग के बाद एक खुराक।
- कम कफ और अधिक रक्त के साथ मल—**मरक्यूरियस कोरोसिवस**-6 दिन में तीन बार।
- सफेद जेली जैसे बलगम के साथ मल, आँत में खुरचन महसूस होना, पेट में भयंकर मरोड़—**कोलचीकम ऑटमनेल**-12 हर छह घंटे पर।
- बलगमयुक्त और कुछ रक्त के साथ मल—**मरक्यूरियस सॉलिबिलस**-30 सुबह-शाम।
- कफयुक्त हरा मल—**मरक्यूरियस**-200 एक खुराक रोज।
- कई बार मल-त्याग, सूर्यास्त से सूर्योदय तक दर्द और अन्य लक्षणों में तेजी—**कोलचीकम**-200 हर बार मल-त्याग के बाद एक खुराक।
- मरोड़ और तेज दर्द, मल-त्याग से पहले, दौरान और बाद में, मटमैले रंग का

रक्तिम और चिपचिपा मल—**मरक्यूरियस**-30 हर छह घंटे पर।

- वमन और दस्त—**आर्सेनिक एल्बम**-30 और **इपेकाकुआन्हा**-30 हर दो घंटे पर बदल-बदलकर लें।
- वमन और दस्त, ठंड महसूस करना और शरीर में ऐंठन—**क्यूप्रम मेटलिकम**-30 दिन में तीन बार।
- वमन और दस्त, आकस्मिक हमला, शरीर में ठंड महसूस होना—**कैंफर-क्यू** चीनी में एक बूँद।
- वमन और दस्त, अधिक मात्रा में पानी पीने की इच्छा—**विराट्रम एल्बम**-30 हर दो घंटे पर।
- गैस्ट्रिक अल्सर में उलटी—**जिरेनियम**-200 एक खुराक रोजाना लें।
- बिना मिचली के अचानक वमन, खाने के दौरान, पानी पेट तक पहुँचते ही उलटी हो जाती है, भोजन कुछ समय तक रहता है—**बिसमिथ**-30 दिन में दो बार।
- मसालेदार भोजन करने पर उलटी होना—**नक्स वोमिका**-30 दो घंटे के अंतराल पर।
- किसी भी कारण से वमन—**एपोरमोर्फिया**-6 हर छह घंटे पर।
- सिर को उठाने पर वमन—**स्ट्रामोनियम**-6 दिन में तीन बार।
- गर्भावस्था के दौरान उलटी—**काली कार्ब**-30 केवल एक खुराक या **सल्फर**-30, सुबह-शाम एक-एक खुराक रोजाना या **सीपिया**-30 दिन में दो बार या **आर्सेनिक एल्बम**-6 हर चार घंटे पर।
- खाने के तुरंत बाद और मध्य रात्रि के बाद उलटी—**फेरम मेटलिकम**-30 दिन में दो बार।
- शीतल पेय या आइसक्रीम लेने के तुरंत बाद वमन, मध्य रात्रि में बढ़ जाता है—**आर्सेनिक एल्बम**-6 दिन में तीन बार।
- जन्म के बाद शिशुओं द्वारा वमन, बाधित विकास, बड़ा पेट, भूख समाप्त या अत्यधिक हो जाना—**थायरायडिनम**-30 दिन में तीन बार।
- सुबह और दोपहर से पहले पित्त का वमन, सुबह 7 से 9 बजे के बीच—**यूपेटोरियम परफोलेटम**-30 दिन में दो बार।
- काले रंग के पदार्थ का वमन—**बोथ्रॉप्स**-6 दिन में दो बार लें।
- मल संबंधी पदार्थ का वमन—**ओपियम**-30 दिन में दो बार खाएँ।
- खट्टी चीजों का वमन, पेट में एसिड—**नेट्रम फॉस्फोरिकम-30एक्स** चार

गोलियाँ। इसे **नक्स वोमिका-30** के साथ हर चार घंटे पर बदलकर लें।

- रेशेदार, चमकीले, बलगमयुक्त पदार्थ का वमन—**आयरिस वर्सीकलर-30** दिन में दो बार।
- पानी के पेट में पहुँचते ही उसका वमन, ठंडा पानी पीने की इच्छा—**फॉस्फोरस-30** एक खुराक।
- हठी वमन, भूरे कॉफी के रंग का और दुर्गंधित—**पायरोजेन-6** हर छह घंटे पर।
- पेट से विष निकालने के लिए वमन—**लॉबेलिया इंफ्लेटा-30** दिन में तीन बार।
- वमन तीव्र, खाया गया सबकुछ खट्टा होकर बाहर निकल आता है—**प्लंबम-30** दिन में दो बार।
- वमन, पित्त का हरा स्राव—**नेट्रम सल्फ-30** दिन में तीन बार।
- वमन, तेज मिचली, थकान, सामान्य ठंड लगना, ठंडा पसीना और नींद आना—**एंटीमोनियम टार्ट-30** दिन में दो बार।
- वमन, मिचली के साथ—**एपोरमॉर्फिया-30** दिन में तीन बार।
- पेट में कीड़े—**यूस्टिलेगो इंडिका-क्यू** पानी में दो बूँदें, दिन में दो बार।
- पेट में कीड़े, वमन, मिचली और मुँह में नमकीन स्वाद—**सीना-200** सप्ताह में एक बार और **नेट्रम फौंस-6एक्स** पाँच गोलियाँ गरम पानी के साथ, सुबह-शाम।
- सभी प्रकार के कीड़े—**ग्रेनेटम प्यूनिका-3एक्स** दिन में तीन बार।
- सभी प्रकार के कीड़े, गुदा में खुजली, बच्चों में, निरंतर दर्द, सिरदर्द, मीठा खाने की अधिक इच्छा, भोजन के प्रति अरुचि, मिचली और वमन—**सेबाडिला-30** दिन में तीन बार।
- कृमि, नाक खोदना, नींद के दौरान दाँत किटकिटाना, नींद में उछलना या झटके खाना—**सीना-1एम** कुछ खुराक, जब लक्षण बरकरार रहें तो दुहराएँ।
- पिनकृमि—**सीना-200** सप्ताह में एक बार और अगले सप्ताह **ब्रायोनिया-200** एक खुराक प्रतिदिन।
- कृमि को बाहर निकालने के लिए—**सीना-30** दिन में दो बार, दो सप्ताह तक। यह विफल रहे तो **ट्यूक्रियम-क्यू** पानी में दस बूँदें डालकर एक चम्मच दिन में चार बार या **स्टेनम-30** दिन में दो बार।
- पेट में कृमि, खासकर बच्चों में, दाँत किटकिटाना और नाक खोदना—**सीना-**

200 एक खुराक रोजाना।

- पेट में कृमि, नाभि में दर्द, गुदा में खुजली, दुर्गंधित साँस, आँखों की समस्याएँ और हृदय-संबंधी लक्षण—**स्पाइजेलिया**-30 दिन में तीन बार।
- कृमि, गोल कृमि या फीता कृमि से परेशानी, साँस में दुर्गंध, सूखी खाँसी, मलद्वार में खुजली—**टेरेबिंथ**-200 सप्ताह में एक खुराक।
- कृमि पीड़ित, बेचैनी, क्रोध, दुःख—**कोकुलस इंडिकस**-30 सुबह-शाम।

□

स्त्री रोग

- तीसरे या पाँचवें महीने में गर्भपात, स्त्री बहुत चिड़चिड़ी होती है, मूड में उतार-चढ़ाव, अकेलेपन का भय—**सीपिया-200** एक खुराक, जब भी आवश्यकता हो तो एक खुराक ले सकती हैं।
- गर्भपात पर नियंत्रण के लिए—**वाइबरनम ओ.पी.-क्यू.** दिन में दो बार, दो चम्मच पानी में दो से पाँच बूँद।
- सिफलिस रोग के कारण बार-बार गर्भपात—**ऑरम म्युरिएटिकम नेट्रोनेटम-3एक्स** दिन में दो बार।
- गर्भपात के बाद लगातार रक्तस्राव—**सोरिनम-30** 6 घंटे पर एक खुराक लें।
- गर्भपात के दुष्प्रभाव—**काली कार्बोनेट-30** दो सप्ताह में एक बार।
- गर्भपात के दुष्प्रभाव के कारण रक्तस्राव, एल्ब्युमिनेरिया, मधुमेह आदि—**हेलोनिएस डायोका-क्यू** दिन में तीन बार दो से पाँच बूँदें।
- बार-बार गर्भपात : हिस्टीरिया-ग्रस्त महिलाओं में गर्भाशय को सुरक्षित तथा दुरुस्त करने के लिए—**काउलोफाइलम-30** हर 6 घंटे पर।
- बार-बार गर्भपात, तीसरे माह में—**एस्टीया रेसीमोसा-3एक्स** एक सप्ताह तक हर तीन घंटे पर।
- यदि बार-बार गर्भपात हो—**साइफिलिनम-200** दो सप्ताह में एक बार दें।
- यदि रोगिणी में पहले भी गर्भपात की प्रवृत्ति रही हो, खासकर एक माह के गर्भ की, तो रोगिणी को उस अवधि में पूरा आराम करना चाहिए और उसे **सेबीना-30** की खुराक देनी चाहिए।
- आठवें माह में गर्भपात—**कैल्केरिया फ्लोरिकम-30** दिन में तीन बार।
- गर्भपात—**पल्सेटिला-1एम** एक खुराक, यदि फायदा न हो तो तीसरे दिन के बाद फिर लें। दो माह का गर्भ गिराया जा सकता है या **गॉसिपियम-क्यू** तीन

दिनों तक दिन में तीन बार, दो चम्मच पानी में दस बूँदें।

- हिस्टीरिया या वात से ग्रस्त महिलाओं में लगातार तीसरे माह गर्भपात—**एस्टीया रेसीमोसा—30** दिन में तीन बार।
- तीसरे माह में गर्भपात के खतरे और गर्भपात के बाद के कुप्रभावों से निपटने के लिए—**सीकेल कॉर**-30 दिन में तीन बार।
- पीठदर्द के कारण गर्भपात का खतरा, खड़े होने तथा चलने पर अधिक परेशानी, बैठने तथा दबाव देने से आराम—**काली कार्बोनेट-200** सप्ताह में एक बार।
- गर्भपात की प्रवृत्ति को रोकने के लिए—**चाइना-30** सप्ताह में दो बार एक खुराक।
- छाती में दूध जमा होना—**ब्रायोनिया-30** या **फाइटोलाका-30** दिन में दो बार।
- प्रसव या गर्भपात के बाद कष्ट—**आर्निका-30** दिन में तीन बार।
- बीमारी में सोने से राहत—**मैंगेनम एसिटिकम-30** दिन में तीन बार।
- दबाए गए स्रावों, जैसे—मासिक-धर्म, पसीना, प्रसवोत्तर स्राव, गनोरिया आदि के कारण उत्पन्न रोग, जो इन स्रावों के होने पर ठीक होते हैं—**जिंकम मेटेलिकम-1एम** सप्ताह में एक खुराक।
- दुर्गंधयुक्त स्राव—**काली फॉस्फॉरिकम-200** एक खुराक रोजाना।
- मासिक-धर्म के दौरान कष्ट—**एसटीया रेसमोसा-30** दिन में दो बार।
- स्तन का सख्त होना या निप्पलों का संकुचन, निप्पल छोटे और ढीले हो जाते हैं—**सेरसापेरिला-6** दिन में तीन बार।
- क्रोध, उदरशूल, डायरिया, दमित प्रसवस्राव, वमन और रुके मासिक-धर्म से उत्पन्न बीमारियाँ—**कोलोसिंथ-30** दिन में तीन बार।
- गर्भावस्था के आरंभिक काल में उच्च तापमान के साथ ज्वर, मूत्र में एल्बुमिन की अधिक मात्रा, मूत्रमार्ग में जलन, मूत्र कम मात्रा में आना—**मरक्यूरियस कोरोसिवस-200** एक खुराक प्रतिदिन।
- भय के कारण ऋतुस्राव का न होना—**एकोनाइट-30** दिन में तीन बार।
- कम आयु की लड़कियों में पेट और हाथ-पैरों की जलोदर जैसी अवस्था होना और मासिकस्राव का न होना—**एपोसाइनम कैनेबिनम-क्यू** दिन में दो बार पाँच से दस बूँदें।
- गर्भ-निरोध—**साइक्लेमेन-क्यू** पाँच बूँदें या **जेंथोजाइलम-क्यू** पाँच बूँदें,

मासिक-धर्म समाप्त होने के दिन से आरंभ करके सात से दस दिनों तक लगातार लेने पर गर्भधारण से बचाव हो सकता है।

- गर्भ-निरोध—**पल्सेटिला-200** हर माह मासिक-धर्म की संभावित तिथि से पहले के चार दिनों तक लगातार सेवन करने पर गर्भधारण से बचाव संभव है।
- गर्भ-निरोध—**टेस्टीस-3एक्स** हर माह मासिक-धर्म की समाप्ति के बाद सात दिनों तक 3 दाने दिन में दो बार।
- गर्भ-निरोध—**नेट्रम मुरिएटिकम-200 एक्स** की तीन खुराक मासिक-धर्म की समाप्ति के बाद पहले, दूसरे तथा तीसरे दिन ली जाए और इसे हर माह दुहराया जाए, जब तक कि गर्भधारण की इच्छा न हो।
- रक्तस्राव, चटख लाल तथा प्रचुर रक्त—**इपेकाकुआन्हा-6** हर दो या तीन घंटों पर।
- रक्तस्राव, महिलाओं में निरंतर—**काली कार्बोनिकम-200** सप्ताह में एक खुराक।
- गर्भावस्था के दौरान रक्तस्राव—**बेलाडोना-30** दिन में तीन बार।
- शरीर के किसी भी अंग से अत्यधिक रक्तस्राव—**एसिटिक एसिड-30** दिन में तीन बार।
- गर्भाशय का अर्बुद—**कोनियम-30** या **फाइटोलाका-30** या **केमाफिला-30** दिन में तीन बार, लक्षणों के अनुसार।
- गर्भाशय में पथरी—**हाइड्रास्ट्रिस-क्यू** पानी में दो से पाँच बूंदें, दिन में दो बार।
- गर्भाशय से रक्तस्राव, सिरदर्द, पेट में जीवित बच्चे के चलने-फिरने का एहसास—**क्रोकस सेटाइवा-6** दिन में चार बार।
- बच्चे को दुग्धपान कराते समय गर्भाशय से रक्तस्राव—**साइलेशिया-200** केवल एक खुराक।
- चलने पर गर्भाशय से रक्तस्राव—**अस्टिलेगो एम-30** दिन में दो बार।
- किसी भी प्रकार का रक्तस्राव—**सेबीना-30** दिन में तीन बार, स्थायी उपचार के लिए सुबह में **सल्फर** या **सोरिनम-1एम** की एक खुराक दी जा सकती है।
- मासिक-धर्म के बीच में रक्तस्राव, जरा सी थकान या मल-त्याग में जोर लगाने पर—**एंब्रा ग्रीसिया-30** एक खुराक।
- स्तन तथा निप्पल को छूने पर दर्द, स्तन तथा निप्पल ठंडे रहते हैं, जबकि शेष शरीर गरम रहता है, खासकर मासिक-धर्म के दौरान—**मेडोराइनम-200** सप्ताह में एक खुराक।

- स्तनों में सूजन, पीड़ायुक्त तथा संवेदनशील, निप्पल सिकुड़े होते हैं—**आर्सेनिक आयोडेटम-30** दिन में दो बार।
- स्तनों का दूध सुखाने के लिए—**एग्नस कास्टस-30** सुबह-शाम या **अर्टिका यूरेंस-क्यू** की दस बूँदें आधा कप पानी में मिलाकर, सुबह-शाम।
- स्तनों में अचानक सूख गया दूध बढ़ाने के लिए—**लैक डिफ्लोरेटम-30** दिन में दो बार।
- दूध (गाढ़ा या पतला) के साथ रक्त आता हो—**फाइटोलाका-क्यू** दो से चार बूँदें, दिन में दो बार।
- स्तनों में गाँठ, अत्यंत सख्त—**केल्केरिया फ्लोरिकम-6** दिन में तीन बार।
- स्तनों में सूजन, ठंड के कारण, स्तनों में दर्द, जो पीठ तक फैलता है—**फाइटोलाका क्यू** दो से चार बूँद दिन में दो बार।
- स्तनों में गाँठ की तरह ट्यूमर, इधर-उधर हिलनेवाला, अत्यंत संवेदनशील, बाँह हिलाने पर काफी दर्द तथा मासिक-धर्म से पहले कष्ट अधिक—**केल्केरिया आयोडेटा-3एक्स** दिन में तीन बार।
- शरीर के अनुपात में स्तनों का अधिक बढ़ना—**किमाफिला अंबेलेटा-क्यू** दिन में दो बार पानी में पाँच बूँदें मिलाकर लें।
- स्तन पत्थर की तरह सख्त, हलकी गतिविधि पर भी दर्द, चलते समय दर्द से राहत के लिए स्तनों को हाथ से पकड़ना पड़ता है—**ब्रायोनिया-30** दिन में दो बार।
- सख्त स्तन, पीड़ादायक ट्यूमर—**फाइटोलाका-200** दिन में तीन बार।
- स्तनों में जलन, दर्द, शरीर थोड़ा सा हिलने पर भी तेज दर्द, सीढ़ियाँ चढ़ते या उतरते समय उन्हें थामने की जरूरत पड़ती है—**लैक कॉन.-200** एक खुराक रोज।
- ज्वर के दौरान स्तनों में दर्द तथा लालिमा—**बेलाडोना-30** दिन में दो बार।
- छोटे स्तन, पूर्ण विकसित नहीं हो पाना—**सेबल सेरूलाटा-क्यू** दो से पाँच बूँदें दिन में दो बार।
- स्तनों में सूजन, निप्पलों में दर्द, काफी कमजोरी—**हेलोनियास डायोका-6** हर चार घंटे पर।
- स्तनों में दूध की मात्रा बढ़ाने के लिए—**योहिंबिनम-3** या 6 दिन में दो बार।
- काफी सख्त स्तन, सूजे हुए, गरम, काफी दर्द, बच्चे को दुग्धपान कराने पर दर्द पूरी पीठ में फैल जाता है—**फाइटोलाका-सी.एम.** महीने में एक खुराक चाँद

घटने के दौरान।

- दुग्धपान करने के दौरान माँ को स्तनों तथा गर्भाशय में दर्द या रक्तस्राव—**साइलेशिया**-200 सप्ताह में एक खुराक।
- बच्चे द्वारा स्तनपान करने के दौरान माँ को पेट के खाली होने का एहसास—**कार्बो एनिमेलिस**-30 दिन में तीन बार।
- मासिक-धर्म के दौरान दर्दयुक्त, सख्त स्तन या चोट अथवा खरोंच के बाद स्तनों में सूजन—**कोनियम मैक.**-30 दिन में तीन बार।
- गर्भाशय का नासूर, गर्भाशय में तीव्र पीड़ा, निरंतर रक्तस्राव, बाद में यह प्रचुर स्राव काला और अत्यंत दुर्गंधयुक्त हो जाता है, पूरे बीमार अंग में जलनयुक्त तीव्र पीड़ा होती है—**लेपिस अल्बा**-30 सप्ताह में एक खुराक।
- रजोनिवृत्ति के दौरान अधिक अवसाद—**म्यूरेक्स**-30 एक खुराक (यदि लक्षण बरकरार रहें तो खुराक दुहराई जा सकती है)।
- रजोनिवृत्ति, गरमी की कौंध, जो श्रोणीय अंगों में आरंभ होकर वहाँ से पूरे शरीर में फैलता है, साथ ही पसीना और चक्कर आते हैं—**सीपिया**-200 की कुछ खुराकें।
- रजोनिवृत्ति, हानिकारक निकास के कारण—**सल्फर**-30 दिन में तीन बार।
- रजोनिवृत्ति, बाएँ स्तन के नीचे दर्द—**एस्टीया रेसीमोसा**-30 दिन में तीन बार।
- गर्भावस्था के दौरान खाँसी, दाँत दर्द, बेहोशी, मिचली, वमन, डायरिया आदि—**नक्स मास्केटा**-30 दिन में दो बार।
- गर्भावस्था के बाद कब्ज, बड़ा तथा सख्त मल—**मेजेरियम**-30 की एक खुराक।
- गर्भावस्था में कब्ज के साथ डायरिया—**पोडोफाइलम**-200 सुबह और शाम एक-एक खुराक।
- महिलाओं को कब्ज, वृद्धों में बारी-बारी डायरिया के साथ—**एंटीमोनियम क्रूडम**-6 दिन में तीन बार।
- कब्ज, हमेशा मासिक-धर्म से पहले और दौरान, मल अत्यंत जोर लगाने के बाद उतरता है, परंतु आंशिक रूप से निकलता है या फिर वापस चला जाता है—**साइलेशिया**-30 दिन में तीन बार।
- मासिक-धर्म के समय कब्ज, हरापन लिये हुए पानीदार डायरिया के साथ—**एथुजा**-30 हर छह घंटे पर।
- मासिक-धर्म से पहले नाक बहना—**मैग्नीशिया कार्बोनिका**-6 एक खुराक रोज।

- विलंबित प्रसव-पीड़ा, ऐंठन, गर्भग्रीवा में सुई चुभने जैसा दर्द—**कॉलोफाइलम**-6 दिन में तीन बार।
- प्रसव के बाद नसों की सूजन—**आर्निका 1एम** एक माह में एक खुराक।
- समय पूर्व प्रसव, जिसमें महिला ने मृत बच्चे को जन्म दिया हो—**एस्टीया रेसीमोसा-क्यू** दो से पाँच बूँदें दिन में दो बार।
- आसान तथा सफल प्रसव के लिए—**कॉलोफाइलम**-3 प्रसव की संभावित तिथि से कुछ दिन पहले से, दिन में चार बार।
- महिलाओं में अवसाद—**इग्नेशिया**-30 दिन में दो बार।
- स्त्री रोग संबंधी समस्याओं से संबद्ध अवसाद—**सीपिया**-30 दो सप्ताह में एक बार।
- गर्भवती स्त्रियों में अवसाद—**सिमिसीफ्युगा**-30 दिन में दो बार।
- किसी भी कारण से अवसाद—**केडमियम सल्फ**-200 या उपर्युक्त, दिन में एक खुराक।
- दुग्धपान के दौरान बेचैनी के कारण दूध का गायब होना—**कॉस्टिकम**-30 दिन में दो बार।
- गर्भावस्था के दौरान समस्या, तीसरे माह गर्भपात, वमन तथा पैरों की नसों की सूजन, एल्बुमिनेरिया, उच्च रक्तचाप, दिल का तेज धड़कना—**थायरॉयडिनम**-30 दिन में तीन बार।
- कष्टप्रद मासिक-धर्म, अधिक जल्दी मासिक-धर्म, ठंड तथा नमी महसूस होना, न्यूनतम मानसिक उत्तेजना भी प्रचुर मासिकस्राव को प्रेरित करती है—**केल्केरिया कार्बोनिका**-6 दिन में तीन बार।
- कष्टप्रद मासिक-धर्म, दर्द सभी दिशाओं में फैलता है और नीचे जाँघों तक जाता है—**बर्बेरिस वल्गेरिस-क्यू** की पाँच बूँदें दिन में तीन बार।
- कष्टप्रद मासिक-धर्म, वमन तथा जल्दी-जल्दी मल-त्याग—**वीराट्रम एल्बम**-30 हर छह घंटे पर।
- कष्टप्रद मासिक-धर्म, कभी-कभी तथा मरोड़युक्त दर्द, पीड़ा से छटपटाना—**कॉलोफाइलम**-30 दिन में तीन बार।
- कष्टप्रद मासिक-धर्म, दर्द पीठ से शुरू होता है तथा कमर और गर्भाशय तक जाता है, फिर वहाँ मरोड़ होता है—**वाइबरनम ओपुलस-क्यू या 2** पानी में पाँच बूँदें मिलाकर दिन में तीन बार।
- कष्टप्रद मासिक-धर्म, मासिक-धर्म के दौरान दर्द—**मैग्नीशियम फॉस्फोरिकम**-

30 चार घंटे पर या गरम पानी में **6एक्स** की पाँच गोलियाँ, पंद्रह मिनट के अंतराल पर।

- कष्टप्रद मासिक-धर्म, दर्द पीठ से आरंभ होकर नितंबों से होते हुए जाँघों तक—**एस्टीया रेसीमोसा**-3 दिन में तीन बार।
- कष्टप्रद मासिक-धर्म, मासिक-धर्म से पहले स्थिति बदतर, ऋतुस्राव के बाद ठीक, नुकीला दर्द, दाईं ओर दबाने तथा गरमी से बेहतर—**मैग्नीशियम फॉस्फोरिकम**-200 एक खुराक रोज।
- बच्चे को स्तनपान कराते समय सीने में दर्द, जो पूरे शरीर में फैलता है या सीने में मरोड़—**फाइटोलाका-क्यू** दो से पाँच बूँदें दिन में दो बार।
- मासिक-धर्म से संबंधित स्त्री-रोग, तीसरे या पाँचवें माह में गर्भपात, गर्भावस्था विकार—**सीपिया**-200 सप्ताह में एक खुराक।
- प्रसवजन्य ज्वर, शरीर में दर्द, अधिक बेचैनी, करवट बदलना जरूरी, बिस्तर का सख्त महसूस होना, उच्च तापमान, नाड़ी-गति तेज और कब्ज—**पायरोजेन**-6 दिन में तीन बार।
- स्थूलकाय महिलाओं में यूटेराइन फाइब्रायड—**थायरायडिनम**-30 दिन में तीन बार।
- गर्भनाल का फिक्सेशन—**सिमिसीफ्यूगा**-30 दिन में तीन बार।
- भ्रूण या गर्भनाल बने रहना, काला, अत्यंत दुर्गंधयुक्त स्राव—**पायरोजेन**-200 दिन में दो बार।
- महिलाओं के संवेदनशील गुप्तांग, इतने संवेदनशील कि वे नैपकिन का इस्तेमाल नहीं कर सकतीं—**स्टेफाइसेग्रिया**-30 दिन में तीन बार।
- सिर चकराना, गंभीर उदासी—**कोकुलस इंडिकस**-30 की प्रतिदिन एक खुराक।
- दमित सूजाक, महिलाओं में—**ऑरम मुरिएटिकम नेट्रोनेटम-3एक्स** दिन में चार बार।
- लंबे समय तक अप्रभावी प्रसव-पीड़ा—**सीकेल कॉरनुटम**-6 हर चार घंटे पर।
- विलंबित प्रसव-पीड़ा, ऐंठन संबंधी—**कॉलोफाइलम**-6 चार घंटे के अंतराल पर।
- कमजोर प्रसव-पीड़ा, तीव्र और आसान प्रसव के लिए—**काली फॉस्फोरस**-6 हर छह घंटे पर।

- प्रसव-पीड़ा बढ़ाने के लिए—**सेने गा-30** हर छह घंटे पर।
- प्रसव-पीड़ा, नीचे की ओर दबाव, गुदा और कभी-कभी मूत्राशय की ग्रीवा तक फैलती है, अपर्याप्त प्रसव-पीड़ा, मल-त्याग या जल्दी-जल्दी मूत्र-त्याग की इच्छा—**नक्स वोमिका-200** की एक खुराक लक्षणों के बरकरार रहने पर दुहराएँ।
- कमजोर प्रसव-पीड़ा, दमित दर्द, कमजोर, लेकिन थुलथुल महिलाओं में—**सीकेल कॉरनुटम-200** एक खुराक रोजाना।
- अधिक दूध आना, बच्चा माँ का दूध पसंद नहीं करता—**कैल्केरिया कार्ब-30** दिन में दो बार (दूध की गुणवत्ता और मात्रा को सुधारता है)।
- ल्यूकोरिया (श्वेत प्रदर) पतली दुर्बल महिलाओं में—**स्टेनम मेटलिकम-30** कुछ खुराकें।
- खूनी ल्यूकोरिया—**सीना-30** दिन में दो बार।
- श्वेत प्रदर, मासिक-धर्म से पाँच-छह दिन पहले—**सिड्रॉन-क्यू** दो से पाँच बूँदें, दिन में तीन बार।
- श्वेत प्रदर, दिन-रात तिक्त स्राव, मासिक-धर्म से पहले और बाद में जलन—**ग्रेफाइट्स-30** दिन में दो बार।
- श्वेत प्रदर, तिक्त जलन, दर्द के साथ खुजली, मूत्र के संपर्क से खुजली बदतर, लेकिन धोने से आराम—**मरक्यूरियस वाइवस-200** और **मरक्यूरियस सॉलिबिलस-200** दोनों एक-एक खुराक रोजाना।
- श्वेत प्रदर, तिक्त, दुर्गंधयुक्त, जलनकारी, मासिक-धर्म के दौरान बदतर, स्टार्च की तरह सख्त, कपड़ों पर पीले दाग पड़ जाते हैं—**क्रेयोसोटम-200** एक खुराक प्रतिदिन।
- श्वेत प्रदर, तिक्त, गर्भग्रीवा में नासूर के कारण जलनकारी—**सैंगुनेरिया केनाडेंसिस-30** दिन में तीन बार।
- श्वेत प्रदर, हर बार मूत्र-त्याग के बाद नाभि के पास दर्द से शुरू, अंडे की तरह सफेद या भूरा, पतला और दर्द रहित—**अमोनियम मुरिएटिकम-6** दिन में दो बार।
- श्वेत प्रदर, मानसिक अवसाद से बढ़ता है, लेकिन ल्यूकोरिया बदतर स्थिति में होने पर अवसाद दूर हो जाता है—**म्यूरेक्स-6** हर छह घंटे पर।
- श्वेत प्रदर—**एलुमिना-200** सप्ताह में एक खुराक, तीन से चार सप्ताहों तक। यदि ल्यूकोरिया काफी प्रचुर मात्रा में है तो **कार्बो एनिमेलिस-30** दिन में दो बार।

- श्वेत प्रदर, बाँझपन को उत्पन्न करता है—**कॉलोफाइलम**-6 हर छह घंटे पर।
- श्वेत प्रदर, स्थायी, प्रचुर, विनाशक, क्योंकि कपड़ों में छिद्र कर देता है—**आयोडियम-1एम** एक खुराक।
- श्वेत प्रदर, संक्षारक, लेकिन अन्य स्राव असंक्षारक—**पल्सेटिला**-30 दिन में दो बार।
- श्वेत प्रदर, हरा स्राव—**सीकेल कॉरनुटम**-30 दिन में तीन बार।
- श्वेत प्रदर, पीला, गाढ़ा और गाँठदार स्राव, साथ ही इसी प्रकार का स्राव नाक और गले से—**कैल्केरिया सल्फ**-30 दिन में तीन बार।
- युवतियों में श्वेत प्रदर, तिक्त स्राव, माथे पर धब्बे—**कॉलोफाइलम**-30 हर छह घंटे पर।
- श्वेत प्रदर, हरा या हरे-पीले रंग का स्राव—**काली आयोडेटम**-30 हर छह घंटे पर।
- श्वेत प्रदर, बच्चों में कमजोरी—**मिलेफोलियम**-30 हर छह घंटे पर।
- श्वेत प्रदर, दुबली महिलाओं में मासिक-धर्म से पहले—**सीपिया**-200 दो सप्ताह में एक बार और फिर **ग्रेफाइट्स**-200 की एक खुराक।
- श्वेत प्रदर, जो अंडे की सफेदी की तरह सूखने के बाद कपड़ों पर पीले धब्बे छोड़ जाता है—**एग्नस कास्टस**-6 दिन में तीन बार।
- श्वेत प्रदर, दुर्गंधयुक्त, पैरों की चमड़ी पर प्रभाव डालता है—**आर्सेनिक एल्बम**-30 हर छह घंटे पर।
- श्वेत प्रदर, प्रचुर मात्रा में बहकर एड़ियों तक आता है, लेकिन नैपकिन में आसानी से सोख लिया जाता है—**साइफिलिनम**-200 दो सप्ताह में एक बार।
- श्वेत प्रदर—**सीपिया-1एम** एक खुराक, एक सप्ताह से पहले न दुहराएँ, फिर **कैल्केरिया कार्ब**-30 दिन में तीन बार, राहत मिलने तक या **ओवा टोस्टा-3एक्स या 6एक्स** दिन में तीन बार और सप्ताह में एक बार **पल्सेटिला**-200 की एक खुराक।
- श्वेत प्रदर, चिपचिपा, योनि से सफेद स्राव, जो दूधिया या दही जैसा हो सकता है, कभी-कभी पीला या नीला-लाल होता है, स्राव गरम, मासिक-धर्म के दौरान अत्यंत दर्द, शरीर में चमक; लेकिन चेहरा शुष्क, भूख न लगना, कब्ज, पेट में भारीपन, योनि में निरंतर खुजली, नीचे की ओर जाने से डरना, कमजोरी और थकान—**बोरेक्स**-6 दिन में तीन बार।

- श्वेत प्रदर, पानीदार, त्वचा को नुकसान पहुँचानेवाला, पीला, कभी-कभी अंडे की सफेदी की तरह—**एलुमिना-30** हर छह घंटे पर।
- श्वेत प्रदर, सफेद या भूरा, पतला या गाढ़ा—**काली मुरिएटिकम-30** हर छह घंटे पर।
- श्वेत प्रदर, साथ में पीठदर्द भी, चलने से पैर थक जाते हैं—**एस्कुलस हिस्पेनिया-6** हर छह घंटे पर।
- श्वेत प्रदर, अधिक खट्टी गंध के साथ—**हिपार सल्फ-30** हर छह घंटे पर।
- श्वेत प्रदर, पुरानी चीज के साथ, समुद्री मछली की गंध के साथ—**सेनिकुला-30** दिन में तीन बार।
- श्वेत प्रदर, पीला, कमजोरी के साथ—**हाइड्रास्टिस-6** दिन में तीन बार।
- श्वेत प्रदर, सफेद और गाढ़ा, खुजली, दुर्गंध—**नेट्रम फॉस्फोरिकम-30** दिन में दो बार।
- स्तनों में गाँठ, सख्त, सूजन और दर्द—**कार्बो एनिमेलिस-200** की एक खुराक प्रतिदिन।
- स्तनों में पीड़ा, हर मासिक-धर्म के समय, ऐसा महसूस होना कि उनमें घाव है—**मरक्यूरियस वाइवस-200** और **मरक्यूरियस सॉलिबिलस-200** दोनों एक-एक खुराक रोज।
- स्तन में नासूर या गाँठ, गाँठें पीड़ादायक और पत्थर की तरह सख्त, जिनसे पीब निकलता है, बैगनी रंग की गाँठें—**फाइटोलाका-200** दिन में दो बार।
- दुग्धग्रंथियों का छीज़ना, मासिक-धर्म के दौरान अधिक कमजोरी, तिक्त श्वेत प्रदर, मासिक-धर्म के दौरान अत्यधिक रक्तस्राव और दर्द तथा गर्भग्रीवा कठोर—**आयोडियम-200** की एक खुराक प्रतिदिन।
- मेनिया (उन्माद), सभी प्रकार के, यौनेच्छा काफी अधिक—**बेरिटा मुरिएटिकम-200** दिन में एक बार।
- मेनिया (प्रसूतिकाल-संबंधी), उदासी, खुद को चोट पहुँचाने की प्रवृत्ति—**एस्टीया रेसीमोसा-3** दिन में तीन बार।
- उन्माद (कामुकता), अशालीन, कपड़े फेंक देना, नग्न होकर बिस्तर पर लेटना और अश्लील गाने गाना—**हायोसिएमस नाइग्रा-30** की एक खुराक प्रतिदिन।
- रजोनिवृत्ति, गरम पसीना, सिर में जलन और दर्द—**लैकेसिस-200** की एक खुराक, यदि आवश्यकता हो तो दुहराएँ।
- स्तनशोथ, अधिक पीड़ा, बच्चे को दूध पिलाते समय निपल से उसी ओर के

कंधे की हड्डी की ओर फैलता है—**क्रोटन टिग्लियम** दिन में तीन बार।

- अवसाद, किशोरावस्था, गर्भावस्था या रजोनिवृत्ति के समय, उदासी और रोना, माथे के पिछले भाग में दर्द, ठंड लगना, बेचैनी, दिल तेजी से धड़कना और एनीमिया ग्रस्त स्त्रियों में कब्ज, मुँह में शुष्कता, जीभ पर मैल की परत जमना, अपने भविष्य के बारे में अवसादग्रस्त—**नेट्रम मुरिएटिकम**-30 दिन में तीन बार।
- रजोनिवृत्ति, ठंडा शरीर, पीला चेहरा, प्रचुर पसीना, पंखा झले जाने और खुली हवा लेने की इच्छा—**कार्बो वेजीटेबिलिस**-200 की एक खुराक रोजाना।
- रजोनिवृत्ति, अत्यधिक रक्तस्राव—**विंका माइनर**-3 दिन में तीन बार।
- मासिक-धर्म के दौरान अधिक रक्तस्राव, गर्भपात के बाद—**सल्फर**-3 दिन में तीन बार।
- मासिक-धर्म के दौरान अधिक रक्तस्राव, गैस्ट्रिक समस्याओं के साथ, सुबह में अधिक—**नक्स वोमिका**-30 सुबह-शाम।
- प्रचुर मासिकस्राव, थकान, एक मासिक-धर्म से निवृत्त होने के तुरंत बाद दूसरा आरंभ हो जाता है—**थैल्प्सी बर्सा पेस्टोरिस-क्यू** पाँच बूँदें पानी में मिलाकर दिन में दो बार।
- प्रचुर मासिकस्राव, चटख लाल रंग का, हर दो सप्ताह में, विस्थापित गर्भाशय के कारण गहरे रंग के थक्के—**ट्रिलियम पेंडुलम-क्यू** की दो से पाँच बूँदें, दिन में तीन बार।
- प्रचुर मासिकस्राव, गर्भाशय स्थायी रूप से कठोर हो जाता है, ग्रंथियों की सूजन—**कार्बो एनिमेलिस**-30 दिन में दो बार।
- प्रचुर मासिकस्राव, पीठ में तेज दर्द, जो कूल्हों से होकर जाँघों तक जाता है—**एस्टीया रेसीमोसा**-30 दिन में तीन बार।
- प्रचुर मासिकस्राव, तेज ऋतुस्राव, केवल रात में, महिला बेचैन प्रवृत्ति की होती है—**बोविस्टा**-200 की एक खुराक प्रतिदिन।
- मासिक-धर्म के बाद, गर्भवती न होने के बावजूद स्तनों में दूध—**साइक्लेमेन**-6 दिन में तीन बार।
- विलंबित मासिकस्राव—**पल्सेटिला**-200 हर सप्ताह दो खुराक और **काली फॉस्फोरस-6एक्स** दो महीने तक रात में।
- मासिक-धर्म के दौरान, स्तन में सूजन और पीड़ा—**लैक केनाडेंसिस**-30 दिन में दो बार।

- मासिक-धर्म के दौरान, हिस्टीरिया के लक्षण और दर्द, जितना अधिक रक्तस्राव उतना ही दर्द—**सिमिसिफुगा**-30 दिन में तीन बार।
- मासिकस्राव के कारण थकान, बोल नहीं सकते, पैरों की कमजोरी के कारण खड़े होने में असमर्थ—**कोकुलस इंडिकस**-30 हर छह घंटे पर।
- अनियमित मासिक-धर्म, जल्दी और अल्प मात्रा में, केवल चलने-फिरने के दौरान मासिकस्राव, जो रात में बंद हो जाता है, मासिकस्राव से पहले कब्ज—**लिलियम टाइग्रिनम**-200 की सप्ताह में एक खुराक।
- नगण्य, अनियमित या विलंबित मासिक-धर्म—**लॉबेलिया इन्फ्लेटा**-30 हर छह घंटे पर।
- क्लोरोसिस के साथ न्यून मासिकस्राव—**एसिटिक एसिड**-6 दिन में दो बार।
- दमित मासिकस्राव, युवतियों में—**पोडोफाइलम**-30 दिन में तीन बार।
- दमित मासिकस्राव, पेट में दर्द—**मिलीफोलियम**-30 हर छह घंटे पर।
- दमित मासिकस्राव, मूड में तेजी से बदलाव, मतिभ्रम, लाल चेहरा—**स्ट्रामोनियम**-6 दिन में तीन बार।
- दमित मासिकस्राव, चक्कर आना और सिरदर्द—**साइक्लामेन यूरो**-30 दिन में तीन बार।
- दमित मासिकस्राव, हाथों को ठंडे पानी में रखने से, एक गिलास दूध पीना—**लैक वैक्सीनम डिफ्लोरेटम**-30 की एक खुराक रोजाना।
- मासिक-धर्म के समय, कोई स्राव नहीं, स्तनों में दूध बनना—**मरक्यूरियस सॉलिबिलस**-30 हर छह घंटे पर।
- जल्दी मासिक-धर्म होना, प्रचुर मात्रा में, लंबे समय तक रहना, उस समय अन्य सभी समस्याओं का बढ़ जाना—**नक्स वोमिका**-200 रात में एक खुराक।
- मासिक-धर्म समाप्त होने के बाद पुनः आरंभ होना—**पल्सेटिला**-200 की एक खुराक रोजाना।
- समय पूर्व मासिक-धर्म, लंबे समय तक रहना—**कार्बो एनिमेलिस**-30 दिन में दो बार।
- मासिक के दौरान काले रंग के रक्त का स्राव, बाएँ अंडाशय में दर्द—**लैकेसिस**-200 दो सप्ताह में एक खुराक।
- मासिक-धर्म में चमकीला लाल स्राव, वमन भी—**इपेकाकुआन्हा**-30 दिन में दो बार।

- मासिक का कम समय तक रहना, अधिक रक्तस्त्राव, काला रक्त, थक्के, लेकिन रक्त जमता नहीं है, इस स्त्राव से यौनांगों की त्वचा छिल जाती है—**अमोनियम कार्ब**-30 हर छह घंटे पर।
- मासिक-चक्र में बदलाव—**ग्लोनोइन**-6 सुबह-शाम।
- कमजोर महिलाओं में विलंबित मासिकस्त्राव—**फेरम मेटलिकम-1एम** की एक खुराक।
- युवतियों में विलंबित मासिक, पीठ दर्द की शिकायत के साथ—**सेनेकियो**-6 दिन में दो बार।
- दुर्बल एनीमियाग्रस्त महिलाओं में विलंबित मासिकस्त्राव, झुर्रीदार और समय से पहले बूढ़ी होनेवाली महिलाओं में, विलंबित तथा न्यून मात्रा में स्त्राव, पेट में तेज दर्द—**सीपिया**-200 की एक खुराक।
- विलंबित मासिक, जिन महिलाओं को अधिक पसीना आता है, कमजोर महिलाओं में, अनियमित मासिक, गुप्तांगों के आस-पास दर्द—**काली कार्बोनिकम**-200 दो खुराकें।
- मासिकस्त्राव का केवल दिन में होना और लेटने पर बंद हो जाना—**कॉस्टिकम**-30 दिन में दो बार।
- केवल दिन में मासिकस्त्राव होना—**कॉफीया क्रूडा**-30 दिन में दो बार सेवन करें।
- यदि अठारह से बीस वर्ष की आयु तक मासिक आरंभ न हो—**मैंगेनम एसिटिकम**-30 दिन में दो बार।
- मासिक के दौरान और बाद में कमजोरी, बोल नहीं सकना, ठंडे पसीने के साथ पीला चेहरा, थकान से बदतर—**कार्बो वेजीटेबिलिस**-200 की एक खुराक रोजाना।
- मासिकस्त्राव के दौरान चेहरे पर फोड़े-फुंसियाँ—**सोरिनम**-200 की सप्ताह में एक खुराक लें।
- मासिक-धर्म के दौरान असहनीय पीड़ा—**सल्फर**-200 सुबह में एक खुराक रोजाना या **सीपिया**-200 दो सप्ताह में एक खुराक।
- अधिक और पीड़ादायक मासिकस्त्राव—**बेसिलिनम**-200 दिन में दो बार खाएँ।
- रात में लेटने पर मासिकस्त्राव, दिन में रुक जाता है—**अमोनियम मुरिएटिकम**-30 दिन में तीन बार या **बोविस्टा**-6 हर चार घंटे के अंतराल पर या

मैग्नीशिया कार्बोनिकम-30 दिन में तीन बार।

- केवल सुबह में मासिकस्राव, दोपहर में रुक जाता है और अगले दिन सुबह फिर आरंभ होता है—**सीपिया**-200 की एक खुराक।
- मासिकस्राव केवल रात में या लेटने पर, दर्द रहित—**मैग्नीशिया कार्बोनिकम**-30 दिन में दो बार।
- रात में धीमा मासिकस्राव—**अमोनियम मुरिएटिकम**-6 दिन में दो बार। यदि आराम न हो तो **बोविस्टा-क्यू** दिन में तीन बार।
- केवल लेटने पर मासिकस्राव, बैठने या चलने पर रुक जाता है—**क्रेयोसोटम**-30 दिन में तीन बार।
- केवल चलते समय मासिकस्राव, रुकने पर रुक जाता है—**लिलियम टाइग्रिनम**-30 दिन में तीन बार।
- लंबे समय तक मासिकस्राव—**बेलाडोना**-200 दिन में तीन बार।
- बहुत कम समय तक मासिकस्राव—**जिनसेंग-क्यू** की दो-तीन बूँदें, दिन में दो बार।
- प्रचुर मासिकस्राव, थक्कों के साथ—**मुरेक्स**-30 की एक खुराक रोजाना।
- मासिक-धर्म रुकने पर शरीर के किसी अन्य अंग से रक्तस्राव आरंभ हो जाना—**सीनेसियो ऑरियस-क्यू** की दो से पाँच बूँदें दिन में दो बार।
- युवतियों को अनियमित मासिकस्राव—**थायरायडिनम**-30 दिन में तीन बार।
- अनियमित मासिक-धर्म, समय पर न आना, हर पंद्रह दिनों में बंद होकर फिर आरंभ हो जाना—**नक्स वोमिका**-30 दिन में दो बार।
- अनियमित मासिक-धर्म, अंडाशय में दर्द—**यूस्टिलेगो-क्यू** दो से पाँच बूँदें, दिन में दो बार।
- मासिकस्राव एक घंटे या एक दिन में समाप्त हो जाना—**यूफ्रेजिया**-30 हर छह घंटे पर।
- विलंबित मासिक-धर्म, कम मात्रा में स्राव—**पल्सेटिला**-200 दिन में एक बार।
- पीड़ादायक मासिक-धर्म, तेज मरोड़ के साथ, कब्ज से पीड़ित महिलाओं में—**मैग्नीशिया मुरिएटिकम**-200 की एक खुराक रोजाना।
- पीड़ादायक मासिक-धर्म, प्रवाह आरंभ होने पर दर्द समाप्त हो जाता है, दबाने और गरम सिंकाई करने पर राहत—**मैग्नीशिया फॉस्फोरिकम**-200 की एक खुराक रोजाना।

- प्रचुर मात्रा में मासिकस्राव—**फॉस्फोरस**-200 की दो खुराकें, इसके बाद **कॉलोफाइलम**-30 दिन में तीन बार, दो माह तक।
- प्रचुर और थक्केदार मासिकस्राव—**सीना**-30 दिन में दो बार।
- मानसिक कारण से प्रचुर स्राव—**कैमोमिला**-200 दिन में एक बार।
- मासिक-धर्म में प्रचुर स्राव, पतला और चटख लाल रक्त—**मिलीफोलियम-क्यू** दस बूँदें पानी में मिलाकर दिन में दो या तीन बार।
- प्रचुर मासिकस्राव, गहरे रंग का चमकीला रक्त, लंबे तारों के साथ थक्कों के रूप में निकलता है, थोड़ा भी हिलने-डुलने से स्राव अधिक हो जाता है—**क्रोकस सेटाइवा**-30 दिन में दो बार।
- प्रचुर मासिकस्राव, दर्द के साथ—**फिकस रेलिजियोसा-क्यू** हर छह घंटे पर पाँच बूँदें।
- प्रचुर मासिकस्राव, चटख लाल रंग का, पीठ दर्द और कमजोरी, चलने-फिरने पर स्थिति बदतर—**ट्रिलियम**-30 दिन में तीन बार। इसे **सीना**-30 या **मिलीफोलियम**-30 हर तीन घंटे पर बदल-बदल कर लें।
- प्रचुर मासिकस्राव, चटख रक्त, पीठ के निचले भाग से पेट के निचले भाग तक तेज दर्द, गर्भपात का शिकार हो चुकी महिलाओं के लिए लाभदायक—**सेबिना**-200 दिन में दो बार।
- हर दो सप्ताह के बाद प्रचुर मासिकस्राव, थकान या लंबी यात्रा के कारण एक सप्ताह या अधिक समय तक रहना—**ट्रिलियम पेंडुलम**-6 दिन में तीन बार।
- प्रचुर मासिक-धर्म—**हाइड्रास्टिस-1एक्स, हेमेमिलिस-क्यू** और **सीना-क्यू** एक के बाद एक लें।
- प्रचुर मासिक-धर्म—**यूस्टिलेगो-क्यू** या **फिकस रेलिजियोसा-क्यू** की पाँच से दस बूँदें, दिन में एक बार।
- मासिकस्राव को नियमित करने के लिए—**अशोका-क्यू** पाँच से दस बूँदें, कुनकुने पानी में, प्रतिदिन लें।
- दो या तीन दिनों के बाद मासिकस्राव पुन: प्रारंभ—**फेरम मेटलिकम**-30 दिन में दो बार।
- कम मात्रा में मासिकस्राव, मोटापे से ग्रस्त महिलाओं में कम मात्रा में और विलंबित—**ग्रेफाइट्स**-30 दिन में दो बार।
- कम मात्रा में या दमित मासिक-धर्म—**पल्सेटिला**-30 दिन में दो बार।
- कम मात्रा में मासिक-धर्म, साथ में पीठदर्द और कमजोरी भी—**काली**

कार्बोनिकम-200 दो खुराक।

- कम मात्रा में मासिक-धर्म, विलंबित और पीले रंग का, मासिक-धर्म के बाद महिला थक जाती है—**एलुमिना**-200 की एक खुराक।
- कम मासिकस्राव, आघात तथा मानसिक अवसाद के कारण देर से आना—**मैग्नीशिया कार्बोनिकम**-200 की दो या तीन खुराकें।
- कम मासिकस्राव—**सल्फर**-200 सुबह के समय और **काली फॉस्फोरिकम-6एक्स** सोते समय रोजाना। यदि इनसे लाभ न हो तो **पल्सेटिला**-200 की दो खुराक और **काली फॉस्फोरिकम-6एक्स** सोते समय, दो-तीन माह तक।
- बुरी खबर सुनने के कारण मासिकस्राव जल्दी शुरू होना; अनिद्रा, मासिकस्राव का लंबे समय तक रहना—**कोकुलस इंडिकस**-30 हर छह घंटे पर।
- मासिक-धर्म के रुकने पर फेफड़ों से रक्तस्राव—**मिलीफोलियम**-30 हर छह घंटे पर।
- स्तन के बड़े होने और दर्द के कारण मासिक-धर्म का समाप्त हो जाना, रुकने पर हथेली और तलवे में जलन—**सैंगुनेरिया**-30 दिन में दो बार।
- दिन में लेटने पर मासिकस्राव का रुक जाना—**कैक्टस**-6 दिन में चार बार या **कॉस्टिकम**-200 की एक खुराक रोज या **लिलियम टाइग्रिनम**-30 दिन में दो बार।
- ठंडे स्नान से दमित मासिकस्राव—**एंटीमोनियम क्रूडम**-30 दिन में दो बार।
- मासिक-धर्म के बाद बाल गिरना—**सीपिया**-200 दो सप्ताह में एक खुराक।
- मासिक-धर्म का जल्दी आना, प्रचुर मात्रा में, थक्केदार, तेज उदरशूल के बाद, त्वचा को छीलनेवाला स्राव, जिसके कारण जाँघों में पीड़ा होती है—**एंटीमोनियम कार्बोनेट**-6 दिन में दो बार।
- अधिक जल्दी आने और देर तक रहनेवाला मासिक-धर्म, अधिक कमजोरी रहती है, बोलने में परेशानी—**हारबो एनिमेलिस**-30 दिन में तीन बार।
- अधिक जल्दी आनेवाला और प्रचुर मासिकस्राव, गहरे रंग का, थक्का बनना, दुर्गंधयुक्त—**हेलोनिएस डायोका-क्यू** की दो से पाँच बूँदें, दिन में दो बार।
- मासिक का जल्दी आना, प्रचुर मात्रा में, मासिक-धर्म से पहले उदासी, मासिक के दौरान दाढ़ की हड्डी में दर्द—**स्टेनम**-30 दिन में तीन बार।
- मासिक का जल्दी आना, अधिक दिनों तक रहना, आरंभ में धीमा और तेज दर्द के साथ—**ट्यूबरकुलिनम**-200 सप्ताह में एक बार।
- मासिक का जल्दी आना, प्रचुर मात्रा में, अधिक समय तक रहना, लाल चेहरा,

कानों में घंटियों की आवाज, प्रवाह पीला, पानीदार—**फेरम मेटलिकम**-30 दिन में दो बार।

- अधिक तेज मासिकस्राव, प्रवाह जितना अधिक उतना ही अधिक कष्ट—**एस्टीया रेसीमोसा**-200 की एक खुराक रोजाना।
- मासिक संबंधी गड़बड़ी, केवल रात में या लेटने के दौरान मासिकस्राव, चलने पर रुक जाता है, पीब जैसा रक्त, आसानी से नहीं धुलता, मासिक से पहले गले में दर्द—**मैग्नीशिया कार्बोनिकम**-30 की एक खुराक रोजाना।
- मासिक के समय योनि-द्वार की बजाय नाक से रक्तस्राव—**ब्रायोनिया**-30 दिन में दो बार।
- महीनों तक दमित मासिकस्राव—**सबल सेरूलाटा-क्यू** की पाँच से दस बूँदें, दिन में दो बार।
- अविकसित मासिक-धर्म, बढ़े टॉन्सिलों, कमजोरी और थकान से संबंधित, कुछ भी करने पर साँस फूल जाना—**ट्यूबरकुलिनम-1एम** की एक खुराक, आवश्यकता पड़ने पर दुहराएँ।
- मम्प्स का मेटास्टेटिस (स्थान-परिवर्तन), स्तनों या अंडकोषों तक पहुँचता है—**कार्बो वेजीटेबिलिस-1एम** की एक खुराक। दुहराएँ नहीं।
- मम्प्स का अंडकोषों या दुग्ध-ग्रंथियों तक स्थान-परिवर्तन—**एब्रोटेनम**-30 की दिन में तीन बार।
- मम्प्स का स्थान-परिवर्तन, स्तनों या अंडकोषों तक पहुँचता है—**पल्सेटिला-1एम** की एक खुराक प्रतिदिन।
- प्रचुर मासिकस्राव, काला तथा थक्केदार रक्त, अधिक यौनेच्छा, सहवास के दौरान अचेत हो जाना—**प्लेटिना**-200 की कुछ खुराक।
- दूध कम बनना, स्तन की अति संवेदनशीलता के साथ—**एसफोटिडा**-6, दिन में तीन बार।
- दूध दब जाना, स्तनों का सिकुड़ना—**सीकेल कॉरनुटम**-30 दिन में तीन बार।
- अविवाहित लड़कियों और विधवाओं के स्तन से दूध निकलना—**पल्सेटिला**-30 दिन में तीन बार।
- दुग्धपान करानेवाली माताओं में दूध बढ़ाने के लिए—**लैक डिफ्लोरेटम**-30 हर छह घंटे पर।
- महिला के चेहरे पर मूँछों का उगना या अवांछित बाल—**थुजा**-200 सप्ताह में दो बार, पंद्रह दिनों तक, जैतून के तेल में बराबर मात्रा में नीबू का रस

मिलाकर बालोंवाले भाग पर नियमित रूप से मलें या **थायरायडिनम**-200 की सप्ताह में एक खुराक और सप्ताह के बाकी दिनों में **थुजा**-30 रोजाना और एक माह के बाद **थायरायडिनम** के स्थान पर **लाइकोपोडियम**-200 सप्ताह में एक बार और **थुजा**-30 को पहले की तरह दें।

- गर्भावस्था के दौरान मिचली और वमन—**इपेकाकुआन्हा**-30 दिन में दो बार।
- मिचली और वमन, मस्कुलर सिस्टम के ढीलेपन और मुँह में लार के अत्यधिक संग्रह के साथ—**लॉबेलिया इन्फ्लेटा**-6 हर वमन के बाद एक खुराक।
- मिचली, गर्भावस्था के दौरान निरंतर या दौरों में, खाना खाने के बाद स्थिति खराब, जीभ साफ—**ऐसेरम यूरोपियम**-6 दिन में दो बार।
- निपल में दर्द और दरार, पूरे शरीर में दर्द फैल जाता है, दूध पिलाते समय अधिक—**फाइटोलाका**-200 की एक खुराक प्रतिदिन।
- निपल में दर्द, कपड़ों के स्पर्श से भी दर्द—**पेट्रोलियम**-30 दिन में दो बार।
- गर्भाशय में दर्द, जख्म जैसा एहसास—**मुरेक्स**-6 की एक खुराक प्रतिदिन।
- दाएँ स्तन पर एक बिंदु में दर्द—**काली बाइक्रोमियम**-30 दिन में दो बार।
- गर्भाशय में दर्द, पीठ से पेट तक आता है, साँस लेने में कठिनाई, अंगों के उभार से बचने के लिए पैरों को मोड़ना—**सीपिया**-200 की कुछ खुराकें।
- प्रसव-पीड़ा जैसा दर्द, ऐसा महसूस होना कि योनि से कुछ बाहर आ रहा है, इसलिए पैरों को मोड़कर बैठती है—**सीपिया**-200 की कुछ खुराकें।
- दर्द, बच्चे को दूध पिलाते समय निप्पल से पीठ की ओर जाता है—**क्रोटन टिग्लियम**-30 दिन में दो बार।
- गर्भावस्था के दौरान मिथ्या पीड़ा—**वाइबरनम ओपुलस-क्यू** की पानी में दो से पाँच बूँदें, दिन में दो बार।
- रजोनिवृत्ति-काल में स्तनों के नीचे दर्द—**एस्टीया रेसीमोसा-क्यू** की दो से तीन बूँदें, दिन में दो बार।
- गर्भनाल के स्थिरीकरण के लिए—**सिमिसीफुगा**-30 दिन में तीन बार या **कॉलोफाइलम**-30 दिन में तीन बार।
- गर्भनाल के कारण संकुचन—**सीकेल कॉरनुटम**-30 दिन में दो बार।
- गर्भावस्था की जटिलताएँ, तीव्र वमन, गर्भधारण के बाद एसिडिटी, जल्दी-जल्दी मूत्र-त्याग के साथ तंत्रिका-शूल, सिरदर्द, गुदा में दर्द, गॉल ब्लेडर में दर्द, पीलिया, यकृत का बड़ा होना और संवेदनशीलता—**लैक वेसीनम**

डिफ्लोरेटम-200 की एक खुराक रोजाना।

- गर्भावस्था का वहम, स्त्री सोचती है कि वह गर्भवती है, लेकिन लक्षण परिवर्तनशील होते हैं, शाम में स्थिति बदतर—**पल्सेटिला-30** दो सप्ताह में एक बार।
- गर्भावस्था के दौरान मिचली तथा वमन—**लॉबेलिया इन्फ्लेटा-30** दिन में तीन बार।
- गर्भावस्था के दौरान पानी पीने में असमर्थ—**फॉस्फोरस-30** की एक खुराक प्रतिदिन।
- गर्भावस्था के दौरान खाने के बाद खराब स्थिति, निरंतर जम्हाई और बेहोशी—**एसेरम यूरोपियम-6** दिन में तीन बार।
- गर्भाशय या योनि का खिसक जाना, मल-त्याग करते समय, अत्यंत कमजोरी—**स्टेनम-200** सप्ताह में एक खुराक।
- गर्भाशय या योनि का खिसक जाना, सँकरी पेड़ूवाली महिलाओं में ऐसा महसूस होना मानो पेड़ू से सबकुछ बाहर आ जाएगा, पैर को क्रॉस करना जरूरी—**सीपिया-1एम** की माह में एक खुराक।
- गर्भाशय का दबाव से खिसक जाना—**रस टॉक्स-30** दिन में तीन बार।
- गर्भाशय का खिसक जाना, भारी सामान उठाने से या दबाव, कब्ज या प्रसव के बाद—**पोडोफाइलम-30** दिन में तीन बार।
- गुदा या गर्भाशय का खिसक जाना, एनीमिया से ग्रस्त कमजोर महिलाओं में—**मैंगेनम एसिटिकम-30** की एक खुराक रोजाना।
- स्थायी तौर पर गर्भाशय का खिसक जाना—**लाइसिन-30** की एक खुराक रोजाना।
- गर्भाशय का खिसक जाना, एनीमिया या एल्बुमिनेरिया से, पीठदर्द, श्वेत प्रदर, गर्भाशय में दर्द—**हेलोनिएस डायोका-6** दिन में दो बार।
- गर्भाशय का खिसक जाना, श्वेत प्रदर, कष्टप्रद मासिक-धर्म और गर्भाशय से रक्तस्राव—**ऑरम मुरिएटिकम नेट्रोनेटम-3एक्स** दिन में दो बार।
- अधिक दिनों तक प्रसवोत्तर स्राव, लगातार कई दिनों तक टपकना—**कॉलोफाइलम-6** हर छह घंटे पर।
- रजोनिवृत्ति के दौरान योनि में खुजली—**थायरायडिनम-30** दिन में तीन बार।
- योनि में खुजली, रेशेदार श्वेत प्रदर, गाढ़ा पीला—**हाइड्रास्टिस केनाडेंसिस-30** सुबह-शाम।

- योनि में खुजली, जो गर्भावस्था के दौरान हस्तमैथुन का कारण बनती है और कीड़े उत्पन्न करती है, और जो छोटी लड़कियों की योनि में प्रवेश कर जाते हैं—**केलेडियम**-30 दिन में तीन बार।
- गुप्तांगों में खुजली, गर्भावस्था के दौरान बवासीर, जिसके कारण लेटने में असमर्थ—**कॉलिनसोनिया**-3 हर छह घंटे पर।
- भग में खुजली—**प्लेटिना**-200 दो सप्ताह में एक बार।
- प्रसूति संबंधी ऐंठन, प्रसव के बाद भी इसका जारी रहना या प्रसव-पीड़ा के दौरान कुछ सेकंडों के लिए साँस रुक जाना, शरीर के ऊपरी भाग का अधिक प्रभावित होना—**साइकुटा वाइरोसा**-30 हर छह घंटे पर।
- प्रसूति संबंधी मरोड़, चेतनता के साथ, सिर और चेहरे में संकुचन, हाथ-पैर ठंडे, जोर से चीखना, लगातार बात करना, हमेशा प्रार्थना करना—**स्ट्रामोनियम**-6 दिन में तीन बार।
- प्रसूति ज्वर—**आर्निका**-6 या 30 हर चार घंटे पर।
- प्रसूति ज्वर, प्रसवोत्तर स्राव रुकने के बाद, कमजोरी के साथ, शरीर का दुखना—**बैप्टीसिया टिंक्टोरिया**-12 दिन में तीन बार।
- प्रसूति ज्वर, दुर्गंधयुक्त स्राव के साथ—**क्रोटेलस हॉरीडस**-6 हर छह घंटे पर।
- प्रसूति ज्वर, अन्य रोगों से संबंधित—**पायरोजीनम**-30 हर छह घंटे पर।
- गर्भवती महिलाओं में लार निकलना—**काली आयोडेटम**-30 हर छह घंटे पर।
- बाँझपन (महिलाएँ)—**क्लोव ऑयल (लौंग का तेल)** चीनी में दस-पंद्रह बूँदें रोजाना गर्भधारण में मदद करता है या **थ्लैप्सी बर्सा पेस्टोरिस-क्यू** रोजाना देना भी उतना ही उपयोगी है।
- महिलाओं में बाँझपन, पुराने और अत्यधिक श्वेत प्रदर के कारण—**पल्सेटिला**-200 एक खुराक रोजाना।
- बाँझपन, शुक्राणु का नहीं टिक पाना, योनि से अधिक स्राव, जो हलकी सी उत्तेजना पर भी स्रावित होने लगता है—**नेट्रम कार्ब**-30 सुबह-शाम।
- बाँझपन, किसी भी कारण से—**बोरेक्स**-6 दिन में तीन बार तथा **ऑरम मुरिएटिकम नेट्रोनेटम-3एक्स** दिन में तीन बार।
- बाँझपन, योनि से तिक्त स्राव के कारण—**पिकरिक एसिड**-200 एक खुराक रोजाना।
- बाँझपन, फेलोपियन ट्यूब बंद होने के कारण—**कैल्केरिया फ्लोरिकम**-

12एक्स दिन में दो बार, तीन माह तक।

- बाँझपन, अत्यधिक यौन-संलिप्तता या उत्तेजना के कारण, सहवास के समय बेहोश हो जाना—**प्लेटिना**-200 दो सप्ताह में एक बार।
- दूध पिलानेवाली महिलाओं में मुँह की सूजन—**हाइड्रास्टिस**-6 दिन में दो बार।
- स्तन में ट्यूमर, मोटी महिलाओं में—**थायरायडिनम**-30 दिन में तीन बार।
- अंडाशय का ट्यूमर, अक्खड़, उग्र और हिस्टेरिकल महिलाओं में, पीड़ायुक्त मासिकस्राव—**प्टेटिला**-200 दो सप्ताह में एक बार।
- गर्भाशय संबंधी विकार, खिसक जाना, दर्द, हृदय की तेज धड़कन, सिरदर्द, मल-त्याग और मूत्र-त्याग की लगातार इच्छा—**लिलियम टाइग्रिनम**-30 दिन में तीन बार।
- गर्भाशय संबंधी फायब्रॉयड, साथ ही पेट के निचले हिस्से में, भी—**थुजा**-200 की एक खुराक फायब्रॉयड का विकास रोकने में मदद करता है, दुहराने की आवश्यकता।
- गर्भाशय संबंधी फायब्रॉयड, रक्तस्राव कम मात्रा में लेकिन लंबे समय तक रहता है—**फॉस्फोरस**-30 दिन में तीन बार।
- गर्भाशय संबंधी फायब्रॉयड, बड़ा और सख्त—**ऑरम मुरिएटिकम**-6 दिन में दो बार।
- गर्भाशय संबंधी फायब्रॉयड, अत्यधिक गर्भाशय रक्तस्राव, तीव्र पीड़ा—**थ्लैप्सी बर्सा पेस्टोरिस**-6 दिन में दो बार।
- गर्भाशय संबंधी फायब्रॉयड, दर्दयुक्त मासिकस्राव और पैरों में मरोड़—**फ्रेक्सिनस अमेरिकाना-क्यू** की दो से पाँच बूँदें, दिन में दो बार।
- गर्भाशय से रक्तस्राव, प्रचुर प्रवाह, हर दो सप्ताह पर, पीला चेहरा, आसानी से मूर्च्छित हो जाना, हृदय का तेज स्पंदन, कानों में आवाजें सुनाई देना, पेट के गह्वर में दर्द का एहसास—**ट्रिलियम पेंडुलम-क्यू** दिन में तीन बार।
- गर्भाशय संबंधी समस्याएँ, गर्भाशय के क्षेत्र में दर्द, योनि से रक्तस्राव होने पर बेहतर महसूस होना, गर्भाशय के क्षेत्र में हलका सा स्पर्श और दबाव भी असहनीय—**लैकेसिस**-200 की एक खुराक, यदि लक्षण बरकरार रहें तो दुहरा सकते हैं।
- गर्भाशय का खिसक जाना—**कैल्केरिया फ्लोरिकम-12एक्स** दिन में तीन बार।

- गर्भाशय का खिसक जाना, हलका दर्द जो चलने और दबाव से कम हो जाता है, कमजोर गर्भाशय—**एबीस केनाडेंसिस**-30 हर छह घंटे पर।
- गर्भाशय का खिसक जाना, अधिक यौन उत्तेजनावाली महिलाओं में, दबाए जाने का एहसास, जैसे अंगों को बाहर धकेला जा रहा हो, दबाव में राहत के लिए बैठना जरूरी—**मुरेक्स**-30 दिन में दो बार।
- गर्भाशय का खिसक जाना, ऐसा लगना मानो पेट के सभी पदार्थ योनि से बाहर आ जाएँगे, खड़े होने या सीधे बैठने पर स्थिति बेहतर, लेटने पर बदतर—**बेलाडोना**-30 दिन में तीन बार।
- गर्भाशय का अपने स्थान से खिसक जाना—**एबीज नाइग्रा**-30 हर छह घंटे पर।
- गर्भाशय का खिसक जाना या बढ़ जाना—**फ्रेक्सिनस अमेरिकाना-क्यू** की दस-पंद्रह बूँदें।
- गर्भाशय की सक्रियता बढ़ाने के लिए—**पायरोजेन**-200 दिन में दो बार।
- अविकसित गर्भाशय, गर्भपात का कारण बनता है—**प्लंबम**-30 दिन में तीन बार।
- योनि से प्रचुर स्राव—**मरक्यूरियस वाइवस**-200 और **मरक्यूरियस सॉलिबिलस**-200 दोनों की एक खुराक, सुबह के समय।
- शुष्क योनि, उससे गैस निकलना—**लाइकोपोडियम**-200 सप्ताह में एक खुराक।
- योनिस्राव, रेशेदार और पीला—**हाइड्रास्टिस केनाडेंसिस**-6 दिन में तीन बार।
- योनि की सूजन, योनि से हरा स्राव—**मरक्यूरियस वाइवस**-200 और **मरक्यूरियस सॉलिबिलस**-200 दोनों की एक-एक खुराक।
- वेसो-मोटोरियल विकार, चेहरे का लाल हो जाना, चक्कर आना, मूर्च्छा के दौरे और निम्न रक्तचाप—**थायरायडिनम**-30 दिन में तीन बार।
- गर्भावस्था के दौरान वमन, चक्कर, बिस्तर से उठते समय बेसुध-सा महसूस करना—**कोकुलस इंडिकस**-30 हर छह घंटे पर।
- गर्भावस्था के दौरान वमन—**सिंफोरिकारपस रेसीमोसा**-200 हर तीन घंटे पर।
- सहवास के दौरान भग में दर्द, संवेदशील और सहवास को सहन न कर पाना—**प्लेटिना**-30 की एक खुराक प्रतिदिन।

- रजोनिवृत्ति के दौरान गरमी के दौरे—**सीपिया-200** की एक खुराक, जब भी आवश्यकता हो, दुहराएँ।
- मोटी महिलाओं में हर मासिक-धर्म के समय जोड़ों की सूजन—**थायरायडिनम-30** दिन में तीन बार।
- महिलाओं में परिवर्तनशील मूड, यानी कभी अच्छे और तुरंत फिर खराब मूड में—**प्लेटिनम**-30 दिन में दो बार।

□

चर्म रोग

- फोड़ा (आरंभिक चरण में)—**हेपर सल्फ**-30, दिन में दो बार। यदि फोड़ा पूरी तरह बढ़ चुका है तो **हेपर सल्फ**-200 प्रतिदिन एक खुराक। फोड़े को थोड़े ही समय में ठीक कर देगा।
- जूतों के दबाव के कारण पैरों की त्वचा सख्त होना—**एंटीमोनियम क्रूडम**-30 दिन में तीन बार।
- सर्दियों में ठंडे पानी से धोने के कारण उँगलियों का फटना तथा खून निकलना—**सिस्टस केनाडेंसिस**-200 सप्ताह में एक खुराक।
- उँगलियों की त्वचा का फटना—**ग्रेफाइट्स**-200 या **पेट्रोलियम**-200 की एक खुराक रोज (जब रोग सर्दियों में आरंभ हो और बढ़े)।
- नथनों तथा मुँह के कोनों का फटना—**एंटीमोनियम क्रूडम**-6 दिन में तीन बार।
- उँगलियों के किनारों तथा हाथ के पृष्ठभाग में दरारें—**पेट्रोलियम**-200 की दो सप्ताह में एक बार।
- गैंगरीन, जलन के साथ—**कैंथेरिस**-6 दिन में तीन बार।
- गैंगरीन, जख्म, दुर्गंधयुक्त स्राववाले फोड़े—**क्रेयोसोटम**-30 दिन में दो बार।
- गैंगरीन, काले रंग का—**यूफोरबियम**-6 दिन में तीन बार।
- घाव का अल्सर बनना शुरू होना—**अमोनियम कार्बोनिकम**-30 दिन में दो बार।
- गर्भाशय के द्वार पर जख्म—**एलुमिना**-200 की एक खुराक रोजाना।
- नील पड़े हुए जख्म—**कैलेंडुला-क्यू**, लगाने के लिए (एक औंस पानी में दस बूँदें) और **कैलेंडुला**-30 हर तीन घंटे पर खाएँ भी।
- छिद्रवाले घाव—**लीडम पेलुस्टर**-30 हर दो घंटे पर।
- पैरों में घाव, जो रक्त-विषाक्तता और स्राव के कारण नहीं भर पाते—**गन**

पाउडर-3एक्स दिन में तीन बार।

- दर्द रहित फोड़े, बगलों में—**कैल्केरिया सल्फ-30** दिन में तीन बार।
- फोड़े से पीब निकालने के लिए—**गुइकम-6** दिन में चार बार।
- दुर्घटना से लगी चोट, ऑपरेशन के बाद दर्द या हड्डी में चोट—**आर्निका-30** दिन में दो बार।
- लड़कों के चेहरे पर मुहाँसे—**कैल्केरिया पिकराटा-200** की दिन में एक खुराक।
- लड़कियों के मुहाँसे—**कैल्केरिया फॉस्फोरिका-200** की दिन में एक खुराक।
- मासिकस्राव के दौरान चेहरे पर मुहाँसे—**सोरिनम-200** की सप्ताह में एक खुराक।
- बार-बार मुहाँसे का उभरना—**साइलीशिया-200** दो सप्ताह में एक बार या **एस्टीया रेसीमोसा** (खुराक **1एक्स** रोजाना दो माह तक)।
- मुहाँसे, नीलाभ लाल फफोले, युवाओं में निशान छोड़ जाते हैं—**काली बाईक्रोम-30** दिन में तीन बार।
- सौंदर्य-प्रसाधनों के कारण होनेवाले मुहाँसे—**बोविस्टा-200** की रोजाना एक खुराक।
- रक्ताल्पता (एनीमिया) से ग्रस्त लड़कियों में मुहाँसे—**कैल्केरिया फॉस्फोरिका-200** की एक खुराक रोजाना।
- गुलाबी मुहाँसे—**आर्सेनिक ब्रॉम क्यू** की दो बूँदें दिन में दो बार।
- शुष्क चेहरे पर मुहाँसे—**थुजा-200** दिन में केवल दो बार।
- खुजली के साथ मुहाँसे—**जुगलेंस रेजिया-30** दिन में केवल दो बार।
- तैलीय चेहरे पर मुहाँसे—**नेट्रम म्युरिएटिकम-200** सप्ताह में एक बार और **कैल्केरिया पिकराटा-30** रोजाना एक खुराक।
- मवादयुक्त मुहाँसे—**हेपर सल्फरिस-200** सप्ताह में एक बार तथा **कैल्केरिया पिकराटा-30** दिन में तीन बार।
- गरमियों में अधिक होनेवाले मुहाँसे—**एंटीमोनियम क्रूडम-30** दिन में तीन बार।
- बाल कटवाने के बाद परेशानी—**एकोनाइट-30** दिन में तीन बार।
- दबाई हुई खुजली, सल्फर मलहम का इस्तेमाल—**सेलेनियम-30** दिन में तीन बार।
- खुजली, स्रावों को रोकने से उत्पन्न रोग—**सोरिनम-200** दो सप्ताह में एक बार।

- कपड़े धोने से त्वचा-संबंधी रोग—**सीपिया-200** दो सप्ताह में एक खुराक।
- फोड़ा, गैंगरीन, विषैले अल्सर आदि, जिनमें प्रभावित भाग नीला पड़ जाता है, उसमें जलन होती है और जो रोगी को रात भर जागने के लिए मजबूर कर देता है—**टेरेंटुला क्यूबेंसिस-30** दिन में तीन बार।
- बाईं बाँह पर खुजली, हृदय रोग तथा सुन्नता के साथ—**रस टॉक्स.-30** दिन में तीन बार।
- स्नान के बाद त्वचा पर लाल दाने—**अमोनियम कार्बोनिकम-30** दिन में दो बार।
- जलने से फफोले—**काली मुरिएटिकम-6** दिन में दो बार।
- शरीर पर खुजलीयुक्त काले धब्बे या नीलाभ लाल धब्बे—**सल्फ्यूरिक एसिड-30** दिन में तीन बार।
- त्वचा का नीलापन (सायनोसिस) पलकों, होंठों, जीभ का, फूली नसें, कान तथा जीभ, साँस लेने में कठिनाई, अनियमित नाड़ी—**डिजिटेलिस परप्यूरिया-30** दिन में तीन बार।
- शरीर पर पसयुक्त फोड़े-फुंसी—**नेट्रम सल्फ्यूरिकम-30** दिन में दो बार।
- दुर्गंधयुक्त फोड़े तथा घाव—**काली फॉस्फोरिकम-200** की रोज एक खुराक।
- बालों के बीच (सिर पर) फोड़े—**आर्निका-30** हर तीन घंटे पर या **एचिनेसिया-क्यू** की पानी में मिलाकर पाँच बूँदें हर दो घंटे पर।
- जोड़ों पर फोड़े, शहद जैसा स्राव—**ग्रेफाइट्स-30** दिन में दो बार।
- कानों या नाक में फोड़े—**केल्केरिया पिकराटा-6** हर तीन घंटे पर।
- हरे पस के साथ फोड़ा—**सीकेल कॉरनुटम-30** दिन में दो बार।
- फोड़ों का फिर से उभरना—**गन पाउडर-2एक्स** दिन में तीन बार या **फाइटोलाका-30** दिन में दो बार।
- बालों के बीच पसयुक्त छोटे फोड़े, काफी दर्द, बाद में नाक पर उभरते हैं—**ट्यूबरकुलिनम-200** सप्ताह में एक बार।
- तीव्र दर्दवाले फोड़े—**हिपार सल्फ्यूरिस-30** हर तीन घंटे पर।
- फोड़े, घाव, आस-पास की त्वचा बदरंग, नसों की सूजन तथा जलन—**क्रोटेलस एच.-6** दिन में दो बार।
- फोड़े, खुजली के बाद त्वचा शुष्क तथा फटी-फटी हो जाती है—**एलुमिना-200** की एक खुराक रोज।
- हर सर्दी में उभरनेवाले फोड़े, जो गरमियों में ठीक हो जाते हैं—**सोरिनम-**

200 की सप्ताह में एक खुराक।

- सर्दियों के दौरान कान के आस-पास उत्पन्न फोड़े, जो गरमियों में सूख जाते हैं—**पेट्रोलियम-200** की एक खुराक रोज।
- सेप्टिक जख्मों या घावों के रूप में फोड़े—**एस्टीया स्पाइ.-3एक्स** हर चार घंटे पर।
- मासिक-धर्म के दौरान उत्पन्न फोड़े—**डुल्केमेरा-6** दिन में दो बार।
- गरमियों के दौरान उभरनेवाले फोड़े—**आर्निका एम-200** की एक खुराक रोज।
- सख्त तथा सूजे हुए फोड़े, काफी जलन और पीड़ा, जो अचानक उत्पन्न होती है—**बेलाडोना-3** हर चार घंटे पर।
- सख्त फोड़े, आसानी से नहीं फूटते, रात में असहनीय पीड़ा—**मरक्यूरियस-3** दिन में तीन बार (यह फोड़ों और पस को सुखा देता है, यदि पस पहले ही हो गया हो तो फोड़े फूट जाएँगे)।
- जलनयुक्त फोड़े, उनसे स्राव भी होता है—**सल्फर-30** दिन में दो बार।
- बालों के बीच फोड़े, पीड़ादायक, एक के बाद एक उत्पन्न होते हैं—**आर्निका-1एम** एक खुराक।
- जोड़ों पर फोड़े—**हिपार सल्फ्यूरिस-200** की एक खुराक।
- बार-बार उत्पन्न होनेवाले फोड़े—**साइफिलिनम-1एम** की एक खुराक।
- फोड़ों के आस-पास सूजन—**साइलेशिया-30** दिन में तीन बार।
- कान तथा गले के पृष्ठभाग पर छोटे फोड़े—**पिकरिक एसिड-30** दिन में तीन बार।
- फोड़े निकलते समय लाल रंग के, उनमें जलन तथा दर्द और बुखार—**एकोनाइट नैपीलस-30** एक घंटे के अंतराल पर (कभी-कभी फोड़े फूट जाते हैं)।
- अधिक पस तथा तापमानवाले फोड़े—**एचीनेसिया-क्यू** हर दो घंटे पर, पानी में पाँच बूँदें।
- पस की संभावनावाले फोड़े—**हिपार सल्फ्यूरिस-200** दिन में तीन बार।
- पसयुक्त फोड़े, जो ठीक होने में समय लेते हैं—**साइलेशिया-200** दिन में दो बार।
- पसवाले फोड़े, जो जख्मों में बदल जाते हैं—**मरक्यूरियस सॉलिबिलस-30** दिन में दो बार।

- सूजन तथा बुखारवाले फोड़े, परंतु उनमें पस नहीं होता—**बेलाडोना-6** दिन में तीन बार।
- पूरे शरीर पर खुजलीवाले पानीदार फोड़े, खुजाने पर राहत मिलती है, परंतु बाद में उनमें जलन होती है—**कार्बोलिक एसिड-30** दिन में दो बार।
- फोड़े, फफोलों का घाव बन जाना—**कार्बोलिक एसिड-30** सुबह-शाम।
- फोड़े—**हिपार सल्फ.-30** दिन में तीन बार, यदि फोड़ों के किनारे काले हैं तो **लैकेसिस-200** को चौथे दिन दें, **लैकेसिस** देने के दौरान नमक का सेवन कम करें।
- चेचक—**पल्सेटिला-6 या 30** दिन में दो बार।
- तलवों में तंग जूते पहनने के कारण त्वचा सख्त हो जाती है—**सल्फर-30** रोज सुबह, एक खुराक।
- तलवों पर कॉर्न, पैर ठंडा रहता है—**एंटीमोनियम क्रूडम-1एम** की एक खुराक, आवश्यकता हो तो दुहराएँ।
- हाथ-पैरों में ठंड तथा शुष्कता के कारण दरारें, रक्त निकलता है, त्वचा काफी सूखी, ठंड तथा बिस्तर की गरमी से रोग बढ़ता है—**एलुमिना-200** की एक खुराक रोज (इन लक्षणों के साथ रजोनिवृत्ति में भी यह दवा उपयोगी है)।
- त्वचा का फटना—**ग्रेफाइट्स-200** चौथे दिन पर एक खुराक।
- हथेलियों में दरारें तथा सख्त त्वचा—**कैल्केरिया फ्लोरिकम-6** दिन में तीन बार।
- सिर पर पपड़ीदार त्वचा, जिसके नीचे गाढ़ा सफेद मवाद एकत्रित होता है, बाल चिपकते हैं, एक समय के बाद मवाद बदबूदार तथा नुकसानदेह हो जाता है—**मेजीरियम-200** दो सप्ताह में एक बार।
- एक्जीमा तथा टायफॉयड—**सोरिनम-1एम**, दो सप्ताह में एक खुराक।
- एक्जीमा, माथे पर पीला खुरंड—**साइकुटा वाइरोसा-200** की एक खुराक प्रतिदिन।
- त्वचा की परतों में एक्जीमा, लालिमा, पीड़ा—**ट्यूबरकुलिनम-200** एक सप्ताह में एक बार।
- बालों में एक्जीमा, नम तथा पीड़ादायक—**ट्यूबरकुलिनम-200** सप्ताह में एक बार।
- नम एक्जीमा—**ग्रेफाइट्स-1एम**, अगले दिन से **सल्फर-30** छह दिनों तक दिन में तीन बार, फिर **ग्रेफाइट्स-1एम** दुहराएँ (सप्ताह में एक खुराक) तथा

सल्फर-30 दिन में तीन बार, राहत मिलने तक।

- पलकों का एक्जीमा—**ग्रेफाइट्स**-200 दो सप्ताह में एक बार।
- चेहरे का एक्जीमा—**साइकुटा वाइरोसा**-30 दिन में तीन बार।
- जननांग में एक्जीमा—**पेट्रोलियम**-200 दो सप्ताह में एक बार।
- छालों जैसा एक्जीमा, तेज खुजली के साथ, परंतु त्वचा इतनी नाजुक होती है कि खुजलाना असंभव होता है, हलकी रगड़ से राहत—**क्रोटन टिग्लियम**-30 हर छह घंटे पर।
- खुजलीयुक्त स्राव के साथ एक्जीमा, टीका लगने के बाद, असहनीय खुजली, स्पर्श तथा खुजली करने और बिस्तर की गरमी के कारण स्थिति बदतर, दुर्गंधयुक्त स्राव—**मेजिरियम**-200 की सप्ताह में एक खुराक।
- बिना खुजली के एक्जीमा, स्राव से नीबू के रंग जैसी सख्त पपड़ी बनती है—**साइकुटा वाइरोसा**-200 की सप्ताह में एक खुराक।
- एक्जीमा, बढ़ी ग्रंथियोंवाले लोगों के कानों के पास या चेहरे पर—**सिस्टस केनाडेंसिस**-200 की सप्ताह में एक खुराक।
- एक्जीमा, ठंड से स्थिति बेहतर—**सोरिनम**-200 की सप्ताह में एक खुराक।
- एक्जीमा, टीके के बाद विकसित—**वेरियोलिनम**-200 की सप्ताह में एक खुराक।
- एक्जीमा, शुष्क, खुजलीदार, स्राव, सर्दियों और ठंडे नम मौसम में बदतर, रात में सोते समय असहनीय खुजली—**रस टॉक्स**-200 दिन में दो बार लें।
- एक्जीमा, खोपड़ी पर स्राव, कान के पीछे, अंडकोष, गुदाद्वार, हाथों और पैरों का फटना तथा खून निकलना, सर्दियों में बदतर, गरमियों में राहत—**पेट्रोलियम**-200, एक खुराक रोजाना, यदि पूर्ण राहत न हो तभी दुहराएँ।
- एक्जीमा, हाथों तथा उँगलियों में दरारें, कब्ज—**सेनिकुला**-200 दो सप्ताह में एक बार।
- एक्जीमा, जिससे पानीदार पारदर्शी चिपकनेवाला शहद जैसा द्रव रिसता है—**ग्रेफाइट्स**-200 दो सप्ताह में एक खुराक।
- एक्जीमा, काफी खुजली, कपड़े उतारते समय, रात में तथा गरमी के कारण अधिक बुरी स्थिति, शुष्क त्वचा। धारीदार स्राव, जो खुजलाने पर नम हो जाते हैं—**काली आर्सेनिकम**-200 की एक खुराक प्रतिदिन (जल्दी-जल्दी न दुहराएँ)।
- एक्जीमा, सामान्यतः कान के पास, सिर के किनारों पर, शुष्क तथा नम स्राव, फोड़ों से स्राव होता है, स्राव के संपर्क से नए छाले बनते हैं, तीव्र खुजली, एक

स्थान पर खुजलाने से खुजली में राहत मिलती है, परंतु तत्काल वह दूसरी जगह उभर जाता है—**स्टेफाइसेग्रिया**-200 की एक खुराक रोजाना।

- एक्जीमा, कान के पीछे से स्राव—**ट्यूबरकुलिनम**-200 सप्ताह में एक बार।
- एक्जीमा, चिपकनेवाला पदार्थ निकलता है—**ग्रेफाइट्स**-200 की सप्ताह में एक खुराक या **पेट्रोलियम**-200 सप्ताह में एक खुराक (यदि एक्जीमा सर्दियों में बढ़ जाए)।
- एक्जीमा, लाल रंग का, दर्द व जलनयुक्त, खासकर बालों के किनारों में, अधिक नमक खाने, समुद्र-तट पर या समुद्री यात्रा में बदतर—**नेट्रम मुरिएटिकम**-200 दो सप्ताह में एक बार।
- एक्जीमा, हथेली पर पानीदार छोटे फोड़े—**रेनाकुलस बल्बोसस**-200 दिन में दो बार।
- एक्जीमा, पूरे शरीर पर दरारें, अत्यंत खुजली, रात में कपड़े उतारने या नहाने पर स्थिति और भी खराब—**ट्यूबरकुलिनम**-200 सप्ताह में एक बार।
- एक्जीमा, त्वचा से स्राव, गाढ़ा तथा चिपकनेवाला स्राव—**ग्रेफाइट्स**-6 दिन में तीन बार।
- एक्जीमा, रात में अत्यंत खुजली, धोने से स्राव अधिक होता है, रूखी तथा ढीली त्वचा—**सल्फर**-6 दिन में दो बार।
- एक्जीमा, पतला तथा पानीदार रिसाव—**पेट्रोलियम**-200 दो सप्ताह में एक बार।
- एक्जीमा, तेज खुजलीदार स्राव, मोटी पपड़ी, गाढ़ा पीला स्राव एकत्र होता है—**मेजिरियम**-30 दिन में तीन बार।
- दाढ़ी में एक्जीमा—**आर्सेनिक आयोडेटम**-6 दिन में दो बार।
- एक्जीमा, सर्दियों में उभरता है और गरमियों में बेहतर होता है—**पेट्रोलियम**-200 की एक खुराक रोजाना।
- वसायुक्त भोजन का दुष्प्रभाव—**कार्बो वेजीटेबिलिस**-6 दिन में तीन बार।
- त्वचा पर फोड़े-फुंसी, शुष्क या नम, त्वचा धारीदार तथा शुष्क, गंदी, दुर्गंधयुक्त, फुंसियाँ हर सर्दी में उभर आती हैं और गरमियों में गायब हो जाती हैं—**सोरिनम**-200 की एक खुराक।
- फोड़े-फुंसी, तेज खुजली—**काली आरसेनिम**-6 हर छह घंटे पर।
- फोड़े-फुंसी, शहद जैसा द्रव निकलता है—**ग्रेफाइट्स**-200 की सप्ताह में एक खुराक।

- फोड़े-फुंसी, मासिक-धर्म के दौरान माथे पर खुजली—**सरसापेरिला**-6 दिन में तीन बार।
- फोड़े-फुंसी, त्वचा पर ताँबे के रंग की—**कार्बो एनिमेलिस**-30 दिन में दो बार।
- फोड़े-फुंसी, पूरे शरीर पर छालों की तरह, तेज खुजली, रगड़ने से राहत, परंतु बाद में जलन भरा दर्द—**कार्बोलिक एसिड**-30 जब तक लक्षण रहें, दुहरा सकते हैं।
- त्वचा का लाल होना, धूप में जाने पर—**कैंथरिस**-6 दिन में तीन बार।
- पालादंश तथा बिवाई, गरमी के कारण खुजली में वृद्धि—**एगेरिकस मसकेरियस**-200 की एक खुराक रोजाना।
- स्त्री के चेहरे पर मूँछें या अवांछित स्थानों पर बाल उगना—**थुजा**-200 सप्ताह में दो बार पंद्रह दिनों तक, बराबर मात्रा में जैतून के तेल और नीबू के रस का मिश्रण बालवाले स्थान पर मलें या **थायरायडिनम**-200 सप्ताह में एक बार और सप्ताह के बाकी दिन **थुजा**-30 की एक खुराक। एक माह के पश्चात् **थायरायडिनम** के स्थान पर **लाइकोपोडियम**-200 सप्ताह में एक बार और **थुजा**-30 पहले की तरह देते रहें।
- खुजली और छोटे फोड़ों का उभरना या प्रभावित भाग का लाल हो जाना—**सल्फर**-200 सप्ताह में एक बार।
- आँख के आस-पास और अंदर खुजली—**एगनस कास्टस**-6 दिन में दो बार।
- गुदा में खुजली—**एस्कुलस एच**-30 दिन में तीन बार।
- योनि में खुजली, गुप्तांगों में जलन और दुर्गंध—**सल्फर**-30 की एक खुराक सुबह और एक खुराक शाम के समय या **लैकेसिस**-200 की दो सप्ताह में एक खुराक।
- तेज खुजली, रात में सोते समय रोगी कपड़े फेंक देता है, लेकिन ठंड महसूस करता है और शरीर को ढकना पड़ता है, जिसके बाद खुजली फिर शुरू हो जाती है—**सोरिनम**-30 दिन में तीन बार।
- वृद्धों को खुजली—**बेरिटा कार्ब**-30 दिन में दो बार लें।
- गुप्तांगों में खुजली—**आर्सेनिक एल्बम**-6 सुबह सात बजे और दोपहर तीन बजे रोजाना।
- अंडकोषों में खुजली—**क्रोटम टिग्लियम**-30 दिन में तीन बार।
- तेज खुजली, बिस्तर की गरमी से या खुजलाने के कारण स्थिति और बदतर,

जिससे नींद बाधित होती है—**सोरिनम-200** दो सप्ताह में एक बार।

- त्वचा पर कुछ उभरे बिना खुजली, सर्दियों में हालत बदतर—**एलुमिना-30** दिन में दो बार।
- फुंसियाँ होने के बाद खुजली—**हिपार सल्फ-200**, एक खुराक रोजाना।
- खुजली रात में सोने के दौरान बढ़ जाती है—**मरक्यूरियस सॉलिबिलस-30** दिन में तीन बार।
- खुजली, सोने के लिए बिस्तर पर जाते ही—**सल्फर-30** दिन में दो बार।
- खुजली, गुदा में पिन वार्म से—**कैल्केरिया फ्लोरिकम-6** दिन में तीन बार।
- खुजली, उँगलियों के बीच या जोड़ों में—**फॉस्फोरिक एसिड-6** दिन में तीन बार।
- खुजली, यौनांगों और योनि में—**क्रेयोसोटम-30** हर छह घंटे पर।
- खुजली, शुष्क या नम—**एचीनेसिया-क्यू** की दस बूँदें, दिन में चार बार।
- खुजली, जननांगों में—**एंब्रा ग्रीसिया-30** दिन में तीन बार।
- तेज खुजली, ठंडे स्नान से बेहतर, गरमी और खुजलाने से बढ़ती है—**फेगोपाइरम-6** दिन में तीन बार।
- खुजली, सोते समय या गरम कमरे में तेज खुजली, खुजली एक स्थान से दूसरे स्थान पर जाती है, त्वचा लाल और मुलायम हो जाती है—**मेजेरियम-200** हर छह घंटे पर।
- खुजली, नाक तथा गुदा में कीड़ों के कारण—**यूफोरबियम-6** दिन में तीन बार।
- खुजली, भग में जलन के साथ खुजली, रात में बढ़ जाती है, जो नींद में बाधा पहुँचाती है, खुजली के साथ शरीर के अंदर पिन चुभने जैसा एहसास, जल्दी-जल्दी मूत्र-त्याग की इच्छा—**डोलीचोस-6** दिन में तीन बार (**केलेंडुला-क्यू** का बाहरी इस्तेमाल, पर्याप्त पानी में दस बूँदें डालकर सुबह-शाम धोएँ)।
- खुजली, पूरे शरीर पर, कोई फोड़ा-फुंसी नहीं—**डोलीचोस पी-200** की एक खुराक प्रतिदिन।
- तेज खुजली, ठंड से बेहतर, गरमी और खुजलाने से अधिक—**एग्रोपाइरम-6** दिन में तीन बार।
- खुजली, बार-बार लौटती है—**सल्फर आयोडेटम-3एक्स** दिन में तीन बार।
- खुजली, अत्यंत तेज, खुजली के दौरान जब एक स्थान पर खुजलाने से राहत मिलती है तो दूसरे स्थान पर खुजली होने लगती है—**स्टेफाइसेग्रिया-200** की एक खुराक रोजाना।

- खुजली, गुदा में तेज खुजली—**काली सल्फ-200** की एक खुराक रोजाना।
- खुजली, पीलिया में—**थायरायडिनम-30**, दिन में तीन बार लें।
- खुजली, ठंड के कारण और कपड़े उतारने पर अधिक, गरमी से बेहतर—**रूमेक्स-30** दिन में दो बार।
- खुजली, कपड़े बदलते समय—**आर्सेनिक एल्बम-200** की एक खुराक रोजाना। ल्यूकोडर्मा (सफेद दाग)—**आर्सेनिकम सल्पाऊ फ्लेवम 3एक्स** दिन में तीन बार और पंद्रह दिनों में एक बार **नेट्रम मुरिएटिकम 1एम** (जब धब्बों पर लाल आभा हो) या **साइफिलिनम-1एम** (जब धब्बों पर सफेद रंगत हो); जब एक माह के बाद कोई सुधार न दिखे तो **आर्सेनिकम सल्फ फ्लेवम** की पोटेंसी बढ़ाकर 30 कर दें (एक खुराक रोजाना) और अन्य दवाएँ उपर्युक्त क्रम में ही दें।
- सफेद दाग—**सोरेलिया कॉर क्यू** सुबह के समय दस बूँदें। **हाइड्रोकोटाइल क्यू** शाम के समय दस बूँदें।
- मुहाँसे और फुंसियाँ, चेहरे पर—**कैल्केरिया सल्फ-6एक्स** दिन में तीन बार।
- माथे और गालों पर लाल मुहाँसे, छूने पर दर्द होता है—**लीडम पेलुस्टर-200** की एक खुराक रोजाना।
- हाथों की खारिश या हथेलियों की त्वचा का सख्त हो जाना—**ग्रेफाइट्स-200** की एक खुराक रोजाना।
- हाथ और पैरों पर खारिश, इसके बाद पूरे शरीर पर फैलता है, तेज खुजली, रात में गरमी और कपड़े उतारने पर अधिक बुरी स्थिति—**काली आर्सेनिकम-200** की एक खुराक प्रतिदिन।
- साइकोटिक रोग, जैसे नाखून विकृत होना, बाल झड़ना आदि—**फ्लोरिक एसिड-30** दिन में दो बार।
- शरीर पर दरोरे, मधुमक्खी के काटने जैसा दर्द, ठंडी सिंकाई से बेहतर, प्यास न लगना—**एपिस मेलीफिका-30** दिन में तीन बार।
- त्वचा रोग (एक्जीमा आदि), फुंसियाँ, चेहरे, सिर और शरीर के अन्य अंगों पर गाढ़ा पीला निशान छोड़ती हैं—**साइकुटा वाइरोसा-200** की सप्ताह में एक खुराक।
- त्वचा रोग, त्वचा पर भूरा धब्बा, खुजली के साथ—**सीपिया-200** सप्ताह में एक बार।
- त्वचा संबंधी बीमारियाँ (फोड़ा, पित्ती, खाज, सोराइसिस आदि) खुजली से

हालत खराब—**नेट्रम आर्सेनिकम**-6 हर चार घंटे पर।

- त्वचा रोग, हर वसंत में प्रकट होते हैं—**नेट्रम सल्फ**-200 की एक खुराक प्रतिदिन खाएँ।
- त्वचा पर फुंसियाँ, ग्रंथियों की सूजन के साथ—**बेरिटा कार्बोनिका**-6 दिन में दो बार लें।
- त्वचा संबंधी समस्या—**केलेट्रोपिस-क्यू** की दो से पाँच बूँदें, दिन में दो बार।
- अंगों की त्वचा की समस्या, निप्पलों का फटना, होंठों, जीभ, गुदा तथा गर्भग्रीवा का फटना—**हाइड्रास्टिस केनाडेंसिस**-200 की एक खुराक रोजाना।
- त्वचा का सख्त होना—**ग्रेफाइट्स**-200 की एक खुराक प्रतिदिन लें।
- त्वचा का ठंडा होना, फिर भी उसे ढकने की इच्छा नहीं—**सीकेल कॉरनुटम**-30 दिन में तीन बार।
- फोड़ों के कारण त्वचा का रंग नीला—**लैकेसिस**-30 की एक खुराक रोजाना।
- त्वचा का फटना, हाथ, तलवों, नथनों, छाती, उँगलियों के बीच आदि का और दरारों से शहद जैसा स्राव—**ग्रेफाइट्स**-30 दिन में दो बार।
- लाल त्वचा, खुजली और जलन—**एगेरिकस मस्केरियस**-200 की एक खुराक प्रतिदिन।
- त्वचा पर बड़े आकार के बहुत से गोलाकार धब्बे—**सीपिया-1एम** की सप्ताह में एक खुराक।
- पित्ती, नहाने के बाद, असहनीय खुजली, ठंडी हवा से बदतर, गठिया संबंधी शिकायतों से जुड़ा, ज्वर—**रस टॉक्स**-30 दिन में तीन बार।
- पित्ती (त्वचा पर लाल खुजलीदार धब्बे), गठिया संबंधी शिकायत, हृदय का तेजी से धड़कना, दस्त, नहाने पर स्थिति बदतर—**बोविस्टा**-200 की एक खुराक प्रतिदिन (जब रस टॉक्स विफल हो जाए)।
- पित्ती, समृद्ध भोजन के बाद, विलंबित मासिकस्राव, कपड़े उतारने से बदतर, दस्त से संबंधित—**पल्सेटिला**-200 की एक खुराक रोजाना।
- पित्ती, गहरे लाल ददोरे, अधिक जलन, मधुमक्खी के दंश की तरह दर्द, ठंड से बेहतर, प्यास न लगना—**एपिस मेलियोनस**-30 दिन में तीन बार।
- पित्ती, जलन, खुजली और प्रभावित भागों में सूजन, लालिमा एवं उनका गरम हो जाना—**एगेरिकस मस्केरियस**-30 दिन में तीन बार।
- पित्ती, खासकर रात में स्थिति बदतर—**एपिस मेलियोनस-3एक्स** हर दो घंटे पर।

- पित्ती, मांस खाने से—**रूटा ग्रेवियोलेंस**-200 की एक खुराक रोजाना।
- पित्ती, समुद्र-तट के पास रहने पर—**आर्सेनिक एल्बम**-30 दिन में तीन बार।
- पित्ती, अधिक व्यायाम के बाद, पूरे शरीर पर—**नेट्रम मुरिएटिकम**-6 दिन में तीन बार।
- पित्ती, आकस्मिक आक्रमण, तेज खुजली और अधिक लालिमा—**बेलाडोना**-30 हर तीन घंटे पर।
- पित्ती, अकसर, शरीर में गरमी महसूस होना—**काली आयोडेटम**-30 दिन में दो बार।
- पित्ती, ज्वर के साथ, ठंडी सिंकाई से बेहतर—**हाइड्रोफिला स्पिनोसा**-6 हर तीन घंटे पर।
- छालों का उभरना, चेहरे पर, अत्यंत जलन के साथ—**रेनानकुलस बल्बोसस**-200 की एक खुराक रोजाना।
- पूरे शरीर पर छाले, दर्द और स्रावयुक्त—**कैंथरिस**-30 दिन में तीन बार।
- आसानी से परेशान हो जाना, महिलाएँ तुरंत आँसू बहाने लगती हैं—**प्लेटिना**-30 की एक खुराक प्रतिदिन।
- लंबे समय तक पानी में रहकर कपड़े धोने के कारण त्वचा संबंधी समस्याएँ—**सीपिया**-200 की सप्ताह में एक खुराक।
- पैर की उँगलियों और नाखून में गलका—**साइलेशिया**-200 हर चार घंटे पर।
- गलका—**बेलाडोना**-30, इसे **मरक्यूरियस**-30 के साथ बदलकर लें, हर दो घंटे पर।
- गलका—**माइरिस्टिका**-30 या **नेट्रम सल्फ**-6 दिन में तीन बार।
- गलका, अधिक जलनयुक्त दर्द, काले या नीले रंग का, दुर्गंधित स्राव—**एंथ्रासिनम**-30 दिन में दो बार।
- गलका, तीव्र पीड़ा के साथ—**फ्लोरिक एसिड**-30 दिन में दो बार।
- गलका, फोड़े, फुंसियाँ—**साइलेशिया**-200 दो सप्ताह में एक खुराक।

□

नशा संबंधी रोग

- अफीम की लत—**एवीना सेटाइवा-क्यू** दिन में दो या तीन बार, पंद्रह से बीस बूँदें। यह रोग-निरोधक का काम करेगा।
- अफीम की लत से मुक्ति पाने के लिए—**बर्बेरिस वल्गेरिस-क्यू** की 5 से 10 बूँदें रोजाना।
- धूम्रपान की लत—**केलेडियम-सीएम** की एक खुराक पर्याप्त है।
- चाय की लत—**थिया**-200 की रोजाना एक खुराक।
- शराब की लत—**एसिड सल्फ.-क्यू** का तीन भाग, एक भाग अल्कोहल में मिलाकर रोजाना तीन बार दस-पंद्रह बूँदें दें या एक ड्राम (औंस का सोलहवाँ भाग) अल्कोहल में **स्टेरक्यूलिया-क्यू** की तीन-पाँच बूँदें मिलाकर दिन में तीन बार दें।
- शराब की लत से मुक्ति—एक भाग **सल्फ्यूरिक एसिड-क्यू** और तीन भाग **अल्कोहल** मिलाकर 3-4 सप्ताह तक दिन में तीन बार दें।
- क्रोध, शराब के सेवन तथा भय से होनेवाली परेशानी—**ओपियम**-30, दिन में तीन बार।
- बच्चों में अफीम या मार्फिया के सेवन की आदत—**कैमोमिला**-200 की रोजाना एक खुराक।
- नशीली दवाइयों के सेवन से उत्पन्न बीमारियाँ—**कॉफीया क्रूडा**-200 की एक खुराक, यदि लक्षण बरकरार रहें तो एक और खुराक लें।
- कॉफी, शराब, तंबाकू, मसालेदार भोजन, अत्यधिक खाने, अनिद्रा आदि के दुष्परिणाम—**नक्स वोमिका**-200 की रात में एक खुराक।
- ब्रांडी पीने से उत्पन्न विकार—**सल्फ्यूरिक एसिड**-200 की सप्ताह में एक खुराक।

- शराब की लत के कारण शरीर में कंपन, कमजोरी तथा थकान—**सल्फ्यूरिक एसिड**-30 दिन में तीन बार।
- शराब से उत्पन्न विकार—**कोकुलस इंडिकस**-30 दिन में तीन बार।
- शराब पीने की तीव्र इच्छा—**असारम यूरोपियम**-30 दिन में तीन बार।
- शराब पीने से स्वास्थ्य खराब होना—**यूपेटोरियम पर्फ**-30 दिन में तीन बार।
- शराब के दुष्प्रभाव, जैसे—सिरदर्द, अनियमित हिचकी और उन्माद या चित्त-भ्रांति—**रेनाक्यूलस बी.-क्यू** दिन में तीन बार, हर बार दस से तीस बूँदें।
- शराब पीने की तलब को दबाया जा सकता है—**सल्फ्यूरिक एसिड** के एक भाग को तीन भाग **अल्कोहल** में मिलाकर तीन-चार सप्ताह तक दिन में तीन बार दस-पंद्रह बूँदें दें या **सल्फ्यूरिक एसिड-200** की सप्ताह में एक खुराक।
- तंबाकू खाने की इच्छा—तंबाकू छोड़ दें, **टेबेकम-200** या **1एम**, एक खुराक या **स्टेफाइसेग्रिया**-200 दिन में दो बार।
- तंबाकू खाने की तलब—**केलेडियम**-30, दिन में तीन बार।
- शराबी व्यक्तियों को उनके घर तक पहुँचने में सक्षम बनाने के लिए—**कैप्सिकम-क्यू** या **3एक्स**, पानी में मिलाकर जल्दी-जल्दी।
- शराब का दुष्प्रभाव, मिचली तथा वमन—**काली बाइक्रोमियम**-30, दिन में तीन बार।
- तंबाकू सेवन को रोकने के लिए—**केलेडियम**-30, दिन में तीन बार, तीन दिनों तक।
- अल्कोहल, चाय और तंबाकू के दुष्प्रभावों से उबरने के लिए—**लॉबिलिया इन्फ्लेटा**-6 दिन में तीन बार।
- धूम्रपान की लत—**टेबेकम**-200 सुबह-शाम। यदि धूम्रपान की इच्छा बरकरार रहती है तो इस दवा को 15-15 मिनट पर लें।
- धूम्रपान की आदत छुड़ाने के लिए—**ग्लोनोइन**-30, दिन में दो बार या **नक्स वोमिका**-6 दिन में चार या पाँच बार। यदि इससे लाभ न हो तो **सीना**-6 दिन में चार-पाँच बार लें।
- धूम्रपान से खाँसी—**स्टेफाइसेग्रिया**-30 दिन में तीन बार।
- शराब की लत छुड़ाने के लिए—**सल्फ्यूरिक एसिड**-30 दिन में दो बार, दो सप्ताह तक। इसके विफल रहने पर **सेलेनियम**-30 की दो खुराक यानी सुबह-शाम। □

मानसिक रोग

- कोमा या उनींदेपन के साथ तकलीफ—**एंटीमोनियम टारटेरिकम**-30 दिन में दो बार।
- प्रेम में निराशा से होनेवाली मानसिक परेशानी—**हायोसिएमस**-200 साप्ताहिक खुराक।
- प्रेम में विफलता से उत्पन्न मानसिक कष्ट—**लैकेसिस**-30 दिन में तीन बार।
- भय, क्रोध, शर्म, प्रसन्नता आदि भावनाओं से उत्पन्न उद्विग्नता—**ओपियम**-200 रोजाना एक खुराक।
- यौन अतिशयता, जो दिमाग और दिल में भ्रम उत्पन्न करती है, हृदय की तेज गति का कारण होती है—**लिलियम टाइग्रिनम**-200 की सप्ताह में एक खुराक।
- आकस्मिक खुशी—**ओपियम**-30 दिन में तीन बार।
- मौत का भय—**एकोनाइट**-30, इसके बाद **आर्सेनिक एल्बम**-30, हर चार घंटे पर।
- पराजय की भावना के साथ चिंता, सावधानी, दुःख, भय, आघात (अकेले रहने पर अधिक)—**आर्सेनिक एल्बम**-30, दिन में दो बार।
- मेरु रज्जु (स्पाइनल कॉर्ड) या तंत्रिकाओं से संबंधित रोग—**एंब्रा ग्रीसिया**-30 दिन में दो बार (इसे शाम को न दें)।
- अत्यधिक मानसिक कार्य के कारण थकान—**बोरिक एसिड**-6 दिन में तीन बार।
- दुःख, प्रेम में निराशा, दुःखद समाचार, गृहासक्ति—**इग्निशिया आमेर**-6 दिन में तीन बार।
- आकस्मिक उद्वेग या लॉटरी लगने जैसे खुशनुमा आश्चर्य के दुष्परिणाम—

कॉफीया क्रूडा-200 की एक खुराक रोजाना।

- निरंतर भय और पसीने से उत्पन्न बीमारियाँ—**एकोनाइट**-30 दिन में दो बार।
- सिर और चेहरे की ओर रक्त का तेज प्रवाह—**बेलाडोना**-6 दिन में तीन बार।
- ऐसा प्रतीत होना कि मस्तिष्क ढीला है और हिल रहा है—**सल्फ्यूरिक एसिड**-200 दो सप्ताह में एक बार।
- माथे में गोला-सा महसूस होना। यह सिर को हिलाने के बाद भी महसूस होता रहता है—**स्टेफाइसेग्रिया**-30 दिन में तीन बार।
- न्यूरोसिस तथा मेलनकोलिया (अवसाद) के कारण चिंता—**एंब्रा ग्रीसिया**-30 दिन में दो बार।
- किसी भी कारण से चिंता—**प्लंबम मेटेलिकम**-30 या **प्लेटिना**-30 दिन में दो बार।
- दिमागी थकान, पश्च कपाल (ऑक्सीपुट) के ठंडेपन के साथ—**फॉस्फोरस**-200 दो सप्ताह में एक बार।
- दिमागी थकान, सिर के पिछले भाग में दर्द, माथा ठंडा, मस्तिष्क का आधार गरम—**जिंक मेटेलिकम**-30 दिन में दो बार।
- दिमाग की परेशानी, दबा हुआ मूत्र, तलछट के साथ लाल या काला—**हेलेबोरस नाइग्रा**-6 दिन में दो बार।
- अवसाद, मित्र या प्रेमी के खोने के कारण, संपत्ति अथवा पद में ह्रास के कारण, अपूर्ण सहवास या अति सहवास के कारण, सफेद बाल, चिंतित चेहरा—**फॉस्फोरिक एसिड**-6 दिन में दो बार।
- विक्षिप्तता, गहन असहाय-बोध के साथ चुपचाप तथा उत्साहविहीन बैठना—**पिकरिक एसिड**-6 दिन में चार बार।
- भूलने की आदत, यह भूल जाना कि क्या कहना था, दिमाग में दूसरे विचार या विचारों के जमघट के कारण कोई भी विचार या घटना याद करने में असमर्थता; समय तथा स्थान का भ्रम—**केनाबिस इंडिका**-30 दिन में तीन बार लें।
- पागलपन, अधिक पढ़ने के कारण—**स्ट्रामोनियम**-200 की एक खुराक लें।
- चक्कर आने के साथ मानसिक विक्षिप्तता, बिस्तर से उठते समय विषाक्तता महसूस करना—**कोकुलस इंडिकस**-30 हर छह घंटे पर।
- मानसिक अव्यवस्था, अवसाद के कारण—**काली फॉस्फोरिकम**-200 की एक खुराक प्रतिदिन।
- मानसिक जड़ता, इसके कारण यह बताने में असमर्थ कि वह क्या कहना

चाहता है, क्योंकि वह उन शब्दों को याद नहीं कर पाता, जो बोलना चाहता है—**प्लंबम मेटलिकम**-30 दिन में तीन बार।

- मानसिक रोग, सिर में चोट लगने, आघात लगने, गिरने से—**नेट्रम सल्फ**-30 दिन में दो बार।
- मानसिक तनाव, कमजोरी उत्पन्न होना—**आर्सेनिक एल्बम**-30 दिन में दो बार।
- मानसिक थकान, जिसके कारण मानसिक कार्य करने में परेशानी—**नेट्रम कार्बोनिकम**-30 दिन में दो बार।
- मानसिक थकान—**नेट्रम कार्बोनिकम**-30, **आर्जेंटम नाइट्रिकम**-30 दोनों में से एक या दोनों दिन में तीन बार।
- सम्मान को ठेस लगने से या प्रेम में निराशा से मानसिक समस्या—**विराट्रम एल्बम**-200 दिन में तीन बार।
- मानसिक कमजोरी, अधिक यौन-सक्रियता के कारण। कुछ भी करने की इच्छा नहीं—**फॉस्फोरस**-30 की दो-चार खुराकें।

□

मुँह के रोग

- नथनों और मुँह के कोनों में दर्द, उनका फटना और पपड़ीदार होना—**एंटिम. क्रूड.**-30 दिन में दो बार लें।
- मसूड़ों के किनारे स्पष्ट नीली रेखाएँ—**प्लंबम मेटेलिकम**-30 दिन में दो बार।
- जरूरी द्रवों की कमी के कारण उत्पन्न रोग—**फॉस्फोरस**-30 दिन में तीन बार लें।
- मुँह की शुष्कता, जीभ की शुष्कता का एहसास सा होता है, परंतु असली नहीं, प्यास न लगना—**नक्स मॉस्केटा**-30 की रोजाना एक खुराक।
- मुँह की दुर्गंध—**पोडोफाइलम**-30 पंद्रह दिनों तक दिन में तीन बार।
- क्षतिग्रस्त मसूड़े, कृत्रिम दाँतों का प्रयोग करने के कारण—**आर्निका**-200 की तीन खुराकें और यदि इससे राहत न मिले तो **हाइपेरिकम**-200 की एक खुराक तथा आवश्यकता पड़ने पर दुहराएँ।
- मसूड़ों से खून निकलना—**मरक्यूरियस सॉलिबिलस**-6 तथा **फेरम फॉस-12एक्स** हर तीन घंटे पर बारी-बारी से लें।
- मसूड़ों से खून निकलना, नीलाभ जीभ तथा स्पंजी मसूड़े—**कार्बो वेजीटेबिलिस**-200 की हर तीन घंटे पर एक खुराक।
- मसूड़ों में फोड़े, दाँत में दर्द के साथ—**बेलाडोना**-30 तथा **मरक्यूरियस सॉलिबिलस**-30 दोनों को तीन घंटे के अंतराल पर बारी-बारी से लें।
- मसूड़ों में सूजन, खून आना, दाँतों में दर्द, मवाद पड़ना, मुँह से दुर्गंध आना, मसूड़ों के ढीलेपन के कारण दाँतों का कमजोर पड़ना, मसूड़ों पर नीलाभ-लाल धारियाँ—**मरक्यूरियस सॉलिबिलस**-30 दिन में तीन बार।
- सूजे हुए तथा स्पंजी मसूड़े, खून निकलना, बैंगनी हो जाना—**लैकेसिस**-200 की एक खुराक।

- मसूड़ों में सूजन, फोड़ा, स्पंजी—**नाइट्रिक एसिड**-30 की कुछ खुराकें।
- होंठों का फटना, किसी भी कारण से—**एंटीमोनियम क्रूडम**-30 या **नाइट्रिक एसिड**-30 की एक खुराक प्रतिदिन।
- होंठ, नाक और कपोल में छिद्र, ठंडा, लाल और रक्तिम लगता है, दर्द के बावजूद रोगी उन्हें छेड़ता रहता है—**ऑरम ट्राइफिलिम**-30 की एक खुराक प्रतिदिन।
- मुँह का घातक रोग, गहरे घावों से भरा, दुर्गंधयुक्त साँस और अधिक कमजोरी—**मुरिएटिक एसिड**-30 हर छह घंटे पर।
- मुँह से दुर्गंध—**पोडोफाइलम**-30 दिन में तीन बार, पंद्रह दिनों तक।
- मुँह का अल्सर बार-बार उभरना—**सल्फ्यूरिक एसिड**-30 दिन में तीन बार।
- मुँह का अल्सर, लार में वृद्धि के साथ—**मरक्यूरियस सॉलिबिलस**-200 दो खुराक रोजाना।
- मुँह का अल्सर, धूसर मेंब्रेन—**मरक्यूरियस सिएनेटस**-30 की एक खुराक, लक्षण बरकरार रहें तो खुराक को दुहराएँ।
- मुँह के कोने फट जाते हैं। उनमें घाव और खुजली, उदासीनता, अत्यधिक लार के साथ मुँह की सूजन—**नाइट्रिक एसिड**-30 की कुछ खुराक।
- मुँह में दर्द, नमकीन या खट्टा भोजन करने से बढ़ता है—**बोरेक्स**-6 दिन में तीन बार।
- जीभ पर लाल किनारोंवाली पीली परत—**चिलीडोनियम**-30 दिन में तीन बार।
- जीभ पर लाल त्रिकोण—**रस. टॉक्स.**-30 दिन में तीन बार।
- जीभ पर मटमैली सफेद परत—**काली म्यूरिएटिकम**-30 दिन में दो बार।
- जीभ पर पतली पीली परत—**काली सल्फ**-200 एक खुराक प्रतिदिन।
- गायकों या वक्ताओं के स्वर के आरोह में परिवर्तन—**आर्गेंटम मेटेलिकम**-30 दिन में दो बार।
- मुँह, मसूड़ों या कपोल के पूरे छिद्र की संवेदनशून्यता, दर्दयुक्त फोड़े, दुर्गंधयुक्त साँस—**मरक्यूरियस सॉलिबिलस**-30 दिन में दो बार।
- बच्चों के दुग्धपान से संवेदनशून्यता, सफेद सा घाव—**मरक्यूरियस सॉलिबिलस**-30 दिन में दो बार।
- संवेदनशून्यता में मुँह को पानी या किसी अन्य द्रव से गीला रखने पर आराम—**ब्रायोनिया**-30 दिन में दो बार।
- जीभ, मुँह, कपोलों के अंदर की ओर अत्यंत गरमी तथा मुँह की शुष्कता के

साथ संवेदनशून्यता—**बोरेक्स**-6 दिन में दो बार।

- संवेदनशून्यता, मुँह में सफेद फोड़े—**काली मुरिएटिकम**-30 दिन में तीन बार।
- ठंड लगने, सर्दी या ठंड में लगातार बोलने या काम करने से आवाज बैठना—**एरम ट्राइफाइलम**-30 दिन में तीन बार लें।
- ठंड लगने से कंठावरोध—**स्पॉन्जिया टोस्टा**-30 दिन में तीन बार।
- गला बैठने में अन्य उपचार विफल हो जाने पर—**साइना**-30 दिन में तीन बार।
- गाने में स्वरावरोध, शाम में स्थिति अधिक बदतर—**फॉस्फोरस-30** एक खुराक लें।
- आवाज बैठना, सुबह के समय अधिक परेशानी—**कॉस्टिकम**-6, दिन में तीन बार।
- दाँत निकालने/उखाड़ने के बाद रक्तस्राव होना—**आर्निका-1एम या फॉस्फोरस**-30 दिन में दो बार।
- घातक डिप्थीरिया (कंठ रोग), नाक या मुँह से रक्तस्राव—**क्रोटेलस हॉरीडस**-30 दिन में दो बार।
- डिप्थीरिया, दाएँ भाग में, दाईं से बाईं ओर जाता है, सोने के बाद तथा शीतल पेय पदार्थों के सेवन के बाद हालत बदतर—**लाइकोपोडियम**-30 दिन में तीन बार लें।
- डिप्थीरिया (कंठशोथ संबंधी)—**एसिटिक एसिड**-6 दिन में दो बार।
- डिप्थीरिया, नाक बंद होने के कारण बच्चा सो नहीं पाता—**अमोनियम कार्बोनेट**-6, दिन में दो बार।
- डिप्थीरिया, तेज विकास, अत्यंत थकान, शरीर में टूटन, केवल तरल पदार्थ निगल सकते हैं, दुर्गंधयुक्त स्राव—**बिप्टीसिया टिंक्टोरिया**-200 दिन में एक बार।
- डिप्थीरिया, बाईं से दाईं ओर जाता है, गरम पेय पदार्थों को पीने पर अधिक बुरी स्थिति, देखने में गहरा बैंगनी लगता है, नींद के बाद हालत बदतर, गले के आस-पास तंग कपड़े सहन नहीं कर सकते—**लैकेसिस**-200 की एक खुराक रोजाना।
- डिप्थीरिया, गैंगरीन संबंधी, निगलने में अत्यंत परेशानी, साँस में दुर्गंध—**मरक्यूरियस सिएनेटस**-30, एक या दो खुराक पर्याप्त हैं (घातक प्रकार के

डिप्थीरिया के लिए बेहतरीन दवा)।

- डिप्थीरिया, दाईं ओर का, गहरा लाल, साँस में दुर्गंध, गाँठ का एहसास, गरम पेय से बदतर—**मरक्यूरियस आयोडेटम फ्लेवस**-6 दिन में तीन बार।
- डिप्थीरिया, गले से रस्सीनुमा रेशेदार स्राव, जो कंठ तक जाता है—**काली बाइक्रोमियम**-30 दिन में तीन बार।
- डिप्थीरिया, डिप्थीरिया के कारण जमा पदार्थ चमकीला दिखता है, लक्षण बदलते रहते हैं, रोगी की याददाश्त कमजोर हो जाती है, भुलक्कड़पन, बेचैनी तथा चिड़चिड़ापन—**लैक केनिनम**-200 की एक खुराक रोजाना।
- डिप्थीरिया, शरीर दुखना, उच्च तापमान, नाड़ी-गति तेज, गरमी से आराम—**पायरोजेन**-200 दिन में दो बार।
- डिप्थीरिया, गहरे रंग के जमा पदार्थों के साथ, साँस में दुर्गंध—**टेरेंटुला क्यूबेंसिस**-30 दिन में तीन बार।
- डिप्थीरिया, नाक से रक्तस्राव, अत्यंत थकान, कमजोरी के कारण खड़े होने में परेशानी, रोग के आरंभ में सन्निपात—**मरक्यूरियस सिनेटस**-30 दिन में दो बार।
- डिप्थीरिया, अत्यंत थकान, मुँह से दुर्गंध, निगलने में काफी कठिनाई—**साइनिनम आर्सेनिकम**-3 दिन में तीन बार।
- डिप्थीरिया, ठंड, नील रोग, पसीना, कंपन, रक्तस्राव की प्रवृत्ति, भूरी या काली जीभ के लक्षणों के साथ—**मरक्यूरियस सिनेटस**-30, दिन में दो बार।
- डिप्थीरिया, दाईं ओर बदतर, दाईं ओर पीड़ा, जो कान तक फैलती है, गले में तेज दर्द, उच्च ज्वर, निगलने पर पीड़ा—**टेरेंटुला हिस्पेनिया**-6 दिन में चार बार।
- डिप्थीरिया संबंधी पक्षाघात, गले का पक्षाघात, सेप्टिक की अवस्था के बाद निचले अंगों का पक्षाघात—**कोकुलस इंडिकस**-200 की एक खुराक प्रतिदिन।
- डिप्थीरिया, गले में जलन तथा शुष्कता, निगलने में कठिनाई, गले में गाँठों का एहसास तथा उसे निगलने की इच्छा, टॉन्सिल, गले की घंटी तथा गले का पृष्ठभाग राख के रंग के श्लेष्मा से आच्छादित होता है, दर्द गले से कानों तक जाता है—**फाइटोलाका**-200 दिन में दो बार।
- डिप्थीरिया, कंठ तथा नाक में दर्द—**मरक्यूरियस सिनेटस**-200 सप्ताह में एक खुराक।
- डिप्थीरिया, दाईं ओर का, दाईं से बाईं ओर जाता है, सोने तथा शीतल पेय

पदार्थ के बाद अधिक बुरी स्थिति—**लाइकोपोडियम-30** की एक खुराक रोजाना।

- डिफ्थीरिया, दुर्गंधयुक्त साँस के साथ, तरल पदार्थ निगलने में कुछ दर्द—**कार्बोलिक एसिड-30**, दिन में तीन बार।
- डिफ्थीरिया, गले की सूजन, मेंब्रेन का निर्माण दाईं ओर से शुरू होता है, साँस में दुर्गंध तथा मोटी जीभ, जिस पर दाँतों की छाप होती है, जीभ के नीचे मोटी पीली परत—**मरक्यूरियस प्रोटो. आयोडाइड-200** की एक खुराक रोजाना लक्षण बरकरार रहने तक, परंतु जल्दी-जल्दी नहीं दुहराया जाना चाहिए।
- कुछ पीने में कठिनाई, घूँट-घूँटकर पीना संभव—**काली नाइट्रिकम-6** दिन में तीन बार।
- गले की शुष्कता, कंठ, श्वासनली—**स्पॉन्जिया टोस्टा-30** दिन में दो बार।
- गले तथा शरीर की शुष्कता, इसके बावजूद प्यास न लगना—**नक्स वोमिका-200** की एक खुराक प्रतिदिन।
- चेहरे का गरम तथा लाल होना, हाथ-पैर ठंडे, गालों की लालिमा, चेहरे की ओर रक्त-संचार—**स्ट्रामोनियम-6** दिन में तीन बार।
- चेहरे पर तंत्रिका-शूल या दाँत दर्द, खाने या जबड़ों की क्रिया से दर्द तेज होना, गरमी से आराम—**मेजीरियम-200** की कुछ खुराक।
- चेहरे का पक्षाघात, खासकर ठंडी हवा में निकलने के कारण दाईं ओर का—**कॉस्टिकम-200** की एक साप्ताहिक खुराक।
- घेंघा—यदि **आयोडियम-30** से राहत न मिले तो **ब्रोमियम-30** दिन में दो बार लें।
- घेंघा—**आयोडियम-1एम** पूर्णिमा के अगले दिन एक मासिक खुराक।
- घेंघा, तेज नाड़ी, तेज सिरदर्द, चेहरे तक रक्त का तेज संचार—**ग्लोनोइन-30** हर छह घंटे पर।
- घेंघा, हृदय का धड़कना साफ दिखाई पड़ता है—**स्पाइजेलिया-30** दिन में तीन बार।
- घेंघा, थॉयराइड की अति सक्रियता, आँखें बाहर की तरफ निकली हुईं, हृदय का धड़कना, मेहनत करने पर साँस लेने में परेशानी, बेचैनी, गरम कमरे में स्थिति अधिक बदतर, रात में दम घुटने का एहसास—**स्पॉन्जिया टोस्टा-6** दिन में तीन बार लें।
- घेंघा, संकुचन का एहसास, अच्छी भूख लगने तथा अच्छी तरह खाने के

बावजूद वजन कम होना, गरमी से काँपना और ठंडे कमरे में बेहतर महसूस करना—**आयोडियम**-30 हर छह घंटे पर।

- वाहिनी-प्रेरक अवरोधों, लाल गाल, हथेलियों तथा तलवों में जलन, नाक तथा गले में शुष्कता और जलन, तिक्त स्राव आदि से संबंधित रोग—**सैंग्युनेरिया कैन**-30 दिन में तीन बार।
- पैरों के दबे पसीने के कारण हुए रोग—**साइलेशिया**-200 दो सप्ताह में एक खुराक।
- अपमान या कष्टकर बातों के कारण परेशानी—**स्टेफाइसेग्रिया**-30 दिन में तीन बार।
- पेशियों की कमजोरी, जैसे जीभ का लकवा, गुदा तथा मूत्राशय के कष्ट, गुदा या गुप्तांगों में घाव, हृदय की धड़कन तेज होना आदि—**मुरिएटिक एसिड**-30 दिन में तीन बार।

हिचकी

- हिचकी, खाने के बाद या तंबाकू की गंध से—**इग्निशिया**-30 एक माह तक दिन में तीन बार।
- हिचकी, अत्यधिक और पीड़ादायक, भोजननली में सिकुड़न के साथ—**विराट्रम विरडिस**-6 दिन में चार बार।
- हिचकी, गर्भावस्था के दौरान—**साइक्लामेन यूरोपियम**-6 हर छह घंटे पर।
- हिचकी—**नक्स वोमिका**-6 दिन में तीन बार।

दाँत

- दाँत में तेज दर्द—**प्लांटेगो-क्यू** बाहरी इस्तेमाल के लिए और **प्लांटेगो**-30 दिन में चार बार लें।
- दाँतदर्द, असहनीय, अधिक वेदना—**एकोनाइट**-6 दिन में दो बार।
- दाँतों में पायरिया—**सिस्टस केनाडेंसिस**-30 रोजाना सुबह एक खुराक।
- पुराना पायरिया—**मरक्यूरियस सॉलिबिलस**-30 की एक खुराक रोजाना और दो सप्ताह के बाद **मरक्यूरियस सॉलिबिलस**-200 सप्ताह में दो बार, **कैलेंडुला-क्यू** की पंद्रह-बीस बूँदें पानी में डालकर सुबह-शाम मुँह साफ करें।
- पायरिया, मसूड़ों में सूजन और उनसे रक्तस्राव—**आर्निका**-30 दिन में तीन बार।

- पायरिया, मुँह से दुर्गंध और दाँत से गंदे रक्त का स्राव—**क्रेयोसोटम**-30 की केवल एक खुराक, आवश्यकता पड़ने पर दुहराएँ।
- पायरिया, दाँत के हिलने के साथ—**थुजा**-30 दिन में तीन बार।
- स्कर्वी, स्पंजी मसूड़े, होंठों में दर्द, जो कोनों पर फट जाते हैं, ढीले दाँत—**अमोनियम कार्बोनेट**-30 दिन में तीन बार।
- कड़वा स्वाद, हठी कब्ज के साथ—**काली मुरिएटिकम**-30 दिन में तीन बार।
- गंदे दाँत, पीली परत—**फ्रेजेरिया**-30 दिन में तीन बार।
- दाँतों का पहले पीला और फिर काला पड़ जाना, इसके बाद उनका झड़ जाना—**क्रेयोसोटम**-30 की एक खुराक प्रतिदिन।
- दाँतों का सड़ना और उनसे दुर्गंध आना—**काली फॉस**-200 की एक खुराक।
- दाँत की जड़ सड़ जाना। पहले दाँत का इनेमल सख्त हो जाता है और फिर उखड़ जाता है—**मेजेरियम**-30 की एक खुराक रोजाना।
- दाँतों का काला पड़ना या उनपर काली धारियाँ, दाँत टूटते हैं और टुकड़े हो जाते हैं—**स्टेफाइसेग्रिया**-30 दिन में दो बार।
- दाँत निकलने के दौरान ऐंठन, अचानक दौरा पड़ता है, उच्च ज्वर, सिर गरम और ठंडे पैर—**बेलाडोना**-30 दिन में तीन बार।
- दाँत निकलवाने के बाद रक्तस्राव—**ट्रिलियम पेंडुलम**-6 दिन में तीन बार।
- तेज दाँतदर्द, दर्द चेहरे से शुरू होकर कान तक जाता है—**मरक्यूरियस सॉलिबिलस**-30 दिन में दो बार।
- रात में दाँतदर्द, ठंडी चीजें खाने-पीने से स्थिति बदतर, गरमी और दबाव से राहत—**मैग्नीशिया फॉस**-200 की एक खुराक रोजाना।
- रुक-रुककर होनेवाला दाँतदर्द, मुँह में बर्फ रखने से राहत, लेकिन जब बर्फ पानी में बदल जाता है तो दर्द फिर लौट आता है—**कॉफीया क्रूडा**-30, दिन में दो बार।
- दाँत निकालने के बाद दाँतदर्द, रक्तस्राव, साथ ही यदि कृत्रिम दाँत जबड़े को चोट पहुँचाए—**आर्निका मोंटाना**-30 चार घंटे के अंतराल पर।
- दाँतदर्द, मुँह में कुछ काटने और चबाने से बढ़ता है—**स्टेफाइसेग्रिया**-30 चार घंटे के अंतराल पर।
- दाँतदर्द, ठंडे पानी से बढ़ता है—**साइलेशिया**-30 हर तीन घंटे पर।
- दाँतदर्द, हमेशा चाय पीने के बाद—**थुजा**-30 दिन में दो बार।
- दाँतदर्द, दबाने और ठंडा पानी पीने से राहत—**ब्रायोनिया**-30 दिन में दो बार।

- दाँतदर्द, ठंडे पानी, ठंडी हवा से राहत—**नेट्रम सल्फ-30** दिन में तीन बार।
- दाँतदर्द, बर्फीला ठंडा पानी पीने से राहत—**फेरम मेटलिकम-30** दिन में दो बार लें।
- दाँतदर्द, खाने के दौरान राहत—**इग्नेशिया-30** दिन में तीन बार।
- दाँतदर्द, मुँह, दाँत तथा मसूड़ों में ठंडक का एहसास, अत्यधिक लार—**कोकीनेला-30** की एक खुराक प्रतिदिन।
- दाँतदर्द, दंतक्षय के कारण, रात में स्थिति खराब, मुँह में हवा घुसने से राहत, हलके से स्पर्श से भी दर्द—**मेजेरियम-30** हर छह घंटे पर।
- दाँतदर्द, नर्व एक्सपोजर के कारण, प्रभावित अंग की ओर से लेटने और चुप रहने से राहत—**हाइपेरिकम परफोरेटम-3** हर छह घंटे पर।
- दाँतदर्द, मासिक-धर्म के दौरान, मुँह में हवा जाने या ठंडे पेय पदार्थ पीने से स्थिति बदतर—**स्टेफाइसेग्रिया-30** दिन में तीन बार।
- दाँतदर्द, गर्भावस्था के दौरान या अकलदाढ़ निकलने से, रात में स्थिति खराब—**मैग्नीशिया कार्बोनिकम-6** की एक खुराक रोजाना।
- दाँतदर्द, खासकर अधिक कॉफी पीनेवाले लोगों में, सड़े दाँत में असहनीय दर्द, मासिक-धर्म से पहले बढ़ जाता है—**कॉफीया-30** हर दो घंटे के अंतराल पर।
- दाँतदर्द, मौसम या तापमान में परिवर्तन से—**अमोनियम कार्ब-6** दिन में दो बार।
- दाँतदर्द, ठंडा पानी पीने से—**मैग्नीशिया फॉस-200** की एक खुराक प्रतिदिन।
- दाँतदर्द, तंबाकू चबाने और धूमपान से, ठंडी हवा लगने या पानी पीने से स्थिति बदतर, खाने और लेटने से राहत—**स्पाइजेलिया-30** दिन में तीन बार।
- दाँतदर्द, दाँत से आवाज गुजरने से, ठंडे पानी के प्रति संवेदनशील दाँत—**थेरिडियान-3एक्स** पानी में एक बूँद मिलाकर रोजाना।
- दाँतदर्द, किसी गरम चीज का सेवन करने से, गरम कमरे में प्रवेश करने से या मासिक-धर्म अथवा गर्भावस्था के दौरान—**केमोमिला-200** की एक खुराक रोजाना।
- दाँतदर्द, सड़े दाँत में, रात में स्थिति बदतर, राहत के लिए उठकर टहलना जरूरी (इस प्रकार का दाँतदर्द अधिकांशतः गर्भवती महिलाओं में पाया जाता है)—**मैग्नीशिया मुरिएटिकम-200** की एक खुराक प्रतिदिन।
- दाँतदर्द, बाएँ निचले दो सिरोंवाले दाँत में, रात में और ठंडा पानी पीने से स्थिति बदतर—**मरक्यूरियस आयोडेटस रूबर-30** हर छह घंटे पर।

- दाँतदर्द, चुभनवाला दर्द, चेहरे या कान तक जाता है, प्रचुर लार और स्पंजी मसूड़े—**मरक्यूरियस वाइवस** और **मरक्यूरियस सॉलिबिलस**-30 दिन में तीन बार।
- दाँतदर्द—**प्लांटेगो मेजर** एक विशिष्ट उपचार है। इसे आंतरिक और बाह्य—दोनों रूपों में इस्तेमाल करना चाहिए। **प्लांटेगो-क्यू** बाहर से और खाने के लिए **प्लांटेगो**-30 दिन में तीन बार।
- दाँतदर्द, खाने के दौरान, किसी गरम या ठंडी चीज से दाँत का स्पर्श होने से स्थिति अधिक बदतर—**काली कार्बोनेट**-30 सप्ताह में एक खुराक।
- दाँतदर्द, गरम चीजों और गरम कमरे से स्थिति बदतर, मुँह में ठंडा पानी रखने से राहत, गर्भावस्था के दौरान दाँतदर्द—**पल्सेटिला**-30 दिन में दो बार।

जीभ

- जीभ के शुष्क होने के बावजूद पानी पीने की इच्छा नहीं—**पल्सेटिला**-30 दिन में दो बार।
- नम जीभ, इसके बावजूद पानी पीने की इच्छा—**मरक्यूरियस सॉलिबिलस**-30 दिन में दो बार।
- जीभ में जलन और जड़ता—**काली आर्सेनिकम**-30 हर छह घंटे पर।
- जीभ पर सफेद परत, जो परतों में उतरती है और गहरे लाल नाजुक धब्बे पड़ जाते हैं—**टेरेक्सेकम**-30 दिन में तीन बार।
- ठंडी, शिथिल और काँपती जीभ—**कैंफर**-6 दिन में तीन बार।
- जीभ पर मोटी सफेद परत—**एंटीमोनियम क्रूडम**-200 की एक खुराक रोजाना।
- जीभ गंदी, हरी, मटमैली या भूरी परत—**नेट्रम सल्फ**-30 दिन में तीन बार।
- बड़ी, शिथिल जीभ, साफ, लाल, फटी हुई, बोलने में परेशानी—**पायरोजेन**-200 एक खुराक।
- जीभ का काँपना, उसे बहुत कठिनाई से बाहर निकाल पाना, जीभ अत्यंत शुष्क और निचले दाँतों के नीचे दबी हुई—**लैकेसिस**-200 की एक खुराक।
- शरीर का काँपना, स्नायविक उत्तेजना से—**स्टेफाइसेग्रिया**-30 दिन में तीन बार।

गला और आवाज

- सोते समय गले में साँस अटकने का एहसास—**वेलिरियाना-3एक्स** दिन में तीन बार।

- पूरी तरह आवाज चले जाना, गरम वातावरण में ठंडा पानी पीने के कारण—**क्रोटन टिग्लियम**-30 हर छह घंटे पर या **ऑरम ट्राइफिलिम**-30 दिन में तीन बार लें।
- आवाज का फटना और ध्वनि लोप, ठंड के आघात से—**इपेकाकुआन्हा**-30 दिन में तीन बार।
- गले में रूखापन, लेरिंक्स में जलन और सूजन—**अमोनियम कॉस्टिकम**-30 दिन में तीन बार।
- गायकों की आवाज का फटना, गाना शुरू करते उभर जाता है, लंबे समय तक गाना गाने के बाद—**सेलेनियम**-30 दिन में तीन बार।
- आवाज का फटना, बात करने, गाने या जोर से पढ़ने पर अधिक कष्ट—**आर्जेंटम मेटलिकम**-30 दिन में तीन बार।
- आवाज का फटना, वायु के विपरीत चलने पर—**नक्स मास्केटा**-30 की एक खुराक रोजाना।
- आवाज का फटना, सुबह सीने में दर्द, खाँसी के दौरान सीना जकड़ जाना—**यूपेटोरियम परफोलेटम**-30 दिन में दो बार।
- आवाज का फटना, ठंडे, नम मौसम में आवाज का लोप, खँखारना, निरंतर जमा बलगम को गले से साफ करने का प्रयास करना, गले में दर्द और सख्ती, लेरिंजाइटिस—**मैंगेनम**-6 हर चार घंटे पर।
- आवाज का फटना, गाना शुरू करने पर जो थोड़े समय के लिए गाने पर समाप्त हो जाता है—**रस टॉक्स**-30 दिन में तीन बार।
- आवाज चले जाना, निरंतर बात करने के कारण—**ऑरम ट्राइफिलिम**-30 हर छह घंटे पर।
- आवाज का ह्रास, कंठ की मांसपेशियाँ निष्क्रिय होने के कारण, जोर से नहीं बोल सकते, सुबह स्थिति अधिक बदतर, अचानक आवाज चले जाना—**कॉस्टिकम**-200 सप्ताह में एक खुराक।
- सख्त गरदन और कंधों में दर्द, ठंडे, नम मौसम में बदतर—**गुएकम**-6 हर छह घंटे पर।
- सख्त गरदन, सिर एक ओर झुका हुआ, गरदन की ऐंठन—**लैकनेंथस**-6 सप्ताह में दो बार।
- गरदन में विशेषत: दाईं ओर सख्ती, ग्रंथियों की सूजन के साथ—**फाइटोलाका**-30 दिन में तीन बार।

- धार्मिक वक्ताओं, अभिनेताओं और गायकों के गले में दर्द, लगातार बोलने से बदतर, रूखी आवाज, अनियंत्रणीय और परिवर्तनशील—**एरम ट्राइफिलिम**-30 दिन में दो बार।
- दुखता गला—**बेलाडोना**-6 या 30 दिन में दो बार।
- दुखता गला—**फाइटोलाका क्यू** और **सिमिसीफुगा क्यू** को बराबर मात्रा में मिलाएँ और दो घंटे के अंतराल पर पाँच बूँदें दें।
- गले में दर्द, प्रवक्ताओं, वकीलों में—**ड्रोसेरा**-12 एक खुराक प्रतिदिन।
- गले में दर्द, फेरिंक्स और टॉन्सिलों का गहरे बैंगनी रंग का होना, निगलने में परेशानी—**फाइटोलाका**-30 दिन में तीन बार।
- निगलने में कठिनाई, तरल पदार्थ के अलावा कुछ भी निगलने में असमर्थता, गले में अवरोध महसूस होना, थोड़ा सा भी भोजन करने से दम घुटने का एहसास—**बेरिटा कार्बोनिका**-30 दिन में दो बार।
- ठोस पदार्थ को आसानी से निगल लेना, लेकिन तरल को निगलने में परेशानी—**इग्नेशिया**-30 दिन में तीन बार।
- गले की बीमारी, दर्द, खुरचन, रूखापन, गले में किरच का एहसास- **आर्जेंटम नाइट्रिकम**-30 की एक खुराक।
- गले की बीमारी, कंठ की बाईं ओर—**ब्रोमियम**-3 दिन में दो बार।
- गले की बीमारी, पैरों का पसीना दबने के बाद—**साइलेशिया**-30 दिन में तीन बार।
- गले का रोग, पैरों के नियंत्रित पसीने से विकसित होता है—**बेरिटा कार्बोनिका**-30 दिन में दो बार।
- गले में जलन, गरम पेय पदार्थ पीने से स्थिति बदतर—**फाइटोलाका**-30 दिन में तीन बार।
- गले का अवरोध, कुछ भी खाने का प्रयास करने पर तुरंत बाहर आ जाता है—**मरक्यूरियस कोरोसिवस**-30 दिन में तीन बार।
- गले का फटापन और ध्वनि-लोप, अधिक गरमी से—**ब्रोमियम**-30 दिन में दो बार।
- आवाज का फट जाना, आवाज पर जोर देने से—**फेरम पिकराटा-6एक्स** इसे **आर्निका**-30 के साथ बदलकर लें, हर चार घंटे पर।
- आवाज का फट जाना, मिठाई खाना अत्यंत पसंद—**आर्जेंटम नाइट्रिकम**-200 दिन में दो बार, एक सप्ताह तक, आकस्मिक रूखापन और आवाज का

लोप, सूखी खाँसी—**एकोनाइट**-30 तीन घंटे के अंतराल पर।

- आवाज का फट जाना, नजला के लक्षणों के साथ, खासकर ठंडे नम मौसम में—**फॉस्फोरस**-30 हर चार घंटे पर।
- आवाज का फट जाना, बिना दर्द के—**कार्बो वेजीटेबिलिस**-30 दिन में दो बार।
- आवाज का फट जाना, घंटों तक लगातार बोलने और उसके बाद ठंडे स्थान में जाने या ठंडी चीजें खाने से—**एरम ट्राइफिलम**-200 दिन में एक बार।
- गले में किरच महसूस होना—**एलुमिना**-200 की एक खुराक रोजाना या **नाइट्रिक एसिड**-200 की एक खुराक रोजाना या **हिपार सल्फ**-200 की एक खुराक रोजाना।
- गले में चिपचिपा बलगम, इसलिए उसे निकालना कठिन, बार-बार खाँसने की जरूरत—**सेनेगा**-30 हर छह घंटे पर।
- गले में दर्द—**अमोनिया मुरिएटिकम**-30 दिन में दो बार।
- गले में दर्द, निगलने में परेशानी—**वेरियोलिनम**-200 साप्ताहिक खुराक।
- गले में दर्द, सूखी ठंड, अधिक ज्वर और बेचैनी के कारण—**एकोनाइट**-6 दो घंटे के अंतराल पर।
- गले में दर्द—**फाइटोलाका**-200 की एक खुराक प्रतिदिन लें।
- गले में दर्द, मीठी चीजें खाने पर—**स्पॉन्जिया टोस्टा**-6 दिन में तीन बार।
- गले में दर्द, गठिया से संबंधित—**एस्टीया रेसीमोसा**-30 दिन में तीन बार।
- गले में दर्द, चुभन जैसा महसूस होना और गाँठ, जो एक से दूसरी ओर जाती है, स्पर्श से गरदन दुखती है, दर्द कानों तक फैलता है—**लैक कोनियम**-30 दिन में तीन बार।
- गले में दर्द, केवल तरल पदार्थ निगल सकते हैं, दर्दहीन टॉन्सिल, नरम तालु और पेरोटिड में सूजन—**बैप्टीसिया टिंक्टोरिया**-30 दिन में तीन बार।
- गले में दर्द, सार्वजनिक वक्ताओं में, अकसर गला साफ करने की जरूरत—**एलुमिना**-200 की एक खुराक रोजाना।
- गले में दर्द, गरम पेय पदार्थ पीने से दर्द में आराम, सबमैक्सीलरी ग्रंथियों का बढ़ जाना—**मरक्यूरियस आयोडेटस फ्लेवस**-30 हर तीन घंटे पर।
- गले में दर्द, किसी चीज को निगलने में कठिनाई, गले में किरच जैसा एहसास—**नाइट्रिक एसिड**-30 दिन में दो बार।
- गले में दर्द, संकुचन के साथ—**एपिस मेलियोनस**-30 दिन में तीन बार।

- गले में दर्द, खासकर गायकों, वक्ताओं, शिक्षकों में; गले में खिचखिच, आवाज का फट जाना—**वेथिया**-30 या **हेलोनिएस**-30 दोनों चार घंटे के अंतराल पर लें।
- गले में दर्द, गरम चीज निगलने में कठिनाई—**फाइटोलाका**-30 तीन घंटे के अंतराल पर।
- गले में दर्द, उपर्युक्त दवाओं से लाभ न हो तो **एरम ट्राइफिलम**-6 हर चार घंटे पर आजमाएँ।
- गले में सूजन, बाहर से छूने पर भी दर्द—**लैकेसिस**-30 आधे घंटे के अंतराल पर तीन खुराक।
- गले में जलन, गरम चीज खाने या पीने से राहत—**आर्सेनिक एल्बम**-30, दिन में दो बार।
- कुछ खाने से गला अवरुद्ध होना—**कोकुलस इंडिकस**-30 की एक खुराक रोजाना लें।
- गला दुखना, आवाज का फटना और शुष्कता, शुष्कता के कारण निरंतर खँखारना; लंबे समय के बाद कुछ कफ बाहर निकलता है। गरम भोजन तथा पेय पदार्थ से अस्थायी राहत, गले में किरच होने का एहसास—**एलुमिना**-200 की एक खुराक।
- गले में लगातार कफ होने के कारण जल्दी-जल्दी साफ करने की जरूरत, कफ के कारण ठीक से गा नहीं सकते—**सेलेनियम**-30 दिन में दो बार।
- सुबह के समय गले में रूखापन, लेकिन दर्द नहीं—**कैल्केरिया कार्ब**-30 दिन में दो बार।
- गले में बाईं ओर ग्रंथियों की सूजन—**मरक्यूरियस आयोडेटस रूबर**-6 दिन में तीन बार।
- स्पर्श या दबाव के प्रति संवेदनशील गला, ठोस पदार्थ के साथ लार या तरल पदार्थ को निगलना कठिन। गले का दर्द कानों तक जाता है, गरम पेय पदार्थ पीने और सोने के बाद स्थिति बदतर—**लैकेसिस**-200 की एक खुराक।
- गले में दर्द, गहरे बैंगनी रंग का, सूजन, दर्द, लेकिन निगलने के दौरान कोई दर्द नहीं, गले की घंटी का नीचे की ओर लटकना—**नेट्रम आर्सेनिकम**-30 दिन में तीन बार।
- टॉन्सिलाइटिस, जलन और चुभनयुक्त पीड़ा, अधिक दर्द, गले का संकुचन, टॉन्सिल में सूजन, गहरा लाल—**कैप्सिकम**-30 दिन में तीन बार।

- टॉन्सिलाइटिस (गलतुंडिका शोथ), कोई भी गरम चीज निगलने में कठिनाई—**फाइटोलाका-200** हर दो घंटे पर।
- टॉन्सिलाइटिस, (गलतुंडिका शोथ), गले की ग्रंथियों के सख्त होने के साथ पुरानी टॉन्सिलाइटिस—**बेरिटा आयोडेटम-6** दिन में तीन बार और **कैल्केरिया आयोडेटम-200** सप्ताह में एक बार। जिस दिन यह दिया जाए उस दिन **बेरिटा आयोडेटम** नहीं दिया जाना चाहिए।
- टॉन्सिलाइटिस (गलतुंडिका शोथ), गले की ग्रंथियाँ सुस्पष्ट। बाहरी गले पर तंग कपड़े सहन न होना—**लैकेसिस-30** हर चार घंटे पर।
- टॉन्सिलाइटिस (गलतुंडिका शोथ), बार-बार उभरना, परिवार में तपेदिक का इतिहास—**ट्यूबरकुलिनम-200** सप्ताह में एक खुराक।
- टॉन्सिलाइटिस (गलतुंडिका शोथ), पुराना, बड़ा और सख्त टॉन्सिल—**बेरिटा मुरिएटिकम-30** दिन में दो बार, चार दिनों तक, उसके बाद पाँचवें दिन **थुजा ओसी-200** और अगले चार दिनों तक **बेरिटा मुरिएटिकम-30**, फिर पहले की तरह पाँचवें दिन **थुजा-200** की एक खुराक। राहत मिलने तक यह क्रम जारी रखें।
- टॉन्सिलाइटिस (गलतुंडिका शोथ), उच्च तापमान के साथ—**बेलाडोना-30** हर दो घंटे पर।
- टॉन्सिलाइटिस, ठंडी हवा में निकलने के कारण—**रस टॉक्स-30** दिन में तीन बार।
- टॉन्सिलाइटिस, बच्चों में—**बेरिटा मुरिएटिकम-200** की एक खुराक रोजाना।
- टॉन्सिलाइटिस, मवादयुक्त, ठंडे पदार्थ का सेवन करने से बार-बार टॉन्सिलाइटिस का आक्रमण, लिंफ ग्रंथियों का बढ़ जाना—**बेरिटा कार्बोनिका-200** की एक खुराक रोजाना।
- टॉन्सिलाइटिस, ठंडी हवा में जाने से—**बेलाडोना-30** दिन में दो बार।
- टॉन्सिलाइटिस—**बेरिटा कार्बोनिका-30** की केवल दो खुराक और **बेसिलिनम-200** पंद्रह दिनों में एक बार।
- टॉन्सिलाइटिस, ठंड से, बाईं से दाईं ओर जाता है, गरम पेय पदार्थ पीने से राहत—**सेबाडिला-30** दिन में तीन बार।
- टॉन्सिलाइटिस, मवाद के साथ—**फाइटोलाका-क्यू** दो से चार बूँदें, दिन में दो बार।
- टॉन्सिलाइटिस, ठंड में निकलने से बार-बार आक्रमण—**सोरिनम-1एम**, सप्ताह में एक खुराक।

- टॉन्सिलाइटिस, गरम पेय पदार्थ पीने से राहत, गले में तीव्र जलन, बार-बार मवाद बनना—**गुएकम**-6 दिन में तीन बार।
- बढ़ा हुआ टॉन्सिल—**एग्राफिस नूटंस-क्यू** पानी में दो से पाँच बूँदें, दिन में दो बार।
- बढ़ा हुआ टॉन्सिल—**कैल्केरिया आयोडेटा-6एक्स** दिन में तीन बार।
- सख्त टॉन्सिल—**कैल्केरिया फ्लोरिकम**-6 दिन में तीन बार (जब बेरिटा कार्बोनिकम विफल हो जाए)।
- टॉन्सिल, मुँह में दुर्गंध के साथ—**मरक्यूरियस सॉलिबिलस**-30 दिन में दो बार।
- लाल सूजा हुआ टॉन्सिल, सफेद धब्बे, जो एकजुट होकर पैच बनाते हैं; दर्द कानों तक पहुँचता है; सिर, पीठ और पैरों में दर्द—**फाइटोलाका**-20 की एक खुराक प्रतिदिन।
- ध्वनि एकांतरण, गायकों और सार्वजनिक वक्ताओं का—**आर्जेंटम मेटलिकम**-30 दिन में दो बार।
- आवाज की भर्राहट, बोलने, गाने और जोर से पढ़ने से बदतर—**आर्जेंटम मेटलिकम**-30 दिन में दो बार।
- ध्वनि-लोप, खाँसी और गरम स्थान से ठंडे स्थान पर जाने के कारण—**फॉस्फोरस**-30 की एक खुराक।
- आवाज का लोप, गायकों में—**एलुमिना**-200 की एक खुराक प्रतिदिन लें।
- पूर्ण ध्वनि-लोप, गरम वातावरण में ठंडा पानी पीने से—**क्रोटन टिंग्लियम**-30 हर चार घंटे पर।
- अचानक आवाज चले जाना—**सेलेनियम**-30 दिन में तीन बार लें।
- गले के पक्षाघात से ध्वनि-लोप—**कॉस्टिकम**-200 की एक खुराक प्रतिदिन।
- ध्वनि-लोप या अनियंत्रणीय, गाने या उच्च सुर में बात करने का प्रयास करने पर आवाज का टूटना, गले में रूखापन—**ऑरम ट्राइफिलम**-30 की एक खुराक रोजाना।
- आवाजों को सहन न कर पाना—**थेरिडियान**-30 दिन में तीन बार।

□

विषजन्य रोग

- साँप के काटने पर—**थुजा ओसी-30** दिन में तीन बार।
- तेज विष, जैसे—सिफलिस, मर्करी और स्क्रोफुला जनित रोग—**नाइट्रिक एसिड-30** दो सप्ताह में एक बार।
- मधुमक्खी के दंश का विष दूर करने का इसका सामान्य लक्षण है पित्ती, नसों की सूजन—**कार्बोलिक एसिड-6** दिन में तीन बार।
- मॉरफीन का विष—**मदर टिंचर** में **इपेकाकुआन्हा**, पानी में दो से पाँच बूँदें।
- टिटनस, मांस में किरच घुस जाने से—**साइकुटा वाइरोसा-200** की एक खुराक रोजाना।
- टिटनस, विषहर—**लीडर पेलुस्टर-200** दिन में दो बार या **हाइपेरिकम-30** दिन में दो बार।
- विष का प्रभाव (यदि होम्योपैथिक दवाएँ बार-बार दी गई हैं)—**सीपिया आईएम** की एक खुराक सभी विषों का प्रभाव दूर करती है।
- कुत्ते का काटना—**लेकेसिस-200** दो सप्ताह में एक बार।
- पागल कुत्ते द्वारा काटना—**बेलाडोना-1एम** एक सप्ताह तक दिया जाए और फिर **बेलाडोना 1लाख** पंद्रह दिनों पर।
- चूहे के काटने पर—**लीडम पेलुस्टर-200** दो सप्ताह में एक बार।
- साँप का काटना—**गुएकम-30** दिन में दो बार।
- मधुमक्खी का काटना—काटे गए स्थान पर **आर्निका** मलहम लगाएँ।
- मधुमक्खी का काटना—**कार्बोलिक एसिड-30** की एक खुराक तथा **अर्टिका यूरेंस** बाहर से लगाएँ।
- मधुमक्खी, मच्छर, ततैया (चूहा, बिल्ली आदि) द्वारा काटने पर—**लीटम पेलुस्टर-30** दिन में दो बार।

- कीटों द्वारा काटने से जलन तथा सूजन—**कैंथरिस**-200 की एक खुराक रोजाना।
- कीड़ों द्वारा काटना, जिससे खुजली और तेज जलन होती है—**केलेडियम**-6 दिन में तीन बार।
- सीसा विषाक्तता—**प्लेटिना**-200 दो सप्ताह में एक बार।
- सीसा विषाक्तता, कब्ज, आँत के अवरोध या गुदा के पक्षाघात के कारण सख्त मल—**प्लंबम**-30 दिन में तीन बार।
- कीड़ों के काटने, तंबाकू या मशरूम खाने का विषैला या खुजलीकारक प्रभाव—**कैंफर**-6 दिन में तीन बार।
- रक्त विषाक्तता—**पायरोजेन**-6 या 30 या **स्टेफाइसेग्रिया**-30 हर चार घंटे के अंतराल पर।
- रक्त विषाक्तता—**एकीनेसिया-क्यू** दो से पाँच बूँदें, दिन में दो बार।
- साँप का काटना—**सिड्रॉन**-6, चार बार या **पनामा**-30 दिन में दो बार।
- साँप का काटना—**गुएको-3एक्स** हर छह घंटे पर।

□

यौन रोग

- अत्यधिक काम-उत्तेजना, यौन-अधिकता या अत्यधिक संयमजनित विकार—**कोनियम**-30 दिन में दो बार सुबह-शाम।
- अत्यधिक वीर्यस्राव से उत्पन्न रोग—**एग्नस कास्टस**-30 हर छह घंटे पर।
- यौन-अधिकता से जनित रोग—**थुजा**-30 दिन में तीन बार।
- गुप्तांगों के ढीलेपन की ओर हमेशा ध्यान रहना—**काली कार्बोनेट**-30 दिन में तीन बार या **फॉस्फोरस**-200 दो सप्ताह में एक बार।
- आतशक के प्रारंभिक घाव—**सल्फ्यूरिक एसिड**-200 सप्ताह में एक खुराक (यह उपचार पहले रोग बढ़ाता है, फिर ठीक करता है)।
- आतशक, घाव लाल, चपटा तथा अत्यंत संवेदनशील और कभी-कभी पीड़ायुक्त होता है—**कोरेलियम रुब्रम**-30 की एक खुराक रोज लें।
- पति तथा बच्चों से महिलाओं में विरक्ति—**सीपिया**-30 सप्ताह में एक खुराक।
- नजदीकी रिश्तेदारों से विरक्ति—**पिकरिक एसिड**-6 दिन में तीन बार।
- विपरीत सेक्स से विरक्ति, सहवास की कोई इच्छा नहीं, सहवास के बाद स्थिति अधिक बदतर—**सीपिया**-200 एक खुराक। जब भी लक्षण उत्पन्न हों तो खुराक को दुहराया जा सकता है।
- शुक्राणुहीनता, लिंग के ढीलेपन के कारण सहवास करने में असमर्थ, शीघ्रपतन, प्रोस्ट्रेट ग्रंथियाँ अधिक सक्रिय—**डेमियाना-क्यू** सुबह तथा शाम को आधे गिलास पानी में बीस बूँदें (यह वीर्य में शुक्राणुओं की संख्या बढ़ाता है)।
- योनि की शुष्कता के कारण सहवास में असमर्थता—**लाइकोपोडियम**-200 की सप्ताह में एक खुराक।
- सहवास के बाद रोगों का उभरना—**फ्लोरिक एसिड**-30 दिन में दो बार।

- योनि की अति संवेदनशीलता के कारण सहवास में परेशानी—**थुजा ओसी**-30 दिन में तीन बार।
- पुरुष व महिला दोनों में तीव्र यौनेच्छा, हर कार्य जल्दबाजी में करना—**टेरेंटुला हिस्पेनिया**-30 दिन में दो बार।
- नपुंसकता, सहवास का प्रयास करने पर उत्तेजना समाप्त हो जाती है—**आर्जेंटम नाइट्रिकम**-30 दिन में दो बार।
- नपुंसकता, यौनांगों की कमजोरी—**केलेडियम**-6 और **सेलेनियम**-30 दिन में दो बार।
- नपुंसकता और स्वप्नदोष, जब दिमाग कामुक विचारों को नियंत्रित करने में अक्षम होता है—**पिकरिक एसिड**-30 दिन में तीन बार।
- उत्तेजना नहीं होने के कारण नपुंसकता—**आर्जेंटम मेटलिकम**-200 दो सप्ताह में एक बार।
- नपुंसकता, उपचार के लिए **सल्फर**-200 की एक खुराक, इसके चार घंटे बाद **कैल्केरिया कार्बोनिका**-200 की एक खुराक। अगले दिन **लाइकोपोडियम-1एम** की एक खुराक। दो सप्ताह तक प्रतीक्षा करें और फिर ऊपर का क्रम दोहराएँ। यदि नपुंसकता हस्तमैथुन के कारण है तो **बेरिटा कार्बोनिका**-200 हर सप्ताह या **केलेडियम**-30 दिन में दो बार।
- नपुंसकता, हस्तमैथुन के कारण, सहवास का प्रयत्न करने पर लिंग का उत्थान नहीं होता, इस कारण यौनेच्छा और यौन-क्रिया का अभाव, धीमा और कमजोर उत्थान और शीघ्रपतन, सहवास के बाद कमजोरी महसूस होना—**सेलेनियम**-30 दिन में तीन बार।
- नपुंसकता, यौनशक्ति में कमी—**योहिमबिनम-क्यू** की दो से पाँच बूँदें, दिन में दो बार।
- नपुंसकता, अत्यधिक यौन-क्रिया या हस्तमैथुन के कारण—**स्टेफाइसेग्रिया**-30 दिन में तीन बार।
- नपुंसकता, लिंग में चोट लगने के कारण पुरुष स्त्री को गर्भवती बनाने में अक्षम—**हाइपेरिकम**-30 दिन में तीन बार।
- नपुंसकता, पुरुषों में यौन अधिकता से—**केलेडियम**-30 दिन में दो बार।
- नपुंसकता, सहवास के दौरान वीर्य न निकलने से नपुंसकता और महिलाओं को गर्भवती बनाने की कम संभावना—**नेट्रम मुरिएटिकम**-30 दिन में तीन बार लें।

- नपुंसकता, पतले वीर्य के कारण, यौन अधिकता, बुरी आदतों के कारण लिंग का उत्थान नहीं होना—**नेट्रम फॉस्फोरिकम**-200 की एक खुराक रोजाना।
- नपुंसकता, सहवास के दौरान शीघ्रपतन, अंडकोषों की वृद्धि—**कार्बोनियम सल्फ**-30 दिन में तीन बार।
- नपुंसकता, अत्यधिक यौनइच्छा, सहवास किए बिना ही वीर्यपात और दर्दयुक्त स्खलन—**कोनियम**-200 दो सप्ताह में एक खुराक।
- नपुंसकता, लिंग में ढीलापन, उत्थान का अभाव, हमेशा चिंतित, उदास और निराश रहना—**एनाकार्डियम**-30 दिन में तीन बार।
- अंडाशय या अंडकोष में ग्रंथियों का कठोरपन, यौनइच्छा को बढ़ाकर नपुंसकता को उत्पन्न करता है—**स्टेफाइसेग्रिया**-30 दिन में तीन बार।
- अंडकोषों की सूजन—**स्पॉन्जिया**-6 दिन में तीन बार।
- निचले अंगों में संकुचन, कमजोरी, अत्यंत कब्ज और पेट को ऊपर की ओर खींचा जाना महसूस करना—**प्लंबम**-200 की एक खुराक रोजाना।
- लोकोमोटर एटेक्सिया, निचले अंगों में काफी भारीपन, मुश्किल से उन्हें घसीट सकते हैं, चलने के दौरान घिसटते हैं और बैठना जरूरी हो जाता है। केवल खुली आँखों और दिन के समय ही चल सकते हैं, सीढ़ी चढ़ते समय एड़ी में सुन्नता, अत्यंत थकान, आराम के लिए बैठना जरूरी—**एलुमिना**-200 की एक खुराक।
- लोकोमोटर एटेक्सिया, लिंग का यंत्रणादायक उत्थान और सोते ही स्खलन—**पिकरिक एसिड**-200 दिन में दो बार।
- उन्माद, बेकार की बातें करना, महिलाओं को चूमने की इच्छा, मानसिक अवसाद, प्रश्न पूछने पर उत्तर न देना, हमेशा खुद से बातें करना, रोना और गाना—**एगेरिकस मस्केरियस**-30 की एक खुराक रोजाना तब तक जब तक लक्षण बरकरार रहें।
- उन्माद, खुद को महान् मानना, यौन-क्रिया का उन्माद (पुरुषों में)—**फॉस्फोरस**-200 की एक या दो खुराक।
- उन्माद, चीजों को तोड़ने-फोड़ने की इच्छा, सेक्स या धर्म की बातें करना, चुप रहने की प्रवृत्ति, लेकिन चिढ़ने पर डाँटना-फटकारना, गाली देना और दूसरे के दोषों के बारे में बात करना—**विराट्रम एल्बम**-30 दिन में दो बार।
- स्त्रियों में हस्तमैथुन, श्वेत प्रदर के साथ, अनियमित, लंबा तथा प्रचुर मासिक-धर्म—**ग्रेटियोला**-3 हर आठ घंटे पर या **ग्रेटियोला**-30 सुबह-शाम।

- स्त्रियों द्वारा हस्तमैथुन—**प्लेटिनम-30** दिन में दो बार।
- अधिक हस्तमैथुन, ज्यादा कमजोरी, हाथों में कमजोरी और कंपन—**जेलसीमियम-30** हर चार घंटे पर।
- हस्तमैथुन, यौनांगों में जलन—**ओरिगेनम-3** दिन में दो बार, पुरुषों और महिलाओं दोनों के लिए उपयुक्त।
- निंफोमेनिया (कामोन्माद), पुरुषों व स्त्रियों—दोनों में, सेक्स के विचार अनिद्रा उत्पन्न करते हैं, यौनांगों में अत्यधिक दर्द के साथ तीव्र फुलाव—**कैंथरिस-200** की एक खुराक रोजाना।
- कामोन्माद, लेटने से बढ़ता है, अत्यधिक यौनेच्छा, यौनांग अत्यंत संवेदनशील, किसी प्रकार का स्पर्श सहन न होना, मेडिकल जाँच के दौरान भी उनमें तनाव होना—**प्लेटिना-200** की कुछ खुराकें।
- ओलिगोस्पर्मिया (वीर्य में शुक्राणुओं की कमी), महिलाओं को देखकर जल्दी उत्तेजित हो जाना, छोटे और संकुचित अंडकोष, वीर्य में शुक्राणुओं का अभाव—**स्ट्राइसीनम-30** दिन में तीन बार।
- वीर्य में शुक्राणुओं की कमी, यदि अधिक यौनेच्छा के बावजूद लंबे समय तक सहवास से दूर रहे हों। इसके कारण वीर्य के निर्माण में और साथ-साथ शुक्राणुओं की संख्या में कमी आती है—**साइनिनम सल्फ-30** दिन में तीन बार।
- वीर्य में शुक्राणुओं की कमी, युवाओं में, अधिक हस्तमैथुन के कारण, उत्तेजना नहीं या पैंतीस-चालीस की आयु में वीर्य में शुक्राणुओं की कमी हो जाए तो—**प्लेटिना-6** दिन में तीन बार।
- हस्तमैथुन, विवाहित होने के बावजूद हस्तमैथुन की तीव्र इच्छा—**यूस्टिलेगो माइडिस-3** दिन में दो बार और उसके चार घंटे बाद **एग्नस कास्टस-30** हर दिन, एक सप्ताह तक (जब तक स्वास्थ्य अच्छा न हो जाए) या **डामियाना-क्यू** सुबह के समय पाँच बूँदें और **एसिड फॉस्फोरस-क्यू** की पाँच बूँदें दोपहर के भोजन के एक घंटे बाद और रात में सोने से पहले या **एवीना सेटाइवा-क्यू** की पाँच से दस बूँदें दिन में दो बार, राहत मिलने तक।
- हस्तमैथुन—**एसिड फॉस्फोरस-30**, उसके चार घंटे बाद **सेलेनियम-30** और उसके चार घंटे बाद **एग्नस कास्टस-30** एक सप्ताह तक लें।
- अंडाशय में दाईं ओर पीड़ा, सुन्नता, दर्द दाईं जाँघ तक फैलता है—**पोडोफाइलम-200** दिन में दो बार।

- अंडाशय में दर्द, मासिक-धर्म के आरंभ होते ही गायब हो जाता है, लेकिन उसके समाप्त होते ही फिर शुरू हो जाता है—**जिंक मेटलिकम**-30 दिन में दो बार।
- अंडाशय में रसौली या ट्यूमर—**आर्जेंटम मेटलिकम**-200 दो सप्ताह में एक बार।
- अंडाशय का बढ़ जाना और उसमें दर्द—**सेबल सेरूलाटा-क्यू** की पाँच बूँदें दिन में दो बार।
- बाएँ अंडाशय में दर्द, कालापन लिये रक्त के स्राव के साथ—**लैकेसिस**-200 दो सप्ताह में एक खुराक।
- अंडाशय में चाकू से काटने जैसा दर्द—**सेबाडिला**-30 दिन में तीन बार।
- लिंग का क्षय, हस्तमैथुन और अत्यधिक वीर्यपात से—**आर्जेंटम नाइट्रिकम**-30 दिन में दो बार।
- यौन-उत्तेजना के समय भी लिंग का शिथिल रहना, उत्तेजना नहीं, मानसिक अवसाद के साथ नपुंसकता—**केलेडियम**-30 की एक खुराक रोजाना लें।
- लिंग में दर्द और सूजन—**केनाबिस इंडिका**-30 दिन में एक बार खाएँ।
- लिंग की अग्र त्वचा का सख्त हो जाना—**जेकारंडा कार्ब-3एक्स**, दिन में दो बार।
- अग्र त्वचा का सख्त होना, ठंड, गरमी तथा नम मौसम के प्रति संवेदनशील, दाईं करवट सोने पर बढ़ता है; प्रचुर लार, मुँह से दुर्गंध, जीभ बड़ी और शिथिल, काफी पसीना चलना और इसके कारण लक्षण तीव्र हो जाते हैं; अत्यंत कमजोरी और कंपन—**मरक्यूरियस वाइवस**-30 और **मरक्यूरियस सॉलिबिलस**-30 दोनों दिन में दो बार।
- अग्र त्वचा का सख्त होना, मूत्र में जलन और संवेदनशील मूत्रमार्ग—**केनाबिस सेटाइवा**-30 दिन में तीन बार।
- वीर्य-स्खलन, रात में, हस्तमैथुन करने के बाद भी—**आर्जेंटम मेटलिकम**-30 की एक खुराक प्रतिदिन।
- जल्दी वीर्य-स्खलन—**स्टेनम**-200 की एक खुराक रोजाना लें।
- मल-त्याग या मूत्र-त्याग के दौरान जोर लगाने पर वीर्यस्राव—**सेलिक्स नाइग्रा**-30 दिन में दो बार लें।
- वीर्यस्राव, खड़े होने, बैठने, चलने, सवारी करने आदि के दौरान—**सेलेनियम**-200 की दिन में एक खुराक खाएँ।

- वीर्यस्राव, मल-त्याग के दौरान, खासकर कब्ज और यौन-कल्पना के कारण—**साइलेशिया-30** केवल सुबह के समय लें।
- वीर्यस्राव—**थुजा-क्यू**, पाँच बूँदें सीधे जीभ पर, जब तक राहत न मिले।
- यौनेच्छा कम या बिलकुल नहीं—**काली सल्फ-200** की एक खुराक प्रतिदिन।
- मासिक-धर्म के बाद तीव्र यौनेच्छा—**काली फॉस्फोरिकम-30** हर छह घंटे पर।
- मोटे लोगों में यौनेच्छा का ह्रास—**काली बाइक्रोमियम-30** की एक खुराक प्रतिदिन।
- यौनांग अत्यंत संवेदनशील, नैपकिन का स्पर्श भी सहन नहीं होता—**प्लेटिना-30** की एक खुराक प्रतिदिन लें।
- यौन-शक्ति का ह्रास, अंडकोषों के क्षय या अतिवृद्धि के कारण—**आयोडियम-200** की एक खुराक प्रतिदिन।
- यौन कमजोरी, पौरुष ग्रंथि से लगातार स्राव, जो यौन कमजोरी को जन्म देता है, सहवास के दौरान लिंग का ढीलापन—**सल्फर-30** की दो खुराक—एक सुबह और दूसरी दोपहर में।
- यौन कमजोरी, पुरुषों में, तीव्र इच्छा के बावजूद सहवास करने में असमर्थता, महिला के विचार या उपस्थिति से ही स्खलन हो जाना, उत्थान अपर्याप्त, कम समय तक रहता है और रोगी कमजोरी से पीड़ित होता है, जो दिमाग को प्रभावित करता है—**कोनियम मैकुलेटम-30** हर छह घंटे पर लें।
- यौन कमजोरी—**लाइकोपोडियम-1एम** की एक खुराक और **सेलेनियम-30** दिन में तीन बार, पंद्रह दिनों तक।
- यौन कमजोरी, पीठ दर्द के साथ—**सेलेनियम-30** सुबह-शाम और भोजन के बाद **काली फॉस-6एक्स** एक बार में पाँच गोलियाँ।
- स्वप्नदोष—**बेरिटा कार्ब-30**, **जेलसीमियम-30** या **डिजिटेलिस-30** दिन में तीन बार। एक के बाद एक आजमाएँ।
- सूजाक के बाद मूत्र-त्याग में परेशानी—**प्लंबम-30**, दिन में दो बार।
- सिफलिस, ग्रंथियों के बढ़ने के साथ प्राथमिक तथा द्वितीय अवस्था में, हड्डियों में दर्द, रात और नम मौसम में बदतर—**मरक्यूरियस वाइवस-200** और **मरक्यूरियस सॉलिबिलस-200** दोनों एक खुराक प्रतिदिन।
- सिफलिस, प्राथमिक उपदंश—**मरक्यूरियस कोरोसिवस-200** दिन में एक खुराक, बाद के चरण में **साइफिलिनम-30** सप्ताह में तीन बार।

- सिफलिस, लिंग में निरंतर जलन, मूत्र का बूँदों में टपकना—**कैंथरिस 1एक्स** आधे कप पानी में दस बूँदें, सुबह-शाम।
- सिफलिस, बाल गिरना—**सेलेनियम-30**, दिन में तीन बार।
- सिफलिस, सभी चरणों का, खासकर तृतीयक, गाँठों के लक्षणों के साथ—**काली आयोडेटम-30** दिन में तीन बार।
- सिफलिस, द्वितीय चरण में, मरकरी के इस्तेमाल से जटिल, गला दुखना—**गुएकम-6** हर छह घंटे पर।
- सिफलिस रोग, जब मरकरी का दुरुपयोग किया जाए, रोगी अति संवेदनशील, मुँह से दुर्गंध; मुँह, नाक और गले के रोग, प्राथमिक उपदंश, गाँठों में मवाद, मवादयुक्त स्राव—**हिपार सल्फ-200** की एक खुराक रोजाना।
- सिफलिस उपदंश, इनगुइनल ग्रंथि की सूजन के साथ, मवाद नहीं—**मरक्यूरियस आयोडेटस रूबर-30** की एक खुराक प्रतिदिन।
- अंडकोष और लिंग का सिकुड़ जाना, यौन अधिकता या दमित इरप्शन के कारण—**प्लंबम मेटलिकम-200** दो सप्ताह में एक बार।
- अंडकोषों का कमजोर होना और गाँठ पड़ना—**कैल्केरिया फ्लोरिकम-6** दिन में तीन बार।
- अंडकोषों का बढ़ जाना, दर्द और खासकर दाएँ अंडकोष में सूजन, गठिया या सूजाक के कारण, पाँवों को एक के ऊपर एक रखकर सोना—**रोडोडेंड्रॉन-30** दिन में दो बार।
- सिफलिस के कारण दाएँ ओर के अंडकोष का सूज जाना—**ऑरम मेटलिकम-30** की एक खुराक रोजाना।
- अंडकोषों में सूजन, उनका सख्त हो जाना, वीर्यनली में अधिक पीड़ा—**स्पॉन्जिया टोस्टा-30** दिन में दो बार।
- अंडकोषों में सूजन, अंडकोषों का बढ़ना, उनमें दर्द, लालिमा, वीर्यनली मोटी हो जाती है, पीठदर्द, गरम सिंकाई से बेहतर—**पल्सेटिला-200** की एक खुराक रोजाना या **क्लीमेटिस-30** या **हेमेमिलिस-30** दिन में दो बार।
- बाएँ अंडकोष में सूजन—**ऑरम मुरिएटिकम नेट्रोनेटम-3एक्स** दिन में दो बार।
- अंडकोषों में वृद्धि—**थुजा-1एम**, हर पंद्रहवें दिन और **फॉस्फोरिक एसिड-6** सुबह-शाम। दो माह के बाद **थुजा** को छोड़कर उसके स्थान पर **स्पांजिया-200** सप्ताह में एक बार प्रयोग करें।

- दाएँ अंडकोष में दर्द—**आर्जेंटम मेटलिकम-30** दिन में दो बार लें।
- दाएँ अंडकोष का सख्त हो जाना—**आर्जेंटम मेटलिकम-30** दिन में एक खुराक।
- अंडकोषों में सूजन, तेज दर्द, जो पेट और जाँघों तक फैलता है, स्पर्श के प्रति अति संवेदनशील—**रोडोडेंड्रॉन**-6 दिन में तीन बार।
- पुरुषों के रतिजन्य रोग—**सेलिक्स नाइग्रा-क्यू**, दस से बीस बूँदें, दिन में दो बार।

□

चोट, मोच, सोज

- मोच तथा खिंचाव—**रस टॉक्स.**-30 दिन में तीन बार लें।
- मांसपेशियों में ऐंठन, मरोड़ या तनाव। यह ऐंठन हाथों और पैरों की उँगलियों से शुरू होकर पूरे शरीर में फैलती है—**क्यूप्रम मेटेलिकम**-30 दिन में दो बार।
- टायफाइड में बिस्तर पर लंबे समय तक रहने के कारण बने जख्म—**नक्स मास्केटा**-30 की एक खुराक प्रतिदिन।
- ठंड से उत्पन्न सूजन—**काली आयोडेटम**-30 दिन में दो बार।
- खरोंच तथा मोच, कंडराओं का संकुचन महसूस होना, शरीर को खींचना काफ़ी मुश्किल—**साइमेक्स लेक्टुलेरियस**-200 दिन में दो बार।
- शरीर का टूटा हुआ महसूस होना, सभी हड्डियों में दर्द, पैरों की पिंडलियों में ऐसा महसूस होना मानो उन्हें चोट पहुँचाई गई है—**यूपेटोरियम परफोलेटम**-30 दिन में तीन बार।
- चोट से खरोंचें, त्वचा का सख्त हो जाना और प्रचुर मात्रा में पसीना चलना—**सल्फ्यूरिक एसिड**-6 दिन में तीन या चार बार।
- त्वचा पर खरोंचें—**आर्निका**-200, दिन में दो बार, **आर्निका-क्यू** को पानी में मिलाकर प्रभावित अंगों पर लगाएँ।
- चोटें, जिनमें लंबे समय तक दर्द होता है, यदि **आर्निका** से इसमें राहत न हो—**मैंगेनम**-6 की एक खुराक रोज।
- चोट, जिससे त्वचा फट जाती है—**हेमेमिलिस-क्यू** पानी में दस बूँदें डालकर लगाएँ।
- उँगलियों का संकुचन—**स्पाइजेलिया**-30 दिन में तीन बार।
- उँगली के फ्रैक्चर के बाद उसमें ऐंठन—**केनाबिस सेटाइवा**-30 दिन में तीन बार।

- चोट या खरोंच, सूजन तथा ग्रंथियों का सख्त हो जाना—**कोनियम-30** हर छह घंटे पर।
- हाथ-पैरों की उँगलियों में चोट—**हाइपेरिकम-200** दिन में तीन बार।
- धारदार उपकरणों जैसे चाकू आदि से कट जाना या सर्जिकल ऑपरेशनों के दुष्प्रभाव—**स्टेफाइसेग्रिया-200** की हर चौथे दिन एक खुराक।
- हाथ पर घाव, ऑपरेशन के कारण—**लैकेसिस-200** की एक खुराक रोज।
- कटे हुए घाव, जिनके गैंगरीन में परिणत होने की आशंका हो, सेप्टिक ज्वर, फोड़ा या जलनकारी घातक अल्सर—**एंथ्रासाइनम-30** दिन में दो बार।
- पैरों में घुटनों तक सूजन, टखने में दर्द के कारण चलने में परेशानी—**लीडम पेलुस्टर-200** की एक खुराक प्रतिदिन।
- ग्रंथि का बढ़ना, जैसे गिल्टी, प्रोस्टेट, हठी अल्सर, रसौली आदि—**काली आयोडेटम-30** दिन में तीन बार।
- ग्रंथि में सूजन—**ब्रोमियम-30** दिन में दो बार।
- ग्रंथियों का सख्त होना—**कोनियम कैक-30** दिन में दो बार।
- गेंद की तरह ग्रंथियों का सख्त होना—**एलुमिना-30** दिन में दो बार।
- ग्रंथियों की अतिवृद्धि, शरीर दुर्बल होता है और ग्रंथियों में वृद्धि होती है—**आयोडियम-1एम** माह में एक खुराक।
- ग्रंथियों में सूजन, अधिक वृद्धि—**बेरिटा कार्ब-30** दिन में दो बार।
- पत्थर जैसी सख्त ग्रंथियाँ—**कोनियम-200** की रोजाना एक खुराक।
- अर्ध पक्षाघात, शरीर के एक भाग का पक्षाघात—**कॉस्टिकम-30** दो सप्ताह तक दिन में दो बार, इसके बाद **कॉस्टिकम-200** हर सप्ताह तीन या चार खुराक, इसके बाद **कॉस्टिकम-1000** हर महीने तीन या चार खुराक।
- हड्डियों पर चोट, खरोंच का एहसास, जिन अंगों के बल लेटा जाए उनमें दर्द होता हो। इसलिए करवट बदलना जरूरी—**रूटा ग्रेवियोलेंस-6** दिन में तीन बार।
- रीढ़ की हड्डी में चोट, तेज दर्द—**हाइपेरिकम-30** दिन में दो बार।
- चोट और उसके दुष्प्रभाव—**आर्निका मोंटाना-200** की एक खुराक रोजाना।
- चोट, यदि चोट तेज औजार से लगी हो तो **स्टेफाइसेग्रिया-30** दिन में दो बार। यदि चोट तेज नुकीले उपकरण या कील से लगी हो तो **लीडम पेलुस्टर-30** दिन में तीन बार।
- चोट आँख में—**सिंफाइटम-30** हर चार घंटे पर सेवन करें।

- चोट नस में, जिसके कारण दर्द होता है—**हाइपेरिकम**-30 दिन में दो बार खाएँ।
- घुटनों में कमजोरी, बच्चों में मोच—**नेट्रम कार्बोनिकम**-6 दिन में दो बार।
- घुटनों में सूजन, चमकीला, दर्दयुक्त और संवेदनशील, गठिया के दर्द से संबंधित पीड़ा—**एपिस मेलीफिका**-30 दिन में दो बार।
- खरोंचवाले जख्म, तेज हथियारों से, हड्डियों पर भी चोट—**कार्बोलिक एसिड**-30 हर चार घंटे पर।
- यांत्रिक चोटें, गैंगरीन होने की प्रवृत्ति, पीड़ादायक जख्म और सेप्टिक की स्थिति—**सल्फ्यूरिक एसिड**-30 दिन में तीन बार।
- नसों की सूजन और शरीर के विभिन्न अंगों में पानी जमा हो जाना—**कोलचीकम**-30 दिन में तीन बार।
- चेहरे और पैरों की नसों का सूजना—**सीना आर्सेनिकम**-6 दिन में तीन बार।
- पैरों में नसों की सूजन, शरीर के ऊपरी भाग में कमजोरी के साथ—**एसिटिक एसिड**-30 दिन में तीन बार।
- नसों की सूजन, शरीर के विभिन्न भागों में जलोदर जैसी सूजन, खास पैरों में, नाक में बलगम और श्वास नली का नजला—**सैंबुकस नाइग्रा**-6 दिन में तीन बार लें।
- हाथ-पाँवों की नसों में सूजन, किडनी में सूजन के कारण—**सीनेसियो ऑरियस-क्यू** की दो बूँदें दिन में दो बार।
- चेहरे की नसों में सूजन—**फॉस्फोरस**-30 दिन में तीन बार।
- दाएँ अंडकोष की नसों में सूजन—**क्लीमेटिस इरेक्टा**-30 दिन में दो बार।
- पूरे शरीर में नसों की सूजन (यदि किसी अंग को दबाया जाता है तो वहाँ एक निशान पड़ जाता है), ठंड से राहत, प्यास न लगना—**एपिस मेटलिकम**-30 दिन में तीन बार।
- नसों की सूजन, ऊपरी पलकों और भौंहों के बीच थैली जैसी सूजन, काली खाँसी के कारण उत्पन्न, वृद्ध लोगों में जलोदर, साँस लेने में कठिनाई से ग्रस्त हृदय रोगियों में, थकान से और यकृत की समस्या के कारण जलोदर से—**काली कार्बोनेट**-30 दो सप्ताह में एक खुराक।
- नसों की सूजन, जलन के साथ, गरमी से बेहतर—**आर्सेनिक एल्बम**-30 दिन में तीन बार।
- नसों की सूजन, डायरिया और एमीबिक पेचिश के साथ, बहुत प्यास लगना—**एसिटिक एसिड**-30 दिन में तीन बार।

- सेप्टिक जख्म, फोड़ा, गैंगरीन और त्वचा रोग, जलन के साथ—**टेरेंटुला हिस्पेनिया**-30 दिन में तीन बार लें।
- हलकी सी चोट में भी मवाद पड़ जाना—**बोरेक्स**-6 दिन में तीन बार।
- मोच लंबे समय तक—**कैल्केरिया कार्बोनिकम**-200 की एक खुराक रोजाना।
- नसों की सूजन के साथ टखने की मोच—**रस टॉक्स**-30 दिन में तीन बार।
- टखने की मोच—**नेट्रम कार्ब**-6 दिन में तीन बार।
- अकसर मोच आना—**कार्बो एनिमेलिस**-30 दिन में तीन बार।
- चलने के दौरान एड़ी मुड़ने से मोच—**नेट्रम कार्ब**-30 दिन में एक बार।
- मोच, थोड़ा भी चलने-फिरने पर दर्द बढ़ जाता है, इसलिए रोगी चुपचाप लेटे रहना चाहता है—**ब्रायोनिया**-30 हर तीन घंटे पर।
- मोच, जोड़ों की सूजन, चलने-फिरने से बदतर—**काली मुरिएटिकम**-30 हर छह घंटे पर।
- टखनों की मोच या पैरों की, अकसर—**लीडम पेलुस्लर**-30 हर छह घंटे पर।
- मोच और तनाव—**रूटा**-30 या **रस टॉक्स**-30 या **आर्निका**-30 दिन में तीन बार—इस क्रम से आजमाया जा सकता है।
- जोड़ों की मोच, खासकर टखने और अन्य की—**कार्बो एनिमेलिस**-30 दिन में तीन बार।
- सूजन, यकृत-विकार के साथ हाथ-पैरों में पानी भर जाना—**कार्बोनियम सल्फ**-30, हर छह घंटे पर।
- वृद्धों के अंडकोषों में सूजन—**ऑरम मेटलिकम**-200 दो सप्ताह में एक खुराक।
- जोड़ों में सूजन, एड़ियों में दर्द के साथ—**एंटीमोनियम क्रूडम**-30 दिन में दो बार।
- सूजन, कलाई और उँगलियों में—**सेबीना**-200 की एक खुराक लें।
- सूजन, ग्रंथियों के सख्त हो जाने और मवाद भरने के कारण—**सिस्टस केनाडेंसिस**-200 की एक खुराक रोजाना।
- सूजन, आँखों की निचली पलकों के नीचे, पानी की थैली की तरह, प्यास न लगना—**एपिस मेलियोनस**-30 दिन में तीन बार।
- सूजन, आँखों की ऊपरी पलकों पर—**काली कार्ब**-30 की एक खुराक।
- सूजन, सीने या यकृत का—**मरक्यूरियस सॉलिबिलस**-30 दिन में तीन बार।
- सूजन, गुरदे की सूजन के कारण हाथ-पैरों में सूजन—**सेनेगा**-30 हर छह घंटे पर।

- सूजन, आँखों की ऊपरी और निचली पलकों पर और पूरे शरीर में भी—**फॉस्फोरस**-30 की एक खुराक।
- सूजन, उपअधोहनु ग्रंथियों (सब मैक्सीलरी ग्लैंड्स) की पीड़ादायी सूजन—**नाइट्रिक एसिड**-200 दो सप्ताह में एक खुराक।

ट्यूमर

- अंडाशय में ट्यूमर (अर्बुद), अधिकांशत: दाएँ अंडाशय में, दर्द जाँघों तक आता है—**पोडोफाइलम**-200 की सप्ताह में एक खुराक।
- स्तन में ट्यूमर, वहाँ टूटता सा है—**ग्रेफाइट्स**-200 की साप्ताहिक खुराक या **फाइटोलाका**-200 की दो सप्ताह में एक खुराक।
- स्तन में ट्यूमर—**कोनियम**-200 की एक खुराक प्रतिदिन या **कैल्केरिया फ्लोरिकम**-200 की एक खुराक प्रतिदिन या **साइलेशिया**-200 दो सप्ताह में एक खुराक।
- हड्डियों का ट्यूमर, हड्डियों के कुपोषण के कारण—**कैल्केरिया फ्लोरिकम**-200 की एक खुराक प्रतिदिन।
- स्तन, अंडकोषों, सख्त मांसपेशियों की चोट के कारण विकसित अर्बुद—**कोनियम**-200 दो सप्ताह में एक बार।
- ट्यूमर, बगल में, नियमित रूप से उभरता है—**इलेप्स**-6 हर छह घंटे पर।
- ट्यूमर, स्तनीय, गैस्ट्रिक गड़बड़ियों के साथ, गरम पसीना निकलना—**मरक्यूरियस आयोडेटस फ्लेवस**-6 दिन में तीन बार।
- ट्यूमर, स्तनीय, सख्त, गाँठदार—**कार्बो एनिमेलिस**-30 दिन में दो बार।
- ट्यूमर, गरदन के पास—**एथुजा**-30 दिन में तीन बार।
- ट्यूमर, अत्यंत पीड़ादायक और स्पर्श के प्रति संवेदनशील—**स्टेफाइसेग्रिया**-30 दिन में तीन बार।
- जख्मों का मवाद में बदल जाना—**सल्फर**-30 सुबह एक खुराक लें।

□

आवेग, क्रोध-जनित रोग

- क्रोध, खीज आदि के बाद परेशानी—**कैमोमिला**-200 की रोजाना एक खुराक।
- अत्यंत चिड़चिड़ा तथा अधीर व्यक्ति, जो सवाल पूछने पर क्रोधित हो जाता है, चीजें फेंकने लगता है—**कोलोसिंथ**-30 दिन में तीन बार दें।
- जिन रोगों के सभी लक्षण रात में बढ़ जाते हैं—**साइफिलिनम**-200 सप्ताह में एक खुराक।
- दोपहर तक लक्षणों के बढ़ने और फिर घटनेवाले रोग—**सेनिकुला**-30 दिन में तीन बार।
- चिड़चिड़ाहट के साथ गुस्सा—**केमोमिला**-30 हर छह घंटे पर।
- क्रोध, सांत्वना से—**नेट्रम मुरिएटिकम**-200 की एक खुराक प्रतिदिन।
- अवसाद, तकिये से सिर उठाने पर बेहोश हो जाना—**एपोसाइनम केनाबिनम-क्यू** की दो से पाँच बूँदें प्रतिदिन।
- अवसाद, आत्मघाती प्रवृत्ति, चिड़चिड़ा तथा आवेशपूर्ण, थोड़ा भी छेड़ने पर क्रोधित हो जाता है—**ऑरम मेटेलिकम**-30 की एक खुराक रोजाना।
- लिखने के दौरान हाथ काँपना—**जेलसीमियम**-30 दिन में दो बार।

स्राव

- शरीर के किसी भाग से भूरे रंग का स्राव—**आर्जेंटम मेटेलिकम**-30 की एक खुराक प्रतिदिन।
- छाले पड़ना/उठना स्राव के संपर्क में आने से—**स्टेफाइसेग्रिया**-30 दिन में दो बार।
- आँख, कान, नाक आदि से स्राव, ल्यूकोरिया (पीले या नीले रंग का)—**काली सल्फ**-30 हर छह घंटे पर।

- किसी प्रकार का दुर्गंधयुक्त स्राव, जैसे मासिक-धर्म, पसीना, साँस आदि—**पाइरोजीनियम-30** हर छह घंटे पर।
- दुर्गंधयुक्त स्राव, जैसे दस्त, ल्यूकोरिया, मासिक-धर्म, पसीना तथा ओटोरिया—**सोरिनम-200** दो सप्ताह में एक बार।
- दुर्गंधयुक्त स्राव, ल्यूकोरिया, मवाद, घाव, वमन, साँस आदि—**कार्बोलिक एसिड-30** हर छह घंटे पर।
- दुर्गंधयुक्त या क्षरणकारी स्राव—**एरम ट्राइफाइलम-30** एक खुराक प्रतिदिन। बदबूदार स्राव, दुर्गंध के कारण पास खड़े होना कठिन—**सोरिनम-200** सप्ताह में एक खुराक या **क्रेसोटम-30** दिन में तीन बार लें।

□

कान संबंधी रोग

- कान में केंद्रित विकार, जैसे कानों तक जानेवाला दाँतदर्द या आँखदर्द—**मैग्नेनम**-30 दिन में दो बार।
- बेसिलर मेनिनजाइटिस, रुके हुए कान के स्राव के कारण—**स्ट्रामोनियम**-6 दिन में तीन बार।
- बुढ़ापे में बहरापन—**मरक्यूरियस डुलसिस-6एक्स** दिन में तीन बार।
- वृद्धों में बहरापन—**बेरिटा फॉस्फोरिका**-30 दिन में दो बार या **बेरिटा फॉस्फोरिका**-200 सप्ताह में एक खुराक।
- बहरापन (तंत्रिका-संबंधी), जुकाम के साथ—**एसेरम यूरोपियम**-30 दिन में तीन बार।
- बहरापन, केवल शोर सुनाई देता है—**नाइट्रिक एसिड**-200 की एक खुराक रोज।
- बहरापन, यूस्टेचियन ट्यूबों की अधिक वृद्धि के कारण—**आर्सेनिक आयोडेटम**-6 दिन में तीन बार।
- बहरापन, यूस्टेचियन ट्यूब बंद हो जाने के कारण—**मरक्यूरियस डुलसिस-6एक्स** दिन में तीन बार।
- बहरापन, खोपड़ी के दबे स्राव के कारण—**मेजिरेनम**-200 की एक खुराक रोज।
- बहरापन, ठीक प्रकार से सुनने में असमर्थ—**इलैप्स**-6 दिन में तीन बार।
- बहरापन, यूस्टेचियन ट्यूब में जलन होने तथा उसके बंद हो जाने के कारण—**काली मुरिएटिकम** दिन में तीन बार लें।
- बहरापन, शोरगुल में, किसी वाहन या कार से चलते समय तथा गरज की आवाज में बेहतर सुन सकते हैं—**ग्रेफाइट्स**-200 की सप्ताह में एक खुराक।

- कानों से दुर्गंधित स्राव—**फ्लोरिक एसिड**-30 दिन में तीन बार।
- कान में नजला की अवस्था, पीलापन लिये हुए बलगम का स्राव या हरे रंग का स्राव, गरम कमरे में, शाम के समय स्थिति अधिक बदतर, खुली हवा में बेहतर—**काली सल्फ**-200 की एक खुराक प्रतिदिन।
- कान से स्राव, उस ओर करवट करके नहीं लेट सकते, ठंड के प्रति संवेदनशील—**हिपार सल्फ**-30 दिन में तीन बार।
- कान से स्राव, कान अवरुद्ध, हलका बहरापन भी—**काली मुरिएटिकम**-30 तथा **मरक्यूरियस सॉलिबिलस**-30 दोनों को बारी-बारी से हर चार घंटे पर दें।
- कान से स्राव, गाढ़ा हरा तथा ठंड के प्रति संवेदनशील—**पल्सेटिला**-30 दिन में तीन बार।
- कान से स्राव, गाढ़ा, पानीदार, ठंड तथा ठंडी हवा के प्रति संवेदनशील—**साइलेशिया**-30 हर दिन चार बार।
- कान में दर्द—**मुलेन तेल** कान में एक बूँद।
- कान में दर्द या सफेद पस—**काली मुरिएटिकम**-30 हर छह घंटे पर।
- कान में नज़ला, बढ़ता बहरापन, दाँत या गले का दर्द कानों तक फैलता है, ठंडे तथा नम मौसम में कानदर्द, खाँसी के दौरों से श्रव्यनली छिल जाती है, यूस्टेचियन ट्यूब का स्राव, कंठ में चुभनेवाला दर्द, जो कान तक फैलता है—**मैंगेनम**-30 दिन में तीन बार।
- कान में मधुमक्खियों के भिनभिनाने जैसा शोर—**रोजा डेमेसीना**-30 दिन में तीन बार।
- कान में दहाड़ की-सी आवाज—**काली आयोडेटम**-30 दिन में दो बार।
- कान में कोई आवाज देर तक गूँजती रहती है—**लाइकोपोडियम**-200 दो सप्ताह में एक बार।
- कानदर्द के साथ नजले के लक्षण—**बेलाडोना**-30 तथा **मरक्यूरियस सॉलिबिलस**-30 दोनों को बारी-बारी से हर दो घंटे पर लें।
- कानदर्द, सूखी ठंड में निकलने से—**वेलिरियाना-3एक्स** दिन में तीन बार।
- कानदर्द, बाईं ओर, स्पर्श तथा दबाव से अधिक बदतर—**मरक्यूरियस आयोडेटस र्यूबर**-30 हर छह घंटे पर।
- कानदर्द, रात में तथा गरमी से बदतर, खासकर बच्चों में—**चीमाफिला**-30 दिन में तीन बार।

- कानदर्द, रात में स्थिति बदतर—**पल्सेटिला**-6 दिन में चार बार।
- कान की स्थायी सूजन, लाल बुखार के बाद दबा हुआ, बढ़ा हुआ और सख्त सब मैक्सीलरी ग्लैंड—**बेरिटा मुरिएटिकम**-3 दिन में दो बार।
- कान की सूजन, रेशेदार स्राव—**काली बाइक्रोमियम**-200 की एक खुराक रोज।
- कान की गंभीर सूजन—**फेरम फॉस्फोरिकम**-30 हर छह घंटे पर।
- कान की सूजन, गाढ़ा पीला स्राव, रात में और गरमी के कारण स्थिति बदतर—**मरक्यूरियस वाइवस**-200 और **मरक्यूरियस सॉलिबिलस**-200 दोनों एक खुराक रोजाना।
- क्षयकारी स्राव के साथ कान की सूजन—**आर्सेनिक आयोडेटम**-30 दिन में दो बार।
- कान से मवाद निकलना—**इलेप्स**-6 या **टेलुरियम**-6 दिन में तीन बार।
- मवाद का बनना रोकने के लिए—**कैल्केरिया सल्फ**-200 दिन में एक बार या **हिपार सल्फ**-1000 एक खुराक।

□

वातावरण-मौसम-जन्य रोग

- ठंड पीठ या कमर से आरंभ होती है—**यूपेटोरियम परप्यूंरियम-क्यू** दो से पाँच बूँदें दिन में दो बार।
- ठंड, ठंड से पहले हड्डियों में पीड़ा—**यूपेटोरियम परफोटम**-30 दिन में दो बार।
- ठंड या कँपकँपी, कुछ पीने के साथ ही ठंड कंधों से शुरू होती है और पूरे शरीर में फैल जाती है—**कैप्सिकम**-6 दिन में तीन बार।
- नम और ठंडे बेसमेंटों, आइसक्रीम फैक्टरियों, वातानुकूलित कमरों या दूध की डेयरी में रहने से उत्पन्न रोग—**डुल्केमेरा**-30 दिन में तीन बार।
- हर तीन सप्ताह बाद उभरनेवाले विकार, आराम करने और मासिक-धर्म के दौरान अधिक बढ़ते हैं—**मैग्नीशिया कार्बोनिका**-6 की एक खुराक प्रतिदिन।
- समय-समय पर उभरनेवाले रोग, बेचैनी, हिंसा और नम मौसम से रोग में वृद्धि; बाईं करवट सोने, खुली हवा लगने और मलने पर राहत—**टेरेंटुला हिस्पेनिया**-30 दिन में तीन बार।
- खाँसी, दमा, तंत्रिका-शूल, भोर से शुरू होकर अगली सुबह तक मौजूद रहनेवाला हड्डियों का दर्द—**साइफिलिनम-1एम** की एक खुराक।
- बहते पानी या गिरते पानी के दृश्य को देखने या ध्वनि और सूर्य की गरमी से होनेवाले रोग, जिसमें पागल होने का डर लगता है, कुत्ते के काटने के बाद—**लाइसिन**-30 की एक खुराक, यदि लक्षण बरकरार रहें तो एक खुराक और लें।
- मध्य रात्रि में अधिक तकलीफ, बैठना अनिवार्य, बाईं करवट और नीचा सिर करके लेटने से अधिक तकलीफ, शीतल पेय पदार्थों और सूखी-ठंडी हवा से तकलीफ बढ़ना—**सैंबुकस नाइग्रा**-6 दिन में तीन बार।

- हवाई यात्रा के दौरान विमान के उड़ान भरने और उतरने के समय तकलीफ—**बोरेक्स**-6 दिन में तीन बार।
- हवाई यात्रा के दौरान कमजोरी—**बेलाडोना**-30 यात्रा करने से पहले एक खुराक।
- हवाई यात्रा के दौरान कमजोरी—**कोकुलस**-30 यात्रा समाप्त होने तक हर चार घंटे पर।
- कार से सफर करने में परेशानी—**पेट्रोलियम**-30 यात्रा के दौरान हर चार घंटे पर। **कार्बोलिक एसिड**-3 दिन में तीन बार।
- हर मांसपेशी में दर्द, शारीरिक मेहनत से राहत, हिलने-डुलने पर आरंभ में सख्ती तथा दर्द महसूस होना—**रस टॉक्स**-30 दिन में दो बार।
- लू, उदासी, शोर या संगीत के प्रति अति संवेदनशील—**नेट्रम कार्ब**-30 दिन में दो बार।
- लू—**नेट्रम मुरिएटिकम**-30 या **जेलसीमियम**-30 दिन में दो बार।
- लू, सिर का भरा लगना, दोहरी या आंशिक दृष्टि, धमनियों का धड़कना, शोर के प्रति संवेदनशील—**विराट्रम विरडिस**-6 दिन में चार बार।
- लू, भयंकर सिरदर्द, रोगी सिर को हाथों से पकड़ता है, सिर को हिलाने और रुकने से स्थिति बदतर—**ग्लोनोइन**-6 गंभीर मामले में आधे घंटे पर और पुराने रोग के मामले में 200।

मौसम संबंधी रोग

- बरसात में उभरनेवाले रोग—**डुल्केमारा**-30 दिन में तीन बार।
- तूफानी मौसम में उभरनेवाली बीमारियाँ—**रोडोडेंड्रॉन**-200 की एक खुराक रोजाना।
- नमीवाले मौसम में उभरनेवाले रोग—**नेट्रम सल्फ.**-30 दिन में तीन बार या **नक्स. मास्केटा**-30 दिन में तीन बार।
- बर्फीली हवा चलने और बर्फ पिघलने से उत्तेजित होनेवाली व्याधियाँ—**नेट्रम फॉस्फॉरिकम**-30 प्रत्येक छह घंटे पर।
- सिर और पीठ में हवा लगने के कारण उत्पन्न विकार—**साइलेशिया**-200 दो सप्ताह में एक खुराक।
- गरमियों में झील या नदी में नहाने से उत्पन्न विकार—**रस टॉक्स.**-30 दिन में तीन बार।

- ठंडी हवा के स्पर्श, संपर्क और गति से होनेवाले रोग, जो शाम को अधिक बढ़ जाते हैं—**रेननक्यूलस बी.**-30 दिन में तीन बार।
- नम धरती पर सोने से उत्पन्न रोग—**रस टॉक्स.**-30 दिन में दो बार।

□

एलर्जी

- बच्चों में दूध से एलर्जी, मिचली और वमन, डायरिया—**लैक. डेल्फ.**-30, सुबह और शाम।
- कॉफी से एलर्जी, डायरिया—**ऑक्सेलिक एसिड**-30 की एक खुराक प्रतिदिन लें।
- धूल से एलर्जी—**ब्रोमियम**-30 दिन में तीन बार।
- फलों से एलर्जी—**सेंबुकस नाइग्रा**-6 दिन में तीन बार।
- दूध, विशेषकर गर्भावस्था के दौरान खाना पकने की गंध से एलर्जी—**सीपिया**-30 दिन में तीन बार।
- खट्टे फलों, जैसे स्ट्रॉबेरी, सेब, अंगूर आदि से एलर्जी—**ऑक्सेलिक एसिड**-30 की एक खुराक प्रतिदिन।
- लाल मिर्च से एलर्जी—**कैप्सीकम**-200 की एक खुराक प्रतिदिन।
- अंडा, शहद और प्याज से एलर्जी—**नेट्रम म्युरिएटिकम**-200 की एक खुराक रोजाना लें।
- वसा, प्रोटीन, नारंगी के रस से एलर्जी—**पल्सेटिला**-200 सुबह-शाम लें।
- फूलों की गंध से एलर्जी—**ग्रेफाइट्स**-200 दो सप्ताह में एक खुराक।
- बगीचे में टहलने से एलर्जी—**एपियम ग्रेवियोलेंस**-30 सुबह-शाम।
- आइसक्रीम से एलर्जी—**आर्सेनिक एल्बम**-200 की एक खुराक प्रतिदिन।
- प्याज से एलर्जी—**थुजा ऑक्सीडेंटलिस**-200 की दो सप्ताह में एक खुराक।
- ऑइस्टर (एक प्रकार की शंखमीन) खाने से एलर्जी—**लाइकोपोडियम**-200 दो सप्ताह में एक बार।
- नमक, शराब, सिरका, मिर्च आदि से एलर्जी (सेवन के तुरंत बाद खाँसी होती हो)—**एलुमिना**-30 दिन में तीन बार।

- बालों का गिरना/गंजापन—**बेसीलिनम-200** एक माह तक सप्ताह में एक खुराक या **सीपिया-200** एक मॉह तक साप्ताहिक खुराक लें।
- बीयर से एलर्जी, जिससे डायरिया या वमन हो जाता है—**काली बाइक्रोम-30** दिन में दो बार।
- जरा सी मानसिक या शारीरिक उत्तेजना से चेहरे का लाल हो जाना—**एमिल नाइट्रेट-30** दिन में दो बार।

□

हड्डी तथा जोड़ों के रोग

- टखनों की कमजोरी, कमजोरी से पैर आगे की ओर झुके हुए, हलकी सी थकान से भी टखना काम करने में असमर्थ हो जाता है—**नेट्रम कार्बोनेट**-30 दिन में दो बार।
- टखनों की कमजोरी (बच्चों में)—**कार्बो एनिमेलिस**-30 दिन में दो बार।
- पुरानी आर्थराइटिस, गठिया प्रकृति के साथ—**फॉरमिक एसिड-6एक्स** (यदि गठिया की विकृति प्रक्रिया विकसित हो गई हो तो इसका इस्तेमाल नहीं करना चाहिए)।
- आर्थराइटिस, जोड़ों में दर्द और अंगों का वास्तविक संकुचन—**साइमेक्स**-30, दिन में दो बार। इससे लाभ न होने पर **कॉस्टिकम**-200 की साप्ताहिक खुराक को आजमाना चाहिए।
- आर्थराइटिस—**ब्रायोनिया**-30 दिन में दो बार एक सप्ताह तक। यदि लाभ न हो तो **रस टॉक्स.**-30, दिन में दो बार या **कॉलचीकम**-30 दिन में दो बार। यदि इनसे भी कोई लाभ न हो तो **आर्टिका यूरेंस**-30 दिन में दो बार। यदि इससे भी लाभ न हो तो **लीडम पेलुस्टर**-30 दिन में दो बार।
- आर्थराइटिस, जोड़ों की गरम तथा दर्दयुक्त सूजन, कंडरा तथा अंगों में तीव्र पीड़ा—**रस टॉक्स.**-6 दिन में दो बार।
- अस्थिक्षय, नाक, तालु व नथनों का चिपकना, उनमें घाव होना तथा नाक बंद होना और उनमें पपड़ी जम जाना; रोगी अत्यंत हताश होता है। उसके मन में आत्महत्या के विचार आते हैं—**ऑरम मेटेलिकम**-30 दिन में दो बार।
- सिफलिस से होनेवाले अस्थि रोग, रात में स्थिति बदतर, स्पर्श में अतिसंवेदनशील—**एसफोटिडा**-30 दिन में दो बार।
- टूटी हड्डियों को जल्दी जोड़ने के लिए—**सिंफाइटम-क्यू** की पानी में पाँच बूँदें

सुबह-शाम या **सिंफाइटम-30** हर चार घंटे पर।

- हड्डियों में दर्द, रात में ज्यादा—**मरक्यूरियस कोरोसिवस-200** की एक खुराक रोजाना।
- शरीर की बड़ी हड्डियाँ झुक जाती हैं—**केल्केरिया कार्बोनिका-200** दो सप्ताह में एक खुराक।
- टूटी हड्डियों को जोड़ने के लिए—**सिंफाइटम-1एम** सप्ताह में दो/तीन बार।
- टायफाइड ज्वर के बाद हड्डियों में दर्द तथा अत्यंत संवेदनशीलता—**मैंगेनम-200** की एक खुराक। इसे जल्दी-जल्दी नहीं दुहराया जाना चाहिए।
- हड्डियों का न जुड़ना, रात में हड्डियों में दर्द—**केल्केरिया फॉस्फोरिका-6** दिन में चार बार।
- तालु तथा कान के पीछे की हड्डी का क्षरण, हड्डियों के सिफलिस या पारे संबंधी समस्या के कारण, रात में बदतर—**ऑरम मेटेलिकम-30** दिन में दो बार।
- रीढ़, दाँत तथा लंबी हड्डियों का अस्थिक्षय—**फ्लोरिक एसिड-6** दिन में दो बार।
- रीढ़ की हड्डी का क्षरण—**सिफलिनम-सी.एम.** की एक खुराक।
- उपास्थि (कॉर्टिलेज) वर्धन तथा दर्द—**आर्जेंटम मेटेलिकम-30** की एक खुराक रोजाना।
- गर्भावस्था के दौरान मरोड़ तथा दर्द—**वाइबरनम ओपुलस-क्यू** आधा कप पानी में दो से पाँच बूँदें, दिन में तीन बार।
- पिंडलियों में मरोड़ तथा रात में तलवों में मरोड़—**सल्फर-30** सुबह तथा दोपहर।
- पैरों, पिंडलियों या जाँघ में मरोड़, सामान्यतः दाईं ओर, अवसाद के साथ—**पोडोफाइलम-30** दिन में तीन बार।
- कुहनियों के जोड़ों में मरोड़—**रस टॉक्स-30** दिन में तीन बार।
- मांसपेशियों के समूह में मरोड़, कभी-कभी उभरता है, लार बहना, मीठा धातु जैसा स्वाद—**क्यूप्रम मेटेलिकम-200** की एक खुराक रोज।
- गर्भावस्था के दौरान महिलाओं को, पियानो तथा वायलिन वादकों में और लेखकों के हाथ-पैरों में मरोड़—**मैग्नीशिया फॉस्फोरिकम-30** दिन में तीन बार लें।
- शरीर के किसी भाग में मरोड़—**साइकुटा वाइरोसा-क्यू** पाँच बूँदें रोजाना या

लिथियम कार्बोनेट-30 दिन में तीन बार।

- लंबे (लगातार) कार्य के कारण मरोड़—**मैग्नीशिया फॉस्फोरिकम**-200 दिन में दो बार।
- खासकर बाँहों तथा पैरों में मरोड़—**क्यूप्रम मेटेलिकम**-30 दिन में दो बार।
- मरोड़, हिस्टीरिया संबंधी वात के कारण—**वेलेरियाना-3एक्स** दिन में तीन बार।
- शरीर के किसी भी अंग में मरोड़—**बेलाडोना**-6 दिन में तीन बार।
- पिंडली की मांसपेशियों तथा जाँघों में मरोड़—**वेराट्रम एल्बम**-6 दिन में तीन बार।
- मरोड़, पानी, किसी तरल पदार्थ या चमकीली वस्तु की ओर देखने पर—**स्ट्रामोनियम**-30 दिन में दो बार।
- रीढ़ की हड्डी का गोल होना, बढ़ते वयस्कों में—**थेरिडियन**-200 सप्ताह में एक बार।
- हड्डियों का फ्रैक्चर—**सिंफाइटम-क्यू** पानी में पाँच बूँदें सुबह-शाम।
- अस्थि फ्रैक्चर—**आर्निका**-30 फैक्चर के तुरंत बाद दिए जाने पर वह तत्काल मांसपेशियों की जकड़न में राहत देती है।
- गठिया, दर्द का स्थान बदलता है—**काली बाइक्रोम**-30 दिन में तीन बार।
- गठिया तथा अन्य परेशानियाँ, दुर्गंधयुक्त मूत्र, रात में अधिक बुरी स्थिति—**बेनजोइक एसिड**-30 दिन में दो बार।
- गठिया, ठंडे तथा नम मौसम में अधिक परेशानी, जोड़ों में दर्द, तंत्रिका-शूल, रात में बदतर—**फाइटोलाका**-200 दिन में दो बार।
- स्थायी गठिया, जोड़ों में कड़ापन और आर्टिकुलेटर रूमेटिज्म—**फोर्मिका रूफा**-6 दिन में तीन बार।
- अँगूठे का गठिया, पास आ रहे व्यक्ति द्वारा छुए जाने या चोट लगने का भय—**आर्निका मोंटाना**-200 की एक खुराक प्रतिदिन।
- गठिया का दर्द, अत्यधिक मूत्र-त्याग होने पर कुछ आराम—**बेनजोइक एसिड**-6, दिन में तीन बार (दर्द का स्थान बदलता है)।
- गठिया का दर्द, जब मूत्र में लाल सेडिमेंटेशन हो तो अच्छा महसूस करना और जब सेडिमेंटेशन न हो तो गठिया का दर्द फिर उभर आता है—**लाइकोपोडियम**-200 की एक खुराक।
- गठिया का दर्द, यूरिक एसिड की उपस्थिति के कारण—**अर्टिका यूरेंस-क्यू**

की पाँच बूँदें हलके गरम पानी में मिलाकर, चार घंटों के अंतराल पर।

- गठिया का दर्द, कंधों के जोड़ में—**काली बाइक्रोम**-30 दिन में दो बार या **साइफिलिनम-1एम** की एक खुराक।
- गठिया का दर्द, जब रक्तस्राव न हो तो दर्द होता है, जबकि रक्तस्राव होने पर दर्द गायब हो जाता है—**सेबिना**-30 दिन में तीन बार।
- गठिया, तलवे पर कॉर्न के साथ—**एंटीमोनियम क्रूडम-1एम** की एक साप्ताहिक खुराक।
- गठिया, पैरों को ठंडे पानी में रखने पर राहत—**लीडम पेलुस्टर**-200 की रोजाना एक खुराक।
- गठिया, वर्षा तथा नम मौसम में—**डुल्केमेरा**-200 की एक खुराक प्रतिदिन।
- गठिया, सर्दियों में कोई समस्या नहीं—**कॉस्टिकम**-200 की एक खुराक।
- गठिया, गले में कड़ापन—**लैकनेंथिस**-30 की एक खुराक प्रतिदिन।
- गठिया, कंधों के जोड़ों में—**साइफिलिनम-1एम** की एक खुराक।
- गठिया, जोड़ों में दर्द, सिरदर्द तथा गरदन में दर्द—**यूपेटोरियम परफोलिएटम**-30 दिन में तीन बार।
- गठिया, जोड़ों में सूजन, दबाने पर एक गहरा धब्बा बनता है, गरमी से जोड़ों में राहत—**कोलचीकम**-30 दिन में तीन बार।
- गठिया-संबंधी परेशानियाँ, गुरदे के क्षेत्र में जलन तथा पीड़ा, सुन्नपन, सख्ती तथा लँगड़ापन—**बर्बेरिस वल्गेरिस-क्यू** की पाँच बूँदें दिन में तीन बार।
- आर्थराइटिस, ठंडे, नम मौसम में स्थिति बदतर—**एंटीमोनियम टार्ट**-30 दिन में दो बार।
- गठिया रोगियों में अधिक चिड़चिड़ाहट, भोजन के विचार या गंध से मिचली आती है, ठंड से खराब स्थिति और गरमी में आराम, चलने-फिरने, नम और ठंडे मौसम से बदतर—**कोलचीकम ऑटमनेल**-12 दिन में दो बार।
- उँगलियों के जोड़ों का बढ़ना—**कैल्केरिया फ्लोरिकम**-6 दिन में तीन बार।
- एड़ी में दर्द (स्थायी)—**वेलेरियाना**-30 दिन में दो बार।
- एड़ी में दर्द—**एगेरिकस मस्केरियस**-200 की एक खुराक प्रतिदिन।
- एड़ियों में सूजन, तलवे में दर्द, दबाव के साथ नहीं चल सकते—**लीडम पेलुस्टर**-30 दिन में दो बार।
- एड़ी और तलवे में दर्द, जोड़ों में सूजन के साथ दर्द, जोड़ लाल, तलवे का गठिया—**मैंगेनम एसिटिकम**-30 दिन में दो बार।

- शुष्कता से एड़ियों का फटना—**एलुमिन**-30 दिन में दो बार।
- जूते या किसी अन्य चीज की रगड़ से एड़ी में दर्द—**एलियम सीपा**-30 की एक खुराक रोजाना।
- हड्डियों में सूजन, स्क्रोफोलस, सिफलिस तथा मानसिक रोगग्रस्त व्यक्तियों में—**फॉस्फोरिक एसिड**-12 दिन में तीन बार।
- जोड़ों का चटकना, चलने के दौरान—**कैल्केरिया फ्लोरिकम**-200 की एक खुराक प्रतिदिन।
- कुरसी से उठने पर खड़ा होना मुश्किल हो जाता है, उठने के लिए कई प्रयास करने पड़ते हैं—**रूटा ग्रेवियोलेंस**-200 की एक खुराक रोजाना।
- चलने के दौरान पैरों का मुड़ जाना—**नेट्रम कार्बोनिकम**-30 दिन में दो बार।
- अस्थिशोथ (**माइलाइटिस**) मरोड़ और थकान के साथ—**पिकरिक एसिड**-30 दिन में तीन बार।
- नाखूनों का भुरभुराना—**साइलेशिया**-30 या **ग्रेफाइट्स**-30, दिन में दो बार।
- नाखूनों का तेजी से बढ़ना, लेकिन विकृत होना—**फ्लोरिक एसिड**-30 हर छह घंटे पर।
- नाखूनों का टूटना, अनियमित आकार के होना, अँगूठे का नाखून मांस में घुस जाना—**थुजा ओसी**-30 की एक खुराक प्रतिदिन।
- नाखूनों का मोटा होना और आकार विकृत होना—**ग्रेफाइट्स**-200 की सप्ताह में एक खुराक।
- नाखूनों का पीला पड़ना—**अमोनियम कार्बोनिकम**-30 दिन में दो बार।
- पिंडलियों में दर्द—**कैल्केरिया फ्लोरिकम**-200 सुबह के समय और **नेट्रम मुरिएटिकम**-200 शाम के समय, एक सप्ताह तक।
- गठिया के कारण दर्द, गुरदे में, गॉल ब्लेडर तथा पीठ में दर्द—**बर्बेरिस वल्गेरिस-क्यू** की दो से पाँच बूँदें, दिन में तीन बार।
- बाएँ कॉलर बोन के नीचे दर्द, जो दाईं ओर जाता है—**ऑरम मेटलिकम**-30 दिन में दो बार।
- बाएँ कॉलर बोन के नीचे दर्द—**सैंबुल**-30 दिन में दो बार।
- मांसपेशियों, हड्डियों, रीढ़ की हड्डी, घुटनों, जाँघों आदि में दर्द—**सीना क्यू** की दो से तीन बूँदें, दिन में दो बार।
- चलने के दौरान पैरों की एड़ियों और उँगलियों में दर्द—**लीडम पेलुस्टर**-30 दिन में दो बार।

- जोड़ों में दर्द, गठिया के कारण—**आर्जेंटम मेटलिकम**-30 की एक खुराक प्रतिदिन।
- छोटे जोड़ों में दर्द, जो हिलने-डुलने से बढ़ जाता है—**एस्टीया रेसीमोसा-क्यू** की पानी में दो बूँदें, दिन में दो बार।
- तलवे और एड़ी में दर्द—**नेट्रम सल्फ**-200 दो सप्ताह में एक बार।
- चलने और खड़े होने के दौरान पैरों में दर्द, लेकिन एड़ी पर वजन देने से कोई दर्द नहीं, चुभनेवाला और जलन भरा दर्द—**बर्बेरिस वल्गेरिस-क्यू** की पाँच बूँदें दिन में तीन बार।
- पैरों, जोड़ों और हड्डियों में पीड़ा—**मैग्नीशिया मुरिएटिकम**-200 की एक खुराक रोजाना।
- टिबिया (पैर की मोटी नली) की हड्डी में दर्द—**मैग्नीशिया ऑक्सीडेटम**-200 की एक खुराक रोजाना।
- दर्द बाएँ सीने से शुरू होता है, फिर बाएँ कंधे तक और फिर बाईं बाँह तक जाता है—**ऑक्सेलिक एसिड**-30 दिन में तीन बार।
- हड्डियों में तेज दर्द, पूरे शरीर में दर्द के साथ ज्वर—**यूपेटोरियम परफोलेटम**-30 दिन में तीन बार।
- सभी उँगलियों के जोड़ों में दर्द और सूजन—**कॉलोफाइलम**-200 की एक खुराक प्रतिदिन।
- दाँत और जबड़े की हड्डियों में दर्द, मानो वे टूट जाएँगे—**अमोनियम कार्बोनिकम**-30 दिन में दो बार।
- परिश्रम से दर्द; पेट, नितंबों और हाथ-पैरों में तनाव, भय, दर्द महसूस होता है—**कैल्केरिया कार्बोनिकम**-6 दिन में तीन बार।
- दर्द धीरे-धीरे चरम स्थिति तक पहुँचता है और धीरे-धीरे कम होता है—**स्टेनम मेटलिकम**-30 की कुछ खुराकें।
- एड़ियों में दर्द मानो घाव हो—**मैग्नीशिया मुरिएटिकम**-200 की एक खुराक।
- लंबी हड्डियों, खासकर टिबिया में दर्द—**मेजीरियम**-200 की एक खुराक, यदि दर्द बरकरार रहे तो दुहराया जा सकता है।
- पोलियो—**कॉस्टिकम-1एम** की एक खुराक, उस दिन कोई अन्य ओषधि नहीं और बाद के सात दिनों तक **कैल्केरिया कार्ब**-30 दिन में तीन बार और आठवें दिन **कॉस्टिकम-1एम** की एक खुराक दुहराएँ। एक माह तक यही दुहराएँ। इसके बाद कुछ प्रतिक्रिया होगी। साथ-साथ पैरों में नीचे से ऊपर की

ओर मालिश भी करें।

- गठिया संबंधी रोग, नम मौसम में स्थिति बदतर, रोगी को बिस्तर से उठने पर मजबूर करता है, उन्माद से पीड़ित होता है—**विराट्रम एल्बम**-30 दिन में दो बार।
- गठिया संबंधी रोग और आर्थराइटिस, जोड़ों में सूजन—**कॉस्टिकम**-200 सप्ताह में एक खुराक।
- गठिया संबंधी शिकायतें, खासकर कंधों में, घुमंतू दर्द, जोड़ सख्त, लेकिन ज्वर नहीं—**कार्बोनियम सल्फ**-200 की एक खुराक रोजाना लें।
- गठिया संबंधी संकुचन और मांसपेशियों का खिंचना—**कॉस्टिकम**-200 दो सप्ताह में एक खुराक।
- गठिया ज्वर, हर हड्डी में दर्द और अधिक थकान—**यूपेटोरियम परफोलेटम**-30 हर छह घंटे पर।
- गठिया, जोड़ों में दर्द, दर्द एक केंद्र से फैलता है—**बर्बेरिस वल्गेरिस-क्यू** की दो-तीन बूँदें, दिन में दो बार लें।
- गठिया, शरीर के ऊपरी भाग से नीचे की ओर जाता है—**काली मुरिएटिकम**-30 दिन में दो बार।
- गठिया, छोटे जोड़ों में, जोड़ों में दर्द और सख्ती—**कॉलोफाइलम**-30 हर छह घंटे पर दोहराएँ।
- गठिया, सूजाक संबंधी, ठंडे मौसम में स्थिति बदतर—**कैल्केरिया सल्फ**-200 की एक खुराक प्रतिदिन।
- गठिया, मांसपेशी संबंधी, सख्त गरदन, सिर को घुमा नहीं सकते—**एस्टीया रेसीमोसा**-30 दिन में तीन बार।
- गठिया, गैस्ट्रिक समस्याओं और अतिसार के साथ—**काली बाइक्रोमियम**-200 की एक खुराक प्रतिदिन लें।
- गठिया, सूजाक संबंधी, दर्दयुक्त और सख्त टखने, तलवे संवेदनशील, जिसके कारण चलने में परेशानी, दिन में दर्द—**मेडोराइनम-सीएम** की एक खुराक।
- गठिया, केवल रात के समय दर्द—**साइफिलिनम-सीएम** की एक खुराक।
- गठिया, किसी दमित बीमारी के कारण—**एब्रोटेनम**-30 दिन में तीन बार।
- गठिया, जोड़ों से हृदय तक जाता है—**काल्मिया लेटीफोलिया**-6 हर छह घंटे पर।
- गठिया, ऊपर से निचले अंगों तक जाता है, अचानक स्थान बदलता है, हलकी

सी गति से बदतर—**काल्मिया लेटीफोलिया**-6 हर छह घंटे पर।

- गठिया, जोड़ों में सूजन, लालिमा, स्पर्श के प्रति संवेदनशील, दमित पसीने या ठंडे नम मौसम से—**डुल्केमेरा**-200 की एक खुराक प्रतिदिन।
- गठिया, दाएँ जोड़ों में, हृदय-समस्या के साथ—**कैक्टस ग्रैंडिफ्लोरा-क्यू** की दो से पाँच बूँदें पानी में रोजाना।
- गठिया, अस्थिर दर्द, निरंतर एक अंग से दूसरे अंग में जाते हुए, हृदय को प्रभावित करना, दर्द का नीचे से ऊपर जाना—**लैक केनिनम**-200 की एक खुराक रोजाना।
- गठिया, हृदय संबंधी समस्याओं के साथ हड्डियों में दर्द—**काली सल्फ**-30 दिन में दो बार लें।
- गठिया, शरीर के किसी अंग के जोड़ में दर्द, परिवर्तनशील और घुमंतू प्रवृत्ति का दर्द—**काली सल्फ**-30 दिन में दो बार।
- गठिया, असहनीय दर्द, घुमंतू और एक जोड़ से दूसरे जोड़ में जाने की प्रवृत्ति, ऊपर से नीचे और नीचे से ऊपर की ओर, सूजन के साथ या बिना सूजन के, स्थान का परिवर्तन, अधिक कमजोरी, शक्तिहीनता और अंगों की सख्ती, हृदय संबंधी समस्याओं को जन्म—**कोलचीकम ऑटमनेल**-30 हर छह घंटे पर दोहराएँ।
- गठिया, शरीर के निचले भाग से आरंभ होता है और ऊपर की ओर अन्य अंगों की ओर जाता है; गठिया से पीड़ित अंग दुबला हो जाता है; तलवों पर दबाव के कारण ठीक से चलने में परेशानी, तलवों और पैरों को ठंडे पानी में रखना जरूरी, पसीना नहीं—**लीडम पेलुस्टर**-200 की एक खुराक प्रतिदिन लें।
- गठिया, जोड़ों में सूजन, दबाने पर गड्ढा बन जाता है, अधिक नम और ठंडे तथा गरम और शुष्क मौसम में बढ़ जाता है—**कोलचीकम-क्यू** की पानी में कुछ बूँदें, दिन में तीन बार लें।
- गठिया, ठंडी हवा का असहनीय होना और चलने-फिरने पर अधिक दर्द—**रस टॉक्स**-6 और **ब्रायोनिया**-6 एक-एक करके हर तीन घंटे पर। यदि इससे लाभ न हो तो पोटेंसी बढ़ाई जा सकती है। अगर गठिया सूजाक के कारण है तो **सरसापेरिला**-30 लाभदायक है। अगर गठिया एक स्थान से दूसरे स्थान तक जाता है तो **पल्सेटिला**-6 या 30 दिन में दो बार लें। गठिया के आरंभ होने पर **एकोनाइट**-6 दिन में तीन बार या **कोलचीकम**-6 या 30 और **लीडम पेलुस्टर**-6 या 30 को लक्षणों के अनुसार दुहराया जा सकता है।

- गठिया, मांसपेशियों के तंतुओं का तनाव और संकुचन, जोड़ों में सूजन और दर्द, गरमी से बदतर, ठंड से बेहतर, एक ओर का सिरदर्द, पीठ की सख्ती, गरदन तक जाती है—**गुएकम**-200 की एक खुराक रोजाना।
- कंधों के भीतर जलन महसूस होना—**लाइकोपोडियम**-200 की सप्ताह में एक खुराक या **फॉस्फोरस**-30 दिन में दो बार लें।
- तलवों में जलन, पैर अपने आप हिलते रहते हैं—**मेडोराइनम**-200 की एक खुराक।
- तलवों में जलन—**सल्फर**-200 की सुबह के समय एक खुराक रोजाना।
- तलवे संवेदनशील, दर्द से संबंधित—**पल्सेटिला**-30 हर छह घंटे पर।
- तलवे संवेदनशील, पैर में पसीना चलने के कारण—**बेरिटा कार्ब**-30 हर छह घंटे पर।
- जोड़ों का सख्त होना—**कोकुलस इंडिकस**-30 दिन में दो बार।
- गरदन और मांसपेशियों का कड़ा हो जाना—**मरक्यूरियस आयोडेटम रूबर**-30 की एक खुराक प्रतिदिन।
- पीठ और सैक्रम का सख्त होना, उनमें दर्द, खासकर कुरसी से उठने के समय—**कॉस्टिकम**-200 की सप्ताह में एक खुराक।
- पैरों की उँगलियों में दर्द, सूजन, सोने और चलने पर बदतर। एड़ियों में खरोंच की तरह दर्द—**लीडम पेलुस्टर**-200 की एक खुराक रोजाना लें।

□

मिरगी, बेहोशी, चक्कर आना

- मूत्र में बिल्ली के जैसी गंध—**वियोला ओडोरेटा-6** हर छह घंटे पर।
- गरमी से मूर्च्छा—**सोरिनम-200** सुबह-शाम।
- मूर्च्छा की स्थिति, चेतनता, परंतु चलने या बोलने की शक्ति नहीं—**ग्रेफाइट्स-30** दिन में दो बार।
- बेहोशी, चेहरा लाल हो जाए—**कैंथरिस-6** दिन में तीन बार लें।
- सांत्वना पाने की इच्छा, अकेले रहने में असमर्थ—**फॉस्फोरस-30** या **सीपिया-200** की एक खुराक नित्य लें।
- सांत्वना न चाहना, अकेले रहना पसंद—**नेट्रम मुरिएटिकम-200** दिन में दो बार।
- शराबियों में मिर्गी, भय से जबड़े खिंच जाते हैं, पुतलियाँ विस्तृत या संकुचित हो जाती हैं, चेहरा चित्तीदार हो जाता है, गरम पसीना, दाईं ओर पक्षाघात—**ओपियम-30**, दिन में तीन बार।
- मिर्गी, चेहरा खिंचना तथा लाल व बैंगनी हो जाना, मस्तिष्क तथा पूरे शरीर में सिहरन महसूस होना—**कैक्टस ग्रैंडिफ्लोरा क्यू** की दो से पाँच बूँदें दिन में दो बार।
- उन्माद (उग्र), काटने, थूकने, मारने तथा चीजों को तोड़ने की प्रवृत्ति; हँसी के दौरे, दाँत पीसना, अटेंडेंटों को मारने तथा काटने की प्रवृत्ति, रोगी भाग जाना चाहता है—**बेलाडोना-30** दिन में तीन बार।
- उन्माद, रात में बड़बड़ाना, उनींदा, लाल चेहरा, धीरे तथा कठिनाई से बोलना, सिर को अचानक तकिये पर से झटक देना—**लैकेसिस-200** की एक खुराक।
- उन्माद (चित्त-भ्रांति), वृद्ध कमजोर व्यक्ति में, सूजा चेहरा, आँखों में जलन, जोर के खर्राटे—**ओपियम-30** हर चार घंटे पर।

- उन्माद (चित्त-भ्रांति), उत्तेजना तथा अनिद्रा के कारण—**कॉफीया क्रूडा-30** दो सप्ताह में एक खुराक।
- उन्माद, उदरशूल के साथ—**प्लंबम मेटेलिकम-30** दिन में दो बार।
- उन्माद, गंभीर संक्रमणों के कारण, निरंतर ज्वर, रोगी अपने व्यवसाय के बारे में बात करता है, बायाँ पैर और बाँह लगातार हिलाता रहता है—**ब्रायोनिया-30** दिन में दो बार।
- उन्माद, तेज ज्वर, बेचैनी, बिस्तर से कूदकर भागने का प्रयास, अप्रासंगिक उत्तर देता है, सोचता है कि वह गलत स्थान पर है, काल्पनिक चीजों के बारे में बात करता है, कोई इच्छा या शिकायत नहीं—**हायोसिएमस नाइग्रा।**
- उन्माद, अवसाद, बेचैनी, मौत का भय, अकेले पड़ने का डर तथा सशक्त आत्मघाती प्रवृत्ति—**आर्सेनिक एल्बम-200** की रोज एक खुराक।
- मिर्गी, दौरे के समय सिर तथा गरदन पीछे की ओर मुड़ जाते हैं और दाँत जुड़ जाते हैं—**साइकुटा वाइरोसा-3एक्स** की पानी में दस बूँदें मिलाकर, पंद्रह मिनट के अंतराल पर दें।
- मिर्गी, लाल चेहरा, बेहोशी, विस्फारित पुतलियाँ, निगलने में परेशानी, मूत्र स्वत: निकल जाता है, दौरा—**बेलाडोना-6** पंद्रह-पंद्रह मिनट के अंतराल पर।
- मिर्गी, अचेतनता की अवस्था घंटों या दिनों तक रह सकती है और आवाज देने पर भी कोई प्रतिक्रिया नहीं होती है—**क्लोरल हाइड्रेट-30** दिन में तीन बार।
- हिंसक मिर्गी, दौरे से पहले गरम कमरे में रहने पर हालत खराब, अचेतनता, पीला चेहरा, जो चटख लाल वर्ण में बदल जाता है; हृदय की धड़कन का स्पंदन पूरे शरीर, खासकर सिर पर महसूस होता है—**ग्लोनाइन-30** हर तीन घंटे या दौरों के बाद, जब तक रोगी सामान्य महसूस न करने लगे।
- बंद जबड़े के साथ मिर्गी, चेतनता खोना, रात के दौरों के दौरान हाथ-पैरों की विकृति, पहले कम और फिर लंबे अंतराल तक, लाल या नीला चेहरा, पेट में कमजोरी का एहसास, इसके बाद हिचकी या भारी थकान—**साइकुटा वाइरोसा-200** की एक खुराक प्रतिदिन।
- मिर्गी, नवचंद्र के समय, दौरे के बाद सिरदर्द—**काली ब्रोमेटम-30**, दिन में दो बार।
- मिर्गी, किशोरावस्था के आरंभ में या दमित स्राव के कारण—**कॉस्टिकम-6** हर चार घंटे पर।

- मिर्गी, नींद में दौरा, जीवनी द्रव की कमी से, जलन से—**लैकेसिस**-30 की एक खुराक प्रतिदिन।
- मिर्गी, दौरे में अचानक निकटवर्ती व्यक्ति को पीटना शुरू कर देना—**आर्जेंटम मेटेलिकम**-30 की एक खुराक प्रतिदिन
- मिर्गी, रात में नींद के दौरान वृद्धि, नियमित अंतरालों पर, हर मासिक-धर्म के साथ—**क्यूप्रम मेटेलिकम**-30 हर छह घंटे पर।
- मिर्गी, मानसिक विकृति के कारण दौरे, परंतु रोगी अपने काम करने में सक्षम होता है—**बेरिटा मुरिएटिकम**-30 दिन में तीन बार सेवन कराएँ।
- मिर्गी, प्रेम में निराशा या बुरे समाचार के कारण—**इग्नेशिया**-200 की एक खुराक रोज।
- मिर्गी, भय (जो नींद के दौरान भी होता है) के कारण अनुभूति का अभाव, प्रतिक्रिया का अभाव—**ओपियम**-30 दिन में तीन बार।
- मिर्गी, घंटों या दिनों तक, दौरे से पहले पुतलियाँ फैल जाती हैं—**आर्जेंटम नाइट्रिकम**-30 की एक खुराक प्रतिदिन।
- मिर्गी, टीकाकरण से—**थुजा**-30 दिन में दो बार।
- मिर्गी, हृदय रोगों से, सिर की ओर रक्त का प्रवाह, उड़ने की अनुभूति, पसीना आना तथा दिल धड़कना—**केल्केरिया आर्सेनिक**-6 दिन में तीन बार।
- मिर्गी, अपूर्ण सहवास से—**प्लेटिना**-30 की एक खुराक रोजाना।
- मिर्गी, दमित एग्जीमा के कारण—**काली मुरिएटिम**-30 दिन में दो बार।
- मिर्गी, दमित स्रावों के कारण—**एगेरिकस मस्केरियस**-200 एक खुराक रोजाना।
- मिर्गी, दौरे के समय असामान्य स्वेदन—**पिलोकार्पस**-30 दिन में दो बार।
- मिर्गी, दमित स्रावों के कारण—**ट्यूबरकुलिनम**-30 पूरी तरह ठीक होने तक दिन में दो बार।
- मिर्गी, रस्सीदार लार के साथ—**काली बाइक्रोमेटम**-30 हर छह घंटे पर।
- मिर्गी, मस्तिष्क में तरंगों जैसा एहसास—**एस्टिया रेसीमोसा**-30 दिन में दो बार।
- मिर्गी के दौरे, सिर पर चोट लगने से—**नेट्रम सल्फ**-30 दिन में तीन बार।
- बेहोशी, गंध से, खाने के बाद, हर प्रसव-पीड़ा के बाद, सुबह के समय—**नक्स वोमिका**-30 दिन में दो बार (हर छह घंटे पर)।
- बेहोशी के दौरे, रक्ताल्पताग्रस्त लोगों में—**एसिटिक एसिड**-6 दिन में दो बार।

- बेहोशी, रक्ताल्प तथा दुर्बल लोगों में जरा सी मेहनत के बाद—**कार्बो वेजीटेबिलिस**-30 दिन में तीन बार।
- नीचे उतरते समय बेहोशी, ऊपर चढ़ने में कोई परेशानी नहीं, अधिक कमजोरी—**स्टेनम मेटलिकम**-30 की कुछ खुराकें।
- सुबह उठने के तुरंत बाद ठंडी हवा से बेचैनी महसूस करना—**पल्सेटिला**-30 छह घंटे के अंतराल पर तीन खुराक।
- पैरों की बेचैनी, मानसिक तनाव या बेचैनी के कारण लगातार पैर हिलाते रहना—**मेडोराइनम**-200 की दो सप्ताह में एक खुराक।
- हाथों की बेचैनी, बिस्तर पर उँगलियाँ फिराने या अपनी घड़ी की चेन के साथ खेलने में अच्छा महसूस करना—**काली ब्रोमाइड**-3 दिन में दो बार।
- भय, चक्कर, मूर्च्छा, काँपना, गर्भपात या मासिक-धर्म को जन्म देता है—**एकोनाइट**-30 दिन में दो बार।
- दाँत पीसना, चेहरे का विकृत होना—**साइकुटा वाइरोसा**-200 की एक खुराक प्रतिदिन।
- नींद में दाँत पीसना—**केनाबिस इंडिका**-30 दिन में तीन बार लें।
- हाथ और पैरों का सुन्न हो जाना, सूजा हुआ लगना—**कोकुलस इंडिकस**-30 हर छह घंटे पर।
- हाइड्रोफोबिया, बहते जल को देखने और उसकी आवाज सुनने से स्थिति और खराब—**हाइड्रोफोबिनम**-30 सप्ताह में दो बार।
- हाइपोकॉण्ड्रिएसिस, ऊँचे भवनों को देखने से चक्कर आता है और लड़खड़ाहट होती है; ऐसा महसूस होता है कि दोनों ओर के घर एक साथ आकर उसे कुचल देंगे, सड़क से गुजरने में डरता है—**आर्जेंटम मेटलिकम**-20 की एक खुराक रोज।
- हिस्टीरिया—**वेलेरियाना-क्यू** दो से पाँच बूँदें, दिन में दो बार दें।
- हिस्टीरिया रोगी, जल्दी क्रोधित होता हो, तुरंत उत्तेजित हो जाता हो, उसकी बदलती रहती हो, कटु स्राव—**काली फॉस्फोरस**-30 हर छह घंटे पर।
- हिस्टीरिया, बदलता मूड, कभी प्रसन्नता, कभी अवसाद, आवाज खोना, मूत्र जमा होता है या प्रचुर मात्रा में निकलता है, लेटने पर अत्यधिक खाँसी, चेहरे की मांसपेशियों में ऐंठन और झटके—**हायोसिएमस नाइग्रा**-30 की एक खुराक रोज।
- हिस्टीरिया, पूर्ण अचेतनता, दमित मूत्र, प्यास नहीं लगना, शुष्क मुँह, बेहोशी

के दौरे, प्रतिक्रियाहीन, दमित मासिक-धर्म, हमेशा नींद आना—**नक्स मास्केटा-30** की एक खुराक रोजाना।

- हिस्टीरिया, उँगलियाँ अलग-अलग हो जाती हैं और अंदर की ओर मुड़ जाती हैं—**क्यूप्रम मेटलिकम**-30 दिन में दो बार।
- हिस्टीरिया, रोगी की उँगलियाँ अलग-अलग होकर पीछे की ओर मुड़ जाती हैं—**सीकेल कॉरनुटम**-30 दिन में दो बार।
- हिस्टीरिया, ऐसा लगता है मानो पीठ पर साँप हों, हवा में चलने का एहसास, स्पर्श के प्रति अत्यंत संवेदनशील, मासिक-धर्म से पहले और दौरान स्तनों में दर्द, योनि से गैस निकलती है, निरंतर मूत्र-त्याग की इच्छा, अनियमित पीड़ा—**लैक केनिनम**-200 की दो सप्ताह में एक खुराक।
- हिस्टीरिया—**इग्नेशिया**-30 दिन में तीन बार, यदि यह विफल रहे तो **जिंकम फॉस्फोरस**-30 दिन में तीन बार दें।
- हिस्टीरिया—**इग्नेशिया**-30 हर दौरे के बाद एक खुराक और इसके बाद सुबह के समय एक खुराक।
- हिस्टीरिया, युवतियों में मासिक-धर्म के दबे होने के कारण—**जिंकम मेटलिकम**-30 दिन में दो बार।
- हिस्टीरिया, मोटी महिलाओं में, मासिक-धर्म की गड़बड़ी से संबंधित, गर्भावस्था या रजोनिवृत्ति के दौरान—**थायरायडिनम**-30 दिन में तीन बार।
- हिस्टीरिया, ऐसा लगना मानो काई चीज गले में लटक रही है, जिसे निगलना जरूरी है, गले में शुष्कता और रूखापन, यह भ्रम कि वह बीमार है और शरीर के अंग सिकुड़ गए हैं, कि वह गर्भवती है, कि उसे कोई गले की घातक समस्या है—**सेबाडिला**-30 दिन में तीन बार दें।
- हिस्टीरिया, जिस करवट सो रहे हों उस ओर की मांसपेशी का काँपना, अनिद्रा, सुन्नपन, बेचैनी—**एस्टीया रेसीमोसा**-30 दिन में दो बार।
- हिस्टीरिया, कभी रोना, कभी हँसना, विलंबित और दर्दयुक्त मासिक-धर्म, प्रचुर मात्रा में हरे रंग का तिक्त ल्यूकोरिया, हृदय का धक-धक करना, हृदय का धड़कना पूरे शरीर को हिलाता है, सपने में चोरों को देखना, जीभ पर बाल महसूस होना—**नेट्रम मुरिएटिकम**-200 की दो सप्ताह में एक खुराक।
- हिस्टीरिया संबंधी मिर्गी के दौरे, हँसना, ईर्ष्यालु होना, डरना और हिंसक होना—**हायोसिएमस नाइग्रा**-30 की एक खुराक रोजाना।
- हिस्टीरिया की अवस्था, रोगी कभी प्रसन्न, कभी अवसादग्रस्त होता है; प्रसन्नता

के समय गाता, नाचता, कूदता, हँसता और सीटी बजाता है; सभी को चूमना चाहता है और अवसादग्रस्त स्थिति में रोता है, क्रोधित होता है, मित्रों को गाली देता है और फिर पछताता है—**क्रोकस सेटाइवा**-30 दिन में दो बार।

- नींद में चलना—**काली ब्रोमेटम**-30 दिन में दो बार लें।
- बेचैनी, लेकिन रात में आँख बंद करने के बावजूद सो नहीं पाना—**मैग्नीशिया मुरिएटिकम**-200 दिन में एक बार।
- ऐंठन संबंधी रोग, किशोरावस्था के दौरान विकसित मिर्गी और हिस्टीरिया से या मासिक क्रियाएँ शुरू होने से—**कॉलोफाइलम**-30 हर छह घंटे पर।
- बच्चों में दाँत निकलते समय मांसपेशियों की ऐंठन, हाथ-पैरों और पूरे शरीर का विकृत होना, दौरा ऊपर से नीचे की ओर फैलता है, दौरे से पहले दर्द से चीखता है, पुतलियाँ विस्फारित होती हैं, बेहोशी, कमजोरी—**साइकुटा वाइरोसा**-30 की एक खुराक रोजाना दें।
- दौरा, हाथ या उँगलियों की जकड़न के साथ, पैर की उँगलियाँ फैली हुईं या पीछे की ओर मुड़ी हुईं—**सीकेल कॉरनुटम**-30 दिन में तीन बार।
- दौरा या ऐंठन, शरीर की सभी मांसपेशियों की ऐंठन—**हायोसिएमस नाइगर**-30 दिन में दो बार।
- ऐंठन, स्कलेरोसिस या ट्यूमर के कारण—**प्लंबम**-200 की एक खुराक प्रतिदिन।
- ऐंठन, भय, क्रोध या भावुक कारणों से, खाँसने तथा प्रसव के दौरान—**काली बाइक्रोमियम**-30 हर छह घंटे पर दोहराएँ।
- अचेतनता, बोलते, पढ़ते या लिखते समय बेहोश हो जाना, स्मरण-शक्ति चले जाना, परिवर्तनशील मूड, उत्तर देने से पहले याद करने की जरूरत—**नक्स मास्केटा**-200 की एक खुराक प्रतिदिन।
- मूर्च्छा, गहरा लाल चेहरा और जोर लगाकर साँस लेना, आँखें विस्फारित, चेहरा लाल और सूजा हुआ, आसानी से भयभीत होनेवाला और बेचैन—**ओपियम**-30 दिन में दो बार।
- झटका लगना, मांसपेशियों के एक समूह में, खासकर पलकों की मांसपेशियों में, हिस्टेरिकल लोगों में सामान्य—**क्रोकस सेटाइवा**-30 दिन में दो बार।
- झटका लगना, चेहरे, पलकों और हाथ-पैरों में, नींद के दौरान बंद हो जाता है—**एगेरिकस मस्केरियस**-30 दिन में दो बार।
- अर्ध-अचेतनता—**आर्निका**-30 दिन में तीन बार लें।
- अचेतनता, मूत्र के प्रवाह, जो दिन-रात टपकता रहता है, को नियंत्रित करने में

असमर्थता—**टेरेबिंथ**-200 दो सप्ताह में एक बार लें।

- पेट के कीड़ों के कारण चक्कर आना—**ग्रेनेटम या कोकुलस**-30 दिन में दो बार।
- वृद्ध लोगों में चक्कर आना, सुबह, सोने के बाद और खाने के बाद स्थिति बदतर—**एंब्रा ग्रीसिया**-30 दिन में दो बार।
- मिचली के साथ चक्कर आना, सोने के बाद उठने पर बढ़ जाता है—**ब्रायोनिया एल्बा**-30 सुबह-शाम एक-एक खुराक।
- बिस्तर से उठने के बाद चक्कर आना, वृद्धों को बेहोशी—**फॉस्फोरस**-30 सुबह-शाम दें।
- सोने के बाद चक्कर आना—**लैकेसिस**-30 की एक खुराक रोजाना।
- चक्कर आना, ऐसा लगना मानो शरीर बेसुध और दिमाग भ्रमित हो, बिस्तर से उठने पर तेज चक्कर, जो फिर से लेट जाने के लिए विवश करता है—**कोकुलस इंडिकस**-30 हर छह घंटे पर।
- चक्कर आना, वमन और दस्त, माथे पर ठंडा पसीना—**विराट्रम एल्बम**-200 की सुबह-शाम एक-एक खुराक।
- चक्कर आना, वेसो-मोटर गड़बड़ी के कारण, स्नायविक समस्याएँ, रजोनिवृत्ति के दौरान—**थायरायडिनम**-30 दिन में तीन बार।
- चक्कर आना, सिर में रक्त के जमाव के कारण—**कैक्टस ग्रैंडिफ्लोरा**-6 दिन में दो बार खाएँ।
- चक्कर आना, मानसिक परिश्रम और लंबे समय तक खड़े रहने के कारण—**पिकरिक एसिड**-30 दिन में दो बार।
- चक्कर आना, सिर में रक्त के तेज प्रवाह के कारण—**कैल्केरिया आर्सेनिकम**-6 दिन में दो बार।
- चक्कर आना, वृद्ध व्यक्तियों में, बिस्तर पर लेटने के दौरान सिर को घुमाने और उठने से, सुन्नता—**कोनियम**-30 हर छह घंटे पर।
- चक्कर आना, सुबह उठने के तुरंत बाद—**कैल्केरिया ओस्ट**-200 की एक खुराक लें।
- चक्कर आना, गरदन के पीछे दर्द से आरंभ होता है—**जेलसीमियम**-200 दिन में दो बार।
- चक्कर आना, पूरी नींद न ले सकने के कारण—**कोकुलस**-200 की एक खुराक रोजाना।

- चक्कर आना, कोई भी गति करने पर—**ब्रायोनिया**-30 हर छह घंटे पर।
- चक्कर आना, सिर को झुकाने पर—**काली ब्रोमेटम**-30 दिन में तीन बार।
- चक्कर आना, आँखों को बंद करने पर या हलके से शोर से भी—**थेरिडियान**-200 साप्ताहिक खुराक लें।
- चक्कर आना, ऊपर की ओर देखने या ऊपर चढ़ने पर—**काली सल्फ**-200 की एक खुराक रोजाना।
- चक्कर आना, नीचे देखने पर और आँखों को घुमाने पर या आगे झुकने पर, पर लेटने पर राहत—**स्पाइजेलिया**-30 दिन में तीन बार।
- चक्कर आना, नीचे की ओर देखने पर—**फॉस्फोरस**-30 की एक खुराक रोजाना या **स्पाइजेलिया**-30 दिन में दो बार।
- चक्कर आना, ऊपर की ओर देखने पर—**पल्सेटिला**-30 दिन में तीन बार या **साइलेशिया**-200 दो सप्ताह में एक बार।
- चक्कर आना, आगे की ओर झुकने पर और मासिक-धर्म के समय—**साइक्लामेन**-30 छह घंटे के अंतराल पर।
- चक्कर आना, सिर में दर्द, चेहरे का लाल हो जाना, बेसुधी का एहसास, सिर को हिलाने से मूर्च्छित हो जाना, आगे की ओर झुकने से बढ़ता है—**ग्लोनोइन**-30 हर छह घंटे पर।
- चक्कर आना, अत्यधिक पीलापन, चेतनता खो जाना, खुली हवा में और वमन करने पर बेहतर महसूस करना, उठने या ऊपर की ओर देखने और आँखों को खोलने पर पुनः चक्कर—**टेबेकम**-6 दिन में तीन बार।
- चक्कर आना, ऑक्सीपुट से फैलता है, किसी वस्तु के दो प्रतिबिंब दिखना, क्षीण दृष्टि या दृष्टिलोप, चलने-फिरने में विषाक्तता महसूस करना—**जेलसीमियम**-30 हर छह घंटे पर दोहराएँ।
- चक्कर आना, गंभीर—**साइफिलिनम**-200 की सप्ताह में एक खुराक।
- चक्कर आना, किसी भी प्रकार की अवस्था में—**सेबाडिला**-30 दिन में तीन बार।
- चक्कर आना, आँखों को बंद करते समय—**थुजा ओसी**-200 दिन में तीन बार।
- चक्कर आना, ठंडी हवा में जाने पर—**रेनानकुलस बल्बोसस**-30 दिन में तीन बार।
- चक्कर आना, ऊपर की ओर सीढ़ियाँ चढ़ने पर—**कैल्केरिया कार्ब**-200 की

एक खुराक प्रतिदिन।

- चक्कर आना, सीढ़ियाँ उतरते समय—**बोरेक्स**-6 हर छह घंटे पर लें।
- चक्कर आना, कानों में भनभनाहट की आवाज, सामान्य कमजोरी और कंपन, बंद आँखों के साथ नहीं चल सकते, ऊँची इमारतों को देखने से चक्कर आता है—**आर्जेंटम नाइट्रिकम**-30 दिन में दो बार।
- चक्कर आना, सिरदर्द से, गले से शुरू होता है, आगे की ओर गिरने का एहसास, ऊपर की ओर देखने पर बदतर—**साइलेशिया**-200 आवश्यकता के अनुसार एक खुराक या कुछ खुराकें।
- चक्कर आना, दृष्टि-लोप के कारण—**टेरेबिंथ**-200 साप्ताहिक खुराक।
- चक्कर आना, मिचली के साथ, खासकर आँख बंद करने पर—**थेरिडियान**-200 सप्ताह में एक बार।
- चक्कर आना, मिचली और रक्तचाप के साथ—**कैल्केरिया सल्फ**-30 दिन में तीन बार।
- चक्कर आना, मिचली के साथ—**विराट्रम विरडिस**-6 दिन में चार बार।
- चक्कर आना, दाहिनी करवट सोने पर बदतर—**मुरिएटिक एसिड**-30 हर छह घंटे पर।

□

श्वास रोग

- खाने-पीने के दौरान दम घुटने का एहसास—**एनाकार्डियम-30** दिन में तीन बार।
- दमा, अतिसार तथा नाक में सूजन की एलर्जी संबंधी अवस्थाओं में—**काली आयोडेटम** की एक खुराक रोजाना लें।
- श्वासावरोध, रासायनिक धुएँ के कारण—**बोविस्टा-6** दिन में तीन बार।
- दमा, श्वास में घरघराहट, खड़खड़ाहट के लक्षण, दम घुटना, साँस लेने में परेशानी, दौरे के समय लेटना भी मुश्किल। सिर को पीछे करके बैठना पड़ता है—**हेपर सल्फ.-30** दिन में दो बार (सुबह तथा रात)।
- दमा, धुंधवाले मौसम में—**हाइपेरिकम परफोरेटम-3** हर छह घंटे पर।
- दमा, तत्काल राहत के लिए—**ब्लेटा ओरिएंटेलिस क्यू ग्रिंडिलिया रॉबस्टा क्यू, लॉबिलिया आई.क्यू, सेनेगा क्यू** और **पेसीफ्लोरा क्यू** सभी को बराबर मात्रा में मिलाएँ। इस मिश्रण की पाँच बूँदें दो बड़े चम्मच पानी में मिलाकर दिन में तीन-चार बार लें।
- तेज दमा—**इपेकाकुआन्हा-3एक्स** यह पहला उपचार होना चाहिए और जल्दी-जल्दी देना चाहिए।
- दमा, रात में एक बजे से तीन बजे तक हालत बदतर—**आर्सेनिक एल्बम-30** दिन में दो बार।
- दमा का दौरा, रात में दो से चार बजे के बीच, दौरे के समय सिर नीचा करके और घुटनों पर कुहनियाँ टिकाकर बैठना—**काली कार्बोनेट-200** की साप्ताहिक खुराक।
- दमा के दौरे में तत्काल राहत के लिए—**ब्लेटा ओरिएंटेलिस-क्यू** की पाँच बूँदें हर दो घंटे पर पानी में डालकर, इसके स्थान पर **ग्रिंडिलिया-क्यू** पानी में पाँच

बूँदें डालकर या **वाइबरनम क्यू** पानी में पाँच बूँदें डालकर भी हर दो घंटे पर ले सकते हैं।

- कार्डिएक दमा (हृदय गति शून्यता के कारण श्वासावरोध), सेप्टिक अवस्था के कारण—**पायरोजीनियम**-30 दिन में तीन बार।
- बच्चों को दमा, सीने में खड़खड़ाहट और वमन के साथ—**इपेकाकुआन्हा**-30 दिन में तीन बार।
- श्वसन में कठिनाई और बेचैनी के साथ दमा—**आर्सेनिक एल्बम**-30 की एक या दो खुराक रोजाना लें।
- दमा, धीरे-धीरे टहलने पर राहत मिलती है, तेज गति से टहलने या चलने पर लक्षण बढ़ जाते हैं, मध्य रात्रि के बाद बदतर स्थिति—**फेरम मेटलिकम**-6 दिन में तीन बार।
- दमा, पहली नींद के बाद तेज घरघराहट, श्वसन के साथ खाँसी, शाम या रात के समय हालत बदतर—**अरेलिया रेसीमोसा**-3 दिन में तीन बार।
- दमा, टीके से या गलत तरीके से इंजेक्शन देने से उभरना—**थुजा**-30 की एक खुराक रोजाना लें।
- दमा, नींद टूटने से पहले और बाद में उभरता है—**लैकेसिस**-200 की दो सप्ताह में एक खुराक।
- दमा, पूर्णिमा के दौरान प्रकोप—**साइलेशिया**-200 की एक खुराक प्रति दिन।
- दमा, बदहज्मी तथा भोजन संबंधी अनियमितताओं से वृद्धि—**नक्स वोमिका**-200 की रात में एक खुराक नित्य।
- दमा, मौसम के आकस्मिक परिवर्तन से उभरता है—**साइलेशिया**-200 की एक खुराक प्रतिदिन लें।
- दमा, ठंडे नम मौसम, मानसून के मौसम में या झील, समुद्र आदि के किनारे बढ़ता है। खाँसी के दौरान रोगी अपने हाथों से सीना पकड़ लेता है—**नेट्रम सल्फ.**-30 दिन में दो बार।
- दमा, सूखे ठंडे मौसम में बढ़ता है और नम मौसम में बेहतर होता है—**हिपार सल्फ.**-200 की एक खुराक रोजाना।
- दमा, गरमियों में या अधिक ऊँचाईवाले स्थान पर उभरता है—**ल्यूटिकम**-200 की एक खुराक रोजाना।
- दमा, नम मौसम में उभरता है और रात तीन बजे से सुबह पाँच बजे के बीच आक्रमण होता है—**काली कार्बोनिकम**-200 की साप्ताहिक खुराक।

- दमा, उच्च रक्तचाप के साथ संबद्ध—**बेरिटा कार्बोनिका**-30 दिन में दो बार प्रतिदिन।
- दमा, दम घुटने और सीने पर दबाव का एहसास—**यर्ब ए सांटा-क्यू** पानी में पाँच बूँदें, हर दो घंटे के अंतराल पर।
- दमा, समुद्र-तट पर रहने या अधिक नमक खाने पर—**मैग्नीशिया मुरिएटिकम**-30 की एक खुराक रोजाना लें।
- दमा, दौरे के समय कफ़ नहीं निकल पाता और बैठे रहने पर पैर लगातार हिलते रहते हैं—**जिंक मेटेलिकम**-30 दिन में तीन बार।
- दमा, दौरे के समय रोगी ठंडी वायु पाने की इच्छा करता है—**अमोनियम कार्बोनिकम**-30 दिन में दो बार।
- दमा, रात को अचानक दौरा पड़ता है, बच्चा नीला पड़ जाता है, दौरे के बाद हाँफते हुए साँस लेता है, एक और दौरे के साथ जागता है, प्रचुर मूत्र-विसर्जन के बाद राहत मिलती है, जागने पर अधिक मात्रा में पसीना आता है—**सैंबुकस नाइग्रा**-200 दो सप्ताह में एक बार।
- दमा, समुद्र-तट से दूर—**ब्रोमियम**-30 दिन में तीन बार।
- दमा, खाना खाने से बेहतर होता है—**ग्रेफाइट्स**-30 दिन में दो बार।
- दमा, लेटने और हाथों को शरीर से दूर खुला रखने पर बेहतर होता है—**सोरिनम**-200 की एक खुराक रोज। यदि इससे लाभ न हो तो **ट्यूबरकुलिनम**-200 दिन में दो बार।
- दमा, पेट के बल लेटने, समुद्र के पास और नम मौसम के दौरान आराम—**मेडोराइनम**-200 की एक खुराक, यदि लक्षण बने रहें तो एक और खुराक ली जा सकती है।
- दमा, सूखे ठंडे मौसम में ठीक रहता है और नम मौसम में बढ़ जाता है—**नेट्रम सल्फ.**-30 दिन में तीन बार या **डुल्केमेरा**-30 दिन में तीन बार।
- दमा, ठंड से आराम—**ऑरम मेटेलिकम**-200 की एक खुराक रोज।
- दमा, मानसून के दौरान बेहतर—**कॉस्टिकम**-30 हर छह घंटे पर।
- दमा, फेफड़ों में पर्याप्त हवा न पहुँचने के कारण हाँफना, खाँसी के कारण लेटने में परेशानी, बैठने से आराम, कफ निकाल नहीं सकते—**एंटीमोनियम टारटेरिकम**-6 हर छह घंटे पर।
- दमा, बदहज्मी के साथ कार्डिएक, लेटने में परेशानी, बैठने पर आराम, नाक की श्लेष्मा कला से अधिक स्राव तथा गले में सिकुड़न के साथ दौरा शुरू होता

है—**नजा-6** दिन में चार बार।

- दमा, अधिक खाने के कारण—**नक्स वोमिका-200** की एक खुराक रोज।
- दमा, प्रदूषण के कारण—**सल्फ्यूरिक एसिड-200** की एक खुराक प्रतिदिन (ब्रोंकियल अस्थमा में लाभदायक)।
- दमा, दौरे के समय सिर को हाथों पर रखकर और उन्हें तकिये पर रखकर सोने की इच्छा होती है—**अरेलिया आर.-6** दिन में चार बार।
- दमा, सक्रिय, अति रक्ताल्पता के कारण—**एकोनाइट-6** दिन में तीन बार।
- दमा, चेचक के कारण—**कार्बो वेजिटेबिलिस-200** की एक खुराक प्रतिदिन लें।
- दमा, माध्यम अधिक स्पष्ट नहीं हैं—**इपेकाकुआन्हा-30** और **आर्सेनिक एल्बम-30** हर तीन घंटे पर बदल-बदलकर लें।
- बच्चों में दमा, वसायुक्त भोजन से एलर्जी —**पल्सेटिला-30** दो सप्ताह में एक बार।
- अनियमित मासिक-धर्मवाली महिलाओं को दमा—**पल्सेटिला-200** की एक खुराक रोजाना लें।
- सहवास का प्रयास करने पर दमा—**एंब्रा ग्रीसिया-30** दिन में दो बार।
- श्वसन मार्ग की शुष्कता के साथ तेज दमा, शुष्क गला, कंठ, श्वासनली की शुष्कता, कभी-कभी खड़खड़ाहट, सीटी की आवाज और घरघराहट, बदहज्मी, कफ निकलने में परेशानी, जिसके कारण उसे निगलना पड़ता है; सिरदर्द, आगे की ओर झुकने पर आराम—**स्पॉन्जिया टोस्टा-6** दिन में तीन बार।
- दमा, रात में अचानक शुरू होता है और भोर में समाप्त हो जाता है—**साइफिलिनम-200** सप्ताह में दो बार।
- दमा, कफ निकालने में असमर्थ, परंतु जैसे ही रोगी कफ निकाल देता है, वह आराम महसूस करता है—**जिंकम मेटेलिकम-30** दिन में दो बार।
- दमा, सीने में संकुचन के साथ तेज दौरा, घरघराहट भरी खाँसी, दम घुटने का एहसास और बदहज्मी—**इपेकाकुआन्हा-30** दिन में तीन बार लें।
- दमा, जब रोगी को नजदीक से पंखा झले जाने और पंखे के सामने रहने की इच्छा होती है—**कार्बो वेजिटेबिलिस-30** हर छह घंटे पर।
- दमा, लंबे समय से मौजूद त्वचा रोगों के साथ—**सल्फर आयोडेटम-3** दिन में तीन बार, दो बूँदें।
- दमा, कंठ तथा सीने में सूखेपन तथा जलन के साथ, तलवों तथा हथेलियों में

जलन, मुँह में कड़वा स्वाद—**सैंग्वेनेरिया केनाडेंसिस-क्यू** दिन में तीन बार।

- दमा, गैस्ट्रिक लक्षणों के साथ—**काली मुरिएटिकम-6** दिन में दो बार।
- दमा, सीने में घरघराहट की आवाज—**इपेकाकुआन्हा-6** दिन में दो बार। दाएँ फेफड़े में तेज दर्द—**आर्सेनिक एल्बम-6** दिन में दो बार, सुबह सात बजे और दोपहर तीन बजे।
- दमा, परिवार में फेफड़ों का वंशानुगत रोग—**बेसीलिनम-200** साप्ताहिक खुराक या **1एम** दस-पंद्रह दिनों के बाद दुहराई जा सकती है।
- दमा, सोने के तुरंत बाद या पहली नींद के बाद स्थिति बिगड़ती है—**अरेलिया रेसीमोसा-30** दिन में तीन बार।
- दमा का दौरा, इसके दौरान मिचली और वमन के साथ अधिक मात्रा में लार निकलती है—**लोबिलिया इंफ्लेटा-30** दिन में दो बार।
- समय-समय पर दमा का दौरा, अत्यंत थकान के साथ—**साइनिनम आर्सेनिकम-3** दिन में चार बार।
- दमा के मरीज, जिन्हें पंखा या तकिए के इस्तेमाल से एलर्जी होती है—**मैग्नेनम-30** दिन में दो बार।
- सीढ़ियाँ चढ़ते समय साँस फूलना तथा अत्यंत कमजोरी महसूस होना—**आयोडियम-1एम** महीने में एक खुराक।
- सीढ़ियाँ चढ़ते समय साँस लेने में कठिनाई—**नाइट्रिक एसिड-30** दिन में दो बार।
- दुर्गंधयुक्त साँस—**मुरिएटिक एसिड-30** दिन में तीन बार लें।
- सोने के दौरान साँस रुक जाना तथा इसके कारण नींद खुलना, साँस लेने के प्रयास में नींद उड़ जाना—**डिजीटेलिस परप्यूरिया-30** दिन में दो बार।
- खाँसी के दौरान साँस लेने में परेशानी, लेटने पर अधिक परेशानी, खाँसी में खड़खड़ाहट की आवाज तथा बैठने पर बेहतर महसूस करना—**एंटीमोनियम टारटेरिकम-6** हर छह घंटे पर।
- ऊँचाई पर चढ़ते समय जल्दी-जल्दी साँस लेने के लिए विवश होना—**डिजीटेलिस-30** दिन में तीन बार।
- सोने के लिए बिस्तर पर लेटते ही दम घुटने का एहसास होने के कारण सोने में परेशानी—**ग्रिंडेलिया-क्यू** की पानी में दो-तीन बूँदें।
- साँस लेने में परेशानी, इसके कारण कोई पेय पदार्थ पीने में भी परेशानी, कम मात्रा में पेय पदार्थ का सेवन संभव है—**काली नाइट्रिकम-6** दिन में दो बार।

- सीने में कफ के कारण साँस लेने में परेशानी—**अमोनियम कार्बोनिकम**-30 हर छह घंटे पर।
- मध्य रात्रि के बाद अचानक साँस लेने में परेशानी और इसके कारण रोगी की नींद टूट जाना—**स्पॉन्जिया टोस्टा**-30 दिन में दो बार।
- साँस फूलना—**ब्रायोनिया**-6 दो-तीन दिनों के लिए दिन में तीन बार। इससे लाभ न होने पर **इपेकाकुआन्हा**-6 दिन में तीन बार। यदि इससे भी लाभ न हो तो **रस टॉक्स.**-6 दिन में तीन बार।
- सीढ़ियाँ चढ़ते समय साँस फूलना, इसके कारण बात नहीं कर सकते—**आयोडियम**-30 दिन में तीन बार।
- सीढ़ियाँ चढ़ते समय साँस फूलना—**लॉबीलिया**-30 दिन में तीन बार।
- ब्रोंकाइटिस, चिपचिपा तथा रस्सी जैसा बलगम, मूत्र-त्याग करने में जलन तथा दर्द—**केंथरिस**-30 दिन में तीन बार।
- ठंड के कारण सीने तथा पसलियों में दर्द, निमोनिया या प्लूरिसी में—**रेनाकुलस बल्बोसस**-30 हर छह घंटे पर दें।
- दमा की खाँसी, सूखी ठंडी वायु के कारण—**एकोनाइट नेपीलस**-30 दिन में तीन बार।
- दमा, शुष्क ठंडी हवा में जाने पर, गहरी रूखी खाँसी, बलगम की खड़खड़ाहट, सुबह तथा मध्य रात्रि से पहले बदतर, ठंडी हवा तथा शीतल पेय पदार्थों के कारण अधिक खाँसी, गरमी से राहत—**हिपार सल्फ्यूरिस**-200 की एक खुराक नित्य लें।
- दमा, कर्कश सूखी खाँसी, गरम नम मौसम में अधिक बुरी स्थिति, छींक तथा साँस लेने के दौरान चीरने की-सी आवाज—**आयोडियम**-30 दिन में तीन बार।
- दमा में यदि **आयोडियम**-30, **हिपार सल्फ**-30, **स्पॉन्जिया**-200 और **फॉस्फोरिकम**-30 से लाभ न हो तो **ब्रोमियम**-30 दिन में दो बार, क्रम से।
- दमा, बेचैनी से, घरघराहट की आवाज, साँस लेने के दौरान और आधी रात के समय बुरी स्थिति—**स्पॉन्जिया टोस्टा**-30 दिन में तीन बार।
- श्वास छोड़ने में कठिनाई—**एसिड हाइड्रोसाइनिक**-6 चार घंटे के अंतराल पर या **सैंबुकस नाइग्रा**-6 दिन में तीन बार।
- श्वास लेने में कठिनाई—**आर्सेनिक एल्बम**-6 चार घंटे के अंतराल पर।
- श्वसन-प्रक्रिया में कठिनाई; बोलने, पढ़ने, गाने और निगलने पर खाँसी में

वृद्धि, सिर को नीचे रखकर लेटने पर राहत—**स्पॉन्जिया टोस्टा**-200 की एक खुराक प्रतिदिन।

- श्वास लेने में कठिनाई, गरम कमरे, भीड़ भरे कमरे, थिएटर, चर्च आदि में दम घुटने का एहसास—**लिलियम टाइग्रिनम**-30 दिन में तीन बार।
- श्वास लेने में कठिनाई, बैठने पर, सोने के बाद और कमरे में अधिक, तेजी से चलने पर स्थिति बेहतर—**सीपिया**-200 की चंद खुराकें।
- श्वास लेने में कठिनाई, बाईं करवट सोने पर, दाईं करवट और सिर ऊँचा करके सोना पड़ता है, दौरा पड़ने पर मरीज की नींद टूट जाती है—**स्पॉन्जिया टोस्टा**-30 दिन में तीन बार।
- श्वास लेने में कठिनाई, हाँफना, हृदय संबंधी जलोदर के साथ तेज नाड़ी-गति—**क्रेटीजस ओएक्स-क्यू** की पानी में दो से पाँच बूँदें, दिन में तीन बार लें।
- श्वास लेने में कठिनाई, दाईं करवट तथा सिर ऊँचा करके सोने पर आराम—**स्पाइजेलिया**-30 दिन में तीन बार।
- श्वास लेने में कठिनाई, नील रोग—**कार्बो वेजीटेबिलिस**-30 दिन में तीन बार लें।
- कफ न निकल पाना, **कफ निकलते ही राहत—जिंकम मेटेलिकम**-30 दिन में तीन **बार।**
- साँस छोड़ने **में परेशानी, परंतु साँस** लेने में कोई परेशानी नहीं—**क्लोरम**-6 हर घंटे।
- दमा में साँस लेने में कठिनाई—**ग्रिंडेलिया रोबस्टा-क्यू** की एक बार में दो से पाँच बूँदें, जब भी आवश्यकता हो।
- साँस लेने में कठिनाई—**जेबोरंडी**-30 दिन में तीन बार लें।

□

कमजोरी के कारण उत्पन्न विकार

- अंग-संचालन में अक्षमता (चलने में), बंद आँखों के साथ या अँधेरे में चलने में असमर्थता, आँखें बंद करने पर गिर जाना—**एलुमिना**-30 दिन में दो बार।
- अंग-संचालन में अक्षमता, अनिश्चितता के साथ चलना, रास्ते में कुछ भी आने पर लड़खड़ाना—**एगेरिकस मस्केरियस**-30 दिन में दो बार।
- शक्तिहीनता, मल सख्त न होने के बावजूद मल-त्याग में अत्यंत कठिनाई होती है, मूत्र-विसर्जन धीरे-धीरे होता है—**हिपार सल्फ्यूरिस**-200 की सप्ताह में एक खुराक।
- लगातार वजन घटते जाना—**बेसीलिनम**-200 दो सप्ताह में एक बार।
- सहवास के बाद साँस लेने में कठिनाई—**एसफोटिडा**-6 दिन में दो बार।
- कमजोरी (सामान्य), गरम मौसम में, लंबी बीमारी के बाद, अत्यधिक यौन-सक्रियता के कारण, मानसिक तथा शारीरिक मेहनत के कारण, लेटने और सोने की इच्छा, चलने पर टाँगों में कमजोरी महसूस होना—**सेलिनियम**-30 दिन में तीन बार।
- कमजोरी अत्यधिक, जीवनी द्रव के अभाव के कारण, गंभीर बीमारियों के बाद या बिना किसी कारण के, थोड़ा भी चलने-फिरने पर पसीना छूटना, लेटने की इच्छा—**सोरिनम**-200 की एक खुराक।
- तंत्रिका संबंधी तथा मानसिक कमजोरी, बुरी आदतों के कारण—**फ्लोरिक एसिड**-6 हर चार घंटे पर।
- कमजोरी, गंभीर रोगों से जूझने के बाद—**फॉस्फोरिक एसिड**-12 दिन में दो बार।
- कमजोरी, लू के दुष्प्रभावों के कारण, गरमियों में बार-बार सिरदर्द—**नेट्रम कार्बोनिकम**-30 सुबह-शाम।

- कमजोरी, जीवनी द्रवों के अभाव के कारण, रक्तस्राव, थकानेवाला डायरिया, गंभीर मलेरिया—**सिंकोना (सीना)**-30 दिन में तीन बार लें।
- अच्छी तरह खाने के बाद भी भूख महसूस होना—**केसकारा-क्यू** दो से पाँच बूँदें, दिन में दो बार।
- अच्छी तरह खाने के बावजूद कमजोर होते जाना—**बेसिलिनम**-200 की एक खुराक रोजाना।
- लगातार कमजोरी, खासकर निचले अंगों में—**आर्जेंटम नाइट्रिकम**-30 दिन में दो बार।
- अधिक कमजोरी, अच्छी तरह खाने के बावजूद शरीर कमजोर होना—**ट्यूबरकुलिनम**-200 सप्ताह में एक बार।
- कमजोरी, अच्छी तरह खाने के बाद भी वजन घटना—**एब्रोटेनम**-30 दिन में दो बार।
- थकान तथा व्याकुलता, अधिक अध्ययन के कारण—**नेट्रम कार्बोनिकम**-30 की एक खुराक प्रतिदिन।
- थकान, रात में जगने से—**नक्स वोमिका**-6 दिन में तीन बार।
- थकान, शारीरिक या मानसिक कार्य अधिक करने से या कम सोने के कारण—**क्यूप्रम मेटेलिकम**-30 दिन में दो बार।
- अधिक कमजोरी, अंदर से काँपना—**सल्फ्यूरिक एसिड**-30 दिन में दो बार।
- हाथ-पैर ठंडे, अनियमित नाड़ी-गति तथा साँस—**क्रेटीजस ऑक्सी**-30 दिन में तीन बार।
- किसी प्रकार का दर्द, मानसिक या शारीरिक परिश्रम के कारण—**एथुजा**-200 की एक खुराक प्रतिदिन।
- थॉयराइड ग्रंथि में सूजन, उसका बढ़ना, छूने और दबाव के प्रति संवेदनशील—**काली आयोडेटम**-30 दिन में तीन बार।
- थकान का एहसास और पूरे शरीर में दर्द, खासकर पैरों में, अत्यंत बेचैनी—**मैग्नीशिया कार्ब**-30 की एक खुराक, पर जल्दी-जल्दी न दुहराएँ।
- थकान का एहसास, पूरे शरीर में, दिमाग की कमजोरी, उदासीनता, इच्छा-शक्ति का अभाव, लेटने की इच्छा, पैरों में अत्यंत भारीपन, जमीन से उसे उठाने में असमर्थ, पीठदर्द, उसके निचले हिस्से में थोड़ी जलन—**पिकरिक एसिड**-6 दिन में दो बार।

- थोड़ी सी भी मेहनत करने पर थक जाना—**नक्स मास्केटा**-30 की एक खुराक रोजाना।
- थकान और चक्कर आना, थोड़ी सी भी मानसिक थकान से—**आर्जेंटम मेटलिकम**-30 की एक खुराक प्रतिदिन।
- थोड़ा चलने और शारीरिक मेहनत के कारण थकान—**सीपिया**-30 दिन में तीन बार।
- थोड़ा भी चलने पर थकान का एहसास—**कार्बो वेजीटेबिलिस**-200 की एक खुराक प्रतिदिन।
- सामान्य थकान, मानसिक कार्य करने में असमर्थ, सोचने में कठिनाई—**पिकरिक एसिड**-6 दिन में तीन बार।
- किसी प्रकार की थकान—**स्टेरकुलिया-क्यू** की दो से पाँच बूँदें रोजाना लें।
- हलकी सी मेहनत से भी थकान, अधिक पसीना आना, निरंतर सिरदर्द, थकान के साथ हृदय का धड़कना, पसीने में खट्टी गंध, वसायुक्त और भारी शरीर, जल्दी मासिकस्राव होना, हाथ-पैर ठंडे, मसालेदार और तला हुआ भोजन पसंद करना, हमेशा चिंतित और आशंकित रहना—**कैल्केरिया कार्ब**-30 दिन में दो बार।
- थकान, सीढ़ियाँ उतरते समय—**स्टेनम**-6 की एक खुराक रोजाना।
- कमजोरी के लिए टॉनिक, गंभीर रोग से पीड़ित होने के बाद, स्नायविक कमजोरी, ठंड के प्रति संवेदनशील, चलने से कमजोरी महसूस होना—**साइनिनम आर्सेनिकम**-6 दिन में तीन बार।
- कमजोर स्मरणशक्ति—**एसिड फॉस्फोरिकम**-30 सुबह में रोजाना एक खुराक।
- कमजोर स्मरणशक्ति—**एनाकार्डियम-3एक्स** दिन में दो बार।
- कमजोरी और दस्त, वृद्ध व्यक्तियों को—**नाइट्रिक एसिड**-30 की एक खुराक रोजाना।
- महिलाओं को कमजोरी में—**एलेट्रिस फेरिनोसा-क्यू** पाँच बूँदें, सुबह-शाम लें।
- कलाई की कमजोरी, इसलिए पियानो या हारमोनियम नहीं बजा सकते, लिख नहीं सकते और उँगलियों की गतिविधियों को समन्वित नहीं कर सकते—**प्लंबम मेटलिकम**-30 हर छह घंटे पर।
- कमजोरी या शक्तिहीनता, काँपना, मूर्च्छा, दाईं ओर का पक्षाघात, जो धीरे-धीरे आता है—**कॉस्टिकम**-200 की एक खुराक प्रतिदिन।

- क्लोरोफॉर्म के प्रयोग के बाद कमजोरी—**एसिटिक एसिड-30** दिन में तीन बार।
- मासिक-धर्म के दौरान कमजोरी, खासकर उँगलियों की—**कोकुलस इंडिकस-30** दिन में दो बार।
- सुबह बिस्तर से उठने के बाद काफी कमजोरी महसूस करना—**साइफिलिनम-1एम** की एक खुराक।
- थकान, मांसपेशियों और कंडराओं के तनाव से—**कैल्केरिया सल्फ-30** दिन में तीन बार।

□

पीठदर्द-बदनदर्द

- पीठ के छोटे से बिंदु पर कमजोरी और पक्षाघात की तरह महसूस होना। खड़े होने या चलने में परेशानी, पैरों के तलवे बेजान लगना, जाँघों में दर्द—**कोकुलस इंडिकस**-30 हर छह घंटे पर।
- सख्त और संवेदनशून्य पीठ, बैठने या खड़े होने की स्थिति में दर्द—**बर्बेरिस वल्गेरिस-क्यू** दिन में दो बार, दो से पाँच बूँदें।
- पीठदर्द (कमरदर्द), जीवनी द्रव की कमी के कारण, बैंठने से अधिक दर्द तथा खड़े होने या चलने पर आराम—**कोबाल्ट-1एम** दो सप्ताह में एक बार।
- पीठदर्द (कमरदर्द) के साथ सख्ती महसूस होना, गरमी बढ़ने तथा चलने से अधिक खराब अवस्था—**गुएइकम**-6 दिन में दो बार।
- पीठदर्द, लेटने से आराम—**काली मुरिएटिकम**-30 दिन में दो बार।
- पीठदर्द, रात में सोते समय, सुबह और बिस्तर से उठने से पहले अधिक दर्द—**स्टेफाइसेग्रिया**-30 दिन में दो बार।
- पीठदर्द, लगातार हलका दर्द, चलने या झुकने पर अधिक दर्द—**एसकुलस एच.**-6 दिन में तीन बार।
- पीठदर्द, ठंड लगने के कारण—**डुल्केमेरा**-200 की एक खुराक।
- पीठदर्द, गुरदे तथा मूत्राशय की समस्या के कारण—**टेरेबिंथ**-200 की साप्ताहिक खुराक।
- पीठदर्द, यौन-उत्पीड़न या हस्तमैथुन के कारण—**नक्स वोमिका**-1एम की सप्ताह में एक खुराक।
- पीठदर्द, भारीपन, आराम करने से दर्द में वृद्धि, काम में लगे रहने पर बेहतर, चलने-फिरने के पहले प्रयास पर दर्द तथा कठिनाई, परंतु चलने-फिरने पर बेहतर; हलकी गरम सिंकाई करने या गरमियों के दौरान सूखी हवा लेने पर

आराम, मांसपेशियों में अकड़न, नम वायु या गरमी से ठंड में आने पर दर्द में बढ़ोतरी, ठंड सहन करने में अक्षमता—**रस टॉक्स**-30 दिन में दो बार।

- पीठदर्द, बैठने की अवस्था में—**एगेरिकस मस्केरियस**-200 की रोज एक खुराक।
- पीठदर्द, दर्द जाँघों और पैरों तक जाता है, लंबी दूरी तक चलने में असमर्थ, बैठने तथा दबाने से दर्द में आराम—**काली कार्बोनेट**-200 की एक खुराक नित्य लें।
- पीठदर्द, दर्द दोनों गुरदों से पैरों की ओर जाता है, पूरी पीठ में दर्द और सुन्नता रहती है—**ऑक्सेलिक एसिड**-30 दिन में दो बार।
- पीठदर्द, सख्त चीज पर लेटने से आराम—**नेट्रम मुरिएटिकम**-200 की एक खुराक रोजाना।
- पीठदर्द में आराम के लिए **रस टॉक्स**-200 या **पल्सेटिला**-200 की एक खुराक प्रतिदिन।
- पीठदर्द, बैठने, लंबी दूरी तक चलने तथा आराम के कारण, पीठ के बल लेटने पर आराम—**रूटा ग्रेवियोलेंस**-200 की प्रतिदिन एक खुराक।
- पीठदर्द, सुपरासेकरल भाग के पास असहनीय दर्द, जो दाईं साइटिका तंत्रिका तक फैलती है, आराम तथा पहली गति से अधिक बदतर, रीढ़ की हड्डी अत्यंत संवेदनशील, जिसे छूना या दबाना कष्टकारी हो सकता है—**लैक केनिनम**-200 एक खुराक, यदि लक्षण बरकरार रहें तो खुराक दुहरा लें।
- पीठदर्द, गर्भाशय के रक्तस्राव के साथ—**वेरियोलिनम**-200 की सप्ताह में एक खुराक। दर्द रहने पर एक खुराक और ले लें।
- पीठदर्द, घुटनों के बल झुकने से अधिक दर्द—**सीपिया**-30 दिन में तीन बार।
- पीठदर्द, चलने से बढ़ता है—**एलो सोकोट्राइना**-6 दिन में तीन बार।
- पीठदर्द, बैठने पर बढ़ता है तथा टहलने से आराम मिलता है—**वेलेरियाना 3एक्स** दिन में तीन बार या **जिंकम मेटेलिकम**-200 दो सप्ताह में एक बार।
- बदनदर्द—**रस टॉक्स**-200 यात्रा से पहले दो दिनों तक दिन में चार बार।
- बदनदर्द—**कैल्केरिया फ्लोरिकम-6एक्स** दिन में दो बार, पाँच टेबलेट पानी में डालकर लें।
- पीठ के नीचे रीढ़ की हड्डी में ठंड महसूस होना—**जेल्सीमियम**-30 दिन में दो बार।
- पूरे शरीर में पीड़ा, खासकर रीढ़, घुटनों तथा जाँघों में पीड़ा, जोड़ों व हड्डियों में

मोच-सी महसूस होना—**सीना**-30 दिन में दो बार।

- कमरदर्द, पीठ में सख्ती का एहसास, उठने में कठिनाई, उठने में हाथों का सहारा लेना, पीठदर्द से पूरे शरीर में फैलता है जो पैरों तक जाता है, मूत्र में लाल जमाव, अधिक कमजोरी—**बर्बेरिस वल्गेरिस**-30 दिन में तीन बार।
- पीठ में दर्द, मानो रीढ़ की हड्डी में गरम लोहा घुसा दिया गया हो—**एलुमिना**-200 की एक खुराक।
- रीढ़ की हड्डी में दर्द, मानसिक लक्षणों के साथ संबंधित, जैसे—यदि रीढ़ की हड्डी में दर्द होता है तो कोई मानसिक लक्षण नहीं और जब दर्द नहीं होता है तो मानसिक लक्षण विकसित होते हैं—**प्लेटिकम**-200 की एक खुराक प्रतिदिन।
- रीढ़ की हड्डी तथा पीठ में दर्द और जड़ता—**ग्नेफाइलम**-30 दिन में दो बार।
- पीठदर्द, आराम करने पर स्थिति खराब, गरमी मिलने पर राहत—**कैलकेरिया फ्लोरिकम**-6 दिन में तीन बार।
- पीठ के निचले भाग में दर्द, वहाँ से पैरों, दोनों गुरदों तक जाता है, कंधों से उँगलियों तक जड़ता—**ऑक्सेलिक एसिड**-30 हर छह घंटे पर।
- दाएँ कंधे में दर्द, यकृत-विकार के कारण जीभ सफेद हो जाना—**लाइकोपोडियम**-200 दो सप्ताह में एक बार।
- रीढ़ की हड्डी और पीठ में दर्द, साँस लेने में कठिनाई—**स्पाइजेलिया**-30 दिन में दो बार।
- रीढ़ की हड्डी में दर्द, आराम करने और शारीरिक परिश्रम से बढ़ जाता है—**वेलेरियाना**-200 की एक खुराक।
- पीठ के ठीक नीचे दर्द, खड़े होने, झुकने और चलने से बढ़ता है—**एसकुलस**-30 दिन में दो बार।
- पीठ के अंतिम वर्टीब्रा के ठीक नीचे दर्द, बैठने के दौरान दर्द, चलने-फिरने से दर्द में राहत—**एगेरिकस मस्केरियस**-30 दिन में तीन बार।
- पीठदर्द, खड़े होने या टहलने पर राहत, लेकिन अपने स्थान से उठते समय तेज दर्द—**आर्जेंटम नाइट्रिकम**-30 की एक खुराक प्रतिदिन।
- पीठदर्द, रोगी को पागल बना देता है; उसे असहनीय प्रतीत होता है—**केमोमिला**-30 दिन में दो बार।
- पीठदर्द, आवधिक और ऐंठन संबंधी, रोगी दर्द के कारण चिल्लाता है—

कॉलोफाइलम-30 दिन में दो बार।

- पीठदर्द, नितंबों से होकर जाँघों तक जाता है—**एस्टीया रेसीमोसा-30** हर छह घंटे पर दुहराएँ।
- रीढ़ संबंधी समस्याएँ, दुर्व्यसनों के कारण होनेवाले रोगों से—**फ्लोरिक एसिड-30** दिन में दो बार।
- रीढ़ और पीठ में कमजोरी, रीढ़ में जलन और स्पाइनल कॉर्ड का नरम हो जाना—**पिकरिक एसिड-6** की दिन में एक खुराक।

□

गुदा संबंधी रोग

- गुदा में फटन, स्पर्श से दर्द, चारों ओर गूमड़ (चपटे)—**थुजा ओसी**-200 रोजाना।
- नवजात शिशु में गुदा पर चकत्ते—**मेडोराइनम**-200 की एक खुराक।
- गुदा पर दरार या उसके आस-पास उभार—**थुजा**-6 दिन में तीन बार।
- गुदा में जलन—**कैप्सिकम**-30 दिन में तीन बार।
- गुदा में बिना बवासीर के दर्द—**मुरिएटिक एसिड**-30 हर चार घंटे पर।
- माहवारी के दौरान गुदा में दर्द—**मुरिएटिक एसिड**-3 हर चार घंटे पर।
- गुदा का अपने स्थान से खिसक जाना—**इग्नेशिया**-30 या **पोडोफाइलम**-30 दिन में दो बार।
- गुदा या मलद्वार का अपने स्थान से खिसकना—**कार्डस मेरियानस**-30 हर छह घंटे पर।
- गुदा का अपने स्थान से खिसकना, मल-त्याग से पहले या दौरान, डायरिया, युवतियों में दमित मासिक-धर्म—**पोडोफाइलम**-30 दिन में तीन बार लें।
- गुदा का अपने स्थान से खिसकना, कठिनाई से मल-त्याग करते समय, झुकने से बढ़ता है—**रूटा ग्रेवियोलेंस**-6 दिन में तीन बार।
- गुदा का अपने स्थान से खिसकना, खिसका हुआ अंग दुखता है और स्पर्श के प्रति संवेदनशील होता है, बिस्तर के चादर से भी दर्द पहुँच सकता है—**मुरिएटिक एसिड**-30 दिन में तीन बार।
- गुदा का अपने स्थान से खिसकना, मूत्र-त्याग के समय भी गुदा बाहर आ जाता है—**एलो**-6 दिन में तीन बार।
- गुदा का खिसक जाना, मल-त्याग के लिए जोर लगाने पर, ढीले मल से बदतर—**इग्निशिया अमारा**-30 हर छह घंटे पर।

- बच्चों में गुदा का खिसक जाना, रात को गुदा में खुजली—**फेरम मेटलिकम-30** हर छह घंटे पर।
- गुदा और गर्भाशय का अपने स्थान से खिसक जाना, दबाव देकर मल-त्याग करने से—**कॉलिनसोनिया**-30 दिन में तीन बार।
- गुदा का खिसक जाना, गुदा में भरेपन या किसी बाहरी तत्त्व का एहसास, गुदा से द्रव का टपकना—**सीपिया**-200 की कुछ खुराक।
- गुदा का खिसक जाना, हर बार मल-त्याग करते समय—**इग्नेशिया**-30 दिन में तीन बार या **नक्स वोमिका**-30 दिन में तीन बार दें।
- गुदा का खिसक जाना, जो वापस नहीं जाता—**रूटा ग्रेवियोलेंस-क्यू** बाह्य इस्तेमाल के लिए और खाने के लिए **रूटा ग्रेवियोलेंस**-30 या 200 दिन में दो बार।
- कुछ दिनों के शिशु के गुदा के पास दाने उभर जाना—**मेडोराइनम**-200 केवल एक खुराक, दुहराने की जरूरत नहीं।
- गुदा में दर्द—**इग्नेशिया**-30 हर आधे घंटे पर जब तक दर्द कम न हो जाए।
- गुदा में तेज खुजली—**सैंगुनेरिया केनाडेंसिस-3एक्स** दिन में तीन बार।
- गुदा का पक्षाघात, नरम मल-त्याग करने में भी काफी जोर लगाने की जरूरत—**एलुमिना**-30 दिन में तीन बार।
- निष्क्रिय गुदा, मल से भरा रहने पर भी आसानी से सख्त या नरम मल-त्याग करने में परेशानी—**एलुमिना**-30 दिन में तीन बार।
- गुदा का अपने स्थान से खिसक जाना, बाहर निकल आने के कारण मूत्र-त्याग नहीं कर सकते, साथ ही वायु निकलने और मल-त्याग करने में भी कष्ट—**मुरिएटिक एसिड**-30 दिन में दो बार।
- रीनल कैलकुलस और गुदा में शूल, कम मात्रा में मूत्र, मूत्र में सफेद कण, मूत्र-त्याग के बाद तीव्र पीड़ा—**सरसापेरिला**-30 दिन में दो बार लें
- गुदाशूल (गुरदे में दर्द), किडनी की दाईं ओर से आरंभ होकर मूत्रमार्ग तक जाता है—**लाइकोपोडियम**-200 की एक खुराक।
- गुदाशूल, नाभि से शुरू होकर सभी दिशाओं में फैलता है—**बर्बेरिस वल्गेरिस-क्यू** की दो से पाँच बूँदें, दिन में दो बार।
- गुदाशूल, एक या दोनों गुरदों से शुरू होता है और गर्भाशय से होकर मूत्राशय तक जाता है, वहाँ से मूत्रमार्ग की ओर जाता है, मूत्राशय और मूत्रमार्ग में जलन, बाईं ओर ज्यादा, वीर्यनली में से दर्द अंडकोष तक जाता है, थोड़ा भी हिलने-

डुलने पर दर्द—**बर्बेरिस वल्गेरिस-क्यू** की दो से पाँच बूँदें, दिन में तीन बार।

- गुदाशूल, अचानक आता है और लंबे समय तक रहता है, लेकिन अचानक समाप्त भी हो जाता है—**बेलाडोना**-30 दिन में दो बार।
- गुदाशूल, बाईं ओर, गर्भाशय में तीव्र मरोड़युक्त दर्द, घातक मिचली और ठंडा पसीना—**टेबेकम**-6 हर दर्द के बाद दुहराएँ।
- गुदाशूल, दाएँ गुरदे से नीचे की ओर दर्द—**सरसापेरिला**-6 दिन में तीन बार।
- गुदाशूल, दाईं ओर, वायु और कब्ज के साथ, पीठदर्द, मूत्र-त्याग से राहत, मूत्र में लाल रेतकण, रोगी भयभीत होता है और साथ चाहता है—**लाइकोपोडियम-1एम** की दो सप्ताह में एक खुराक।
- गुदाशूल, कैलकुलस निकलने का एहसास—**मेडोराइनम**-200 सप्ताह में एक खुराक लें।

बवासीर

- बवासीर (खूनी या बादी) दु:साध्य प्रकार के कब्ज तथा मलद्वार में चुभने के एहसास के साथ—**कॉलिनसोनिया-क्यू** दिन में तीन बार, दो से पाँच बूँदें।
- खूनी बवासीर—**कार्डस मेरियानस**-30 हर छह घंटे पर या **साइमेक्स**-6 दिन में तीन बार।
- बवासीर में ज्यादा रक्तस्राव होना—**एसिटिक एसिड**-30 दिन में दो बार।
- मस्से के जख्मों से रक्त निकलना—**फॉस्फोरस**-30 दिन में दो बार।
- मलद्वार तथा गुदा की दरार, गुदा के खिसकने तथा सिफलिस से संबंधित—**साइफिलिनम**-200 साप्ताहिक।
- फिशर, मल-त्याग के बाद घंटों तक दर्द तथा जलन—**नाइट्रिक एसिड**-200 की एक खुराक प्रतिदिन।
- फिशर—**नक्स वोमिका**-200 की एक खुराक, उसके बाद की सुबह **सल्फर**-200; फिर **नाइट्रिक एसिड**-200 दिन में दो बार, पंद्रह दिनों तक।
- गुदा का भगंदर, बवासीर के लक्षणों के साथ, खुजली—**बर्बेरिस वल्गेरिस-क्यू** की पाँच बूँदें दिन में दो बार लें।
- गुदा का भगंदर, गरमी, गरम भोजन तथा पेय से, गुदा की नसों में सूजन—**फ्लोरिक एसिड**-30 दिन में तीन बार।
- दमित बवासीर, स्थायी रोगों को जन्म देता है—**सल्फर**-30 दिन में तीन बार।
- बवासीर या गुदा की समस्या, गुदा का भरा हुआ महसूस होना, अकसर

बवासीर से लगातार रक्तस्राव, अधिक कब्ज और उसके कारण उदरशूल—**कॉलिनसोनिया-क्यू** की पानी में दो से पाँच बूँदें, दिन में तीन बार लें।

- बवासीर, नीला, दर्द भरा तथा संवेदनशील, गरम सिंकाई से राहत—**मुरिएटिक एसिड-3** दिन में तीन बार।
- बवासीर, पीड़ादायक, चलने से बढ़ जाता है, कब्ज, जल्दी-जल्दी मल-त्याग की इच्छा, मल-त्याग खड़े रहने पर ही अच्छी तरह होता है; खुजली, नमी, जलन—**कॉस्टिकम-30** दिन में दो बार।
- बवासीर, प्रत्येक मासिक-धर्म के बाद—**कोकीनेला-3** हर चार घंटे पर।
- बवासीर, प्रचुर रक्तस्राव, जलन, पीड़ा, भारीपन, पीठदर्द, मल-त्याग की इच्छा, नीले रंग के बवासीर, गुदा में दर्द—**हेमेमिलिस वर्जीनिया-क्यू** की दो से पाँच बूँदें, हर चार घंटे पर लें।
- बवासीर, सख्त, रक्तस्राव तथा पीड़ायुक्त—**कैल्केरिया फ्लोरिकम-6** दिन में तीन बार।
- बवासीर, बड़ा, नीलाभ, चलने से दर्द, मल-त्याग के बाद दर्द, कब्ज के साथ, गुदा में जलन तथा खुजली—**एस्कुलस हिस्पेनिया-6** दिन में तीन बार।
- बवासीर, हर मल-त्याग के बाद गुदा का खिसक जाना, मल-त्याग के बाद घंटों तक तीव्र पीड़ा—**इग्नेशिया अमेरा-6** हर चार घंटे पर दोहराएँ।
- बवासीर, मूत्र-त्याग के समय फैल जाता है—**बेरिटा कार्बोनिका-30** दिन में दो बार।
- बवासीर, अंगूरों के गुच्छे की तरह फैलता है, नीला रंग, अधिक खुजली, ठंडे पानी के प्रयोग से राहत—**एलो सोकोट्राइना-6** दिन में तीन बार।
- बवासीर, फैलता है, फटा हुआ, रक्तस्राव, चटख लाल रक्त, मल-त्याग के बाद अत्यंत पीड़ा—**नाइट्रिक एसिड-30** की कुछ खुराकें।
- बवासीर, दर्द और जलन के साथ टीस, मल-त्याग के बाद गुदा में घंटों तक दर्द, खासकर दमित ल्यूकोरिया के साथ—**अमोनियम मुरिएटिकम-30** दिन में तीन बार।
- बवासीर का उभरना, दर्द के साथ—**कैल्केरिया फॉस्फोरिकम-30** दिन में तीन बार लें।
- बवासीर में सूजन के साथ दर्द—**कार्बोनियम सल्फ-30** दिन में तीन बार लें।
- अंगूर के गुच्छों की तरह बवासीर, ठंडे पानी के इस्तेमाल से राहत—**एलो-30** दिन में तीन बार, कब्ज को दूर करने के लिए—**नक्स वोमिका-200** चौथे

दिन रात में, मिर्च खाने से परहेज करें।

- बवासीर से खून निकलना, गरम सिंकाई से आराम, खुजली, जलन, टीस—**आर्सेनिक एल्बम**-30 दिन में दो बार लें।
- रक्तिम या अरक्तिम बवासीर, स्थायी कब्ज, अंगूरों की तरह उभरता है, तेज दर्द, कभी-कभी मूत्र-त्याग करते या गैस निकलते समय मल-त्याग हो जाना, गुदा में भारीपन, गुदा धोते समय ठंडे पानी से आराम, भोजन करने के बाद तुरंत मल-त्याग की इच्छा, मल-त्याग के बाद राहत महसूस करना—**एलो**-30 दिन में तीन बार लें।
- खूनी बवासीर, काले रंग का खून, थक्का पड़ना, गंभीर पीठदर्द, बैंगनी रंग का बवासीर—**हेमेमिलिस-क्यू** की दो से पाँच बूँदें, दिन में दो बार।
- खूनी बवासीर, कब्ज, सूखा और सख्त मल—**क्लाइमेक्स**-30 दिन में तीन बार।
- बवासीर, गुदा में दरार, कब्ज के साथ—**ग्रेफाइट्स**-200 हर चार घंटे बाद।
- बवासीर, ऐसा महसूस होना कि गुदा में दरार है; रक्तस्राव, लाल रक्त, गंभीर कब्ज—**कॉलिनसोनिया-क्यू** की दो से पाँच बूँदें पानी में, दिन में तीन बार।
- बवासीर, रक्तस्राव रुकने पर हृदय की समस्या उभरना—**कॉलिनसोनिया**-30 दिन में तीन बार।
- बवासीर, महिलाओं में, गर्भावस्था के दौरान या बाद में विकसित होना—**कॉलिनसोनिया-क्यू** या 3 की दो से पाँच बूँदें, दिन में दो बार।
- बवासीर, गुदा से बलगम निकलना, निरंतर बलगम टपकना, जाँघिए पर पीला दाग लगना—**एंटीमोनियम क्रूडम**-3 दिन में तीन बार।
- बवासीर, मल-त्याग के दौरान दर्द, साथ ही बैठते-उठते और चलते समय दर्द—**आर्सेनिक एल्बम**-30 हर छह घंटे पर लें।
- बवासीर, तेज दर्द, महिलाओं में न्यून मात्रा में मासिकस्राव—**लैकेसिस**-30 हर छह घंटे पर।

□

रक्तचाप

- रक्त-संचार में क्षीणता और सुन्नपन—**फ्लोरिक एसिड-30** दिन में तीन बार।
- रक्त-संचार में क्षीणता, टिबिया (टाँग की मोटी नली) पर नीले या काले धब्बे, हाथों का कालापन—**सरसापेरिला-6** दिन में तीन बार।
- रक्त-संचार में अवरुद्धता, इसके कारण त्वचा, विशेषकर हाथों के पृष्ठभाग या टिबिया पर बैंगनी धब्बे, पैरों के छोर तक रक्त नहीं पहुँचना, वृद्ध लोगों के शरीर पर फोड़ों का कारण बन सकता है—**सीकेल कॉरनुटम-30** दिन में तीन बार।
- वृद्धों में रक्त-संचार की समस्या—**कार्बो वेजीटेबिलिस-30** दिन में तीन बार।
- रक्त-विषाक्तता—**हिपार सल्फ्यूरिस-200** दो दिनों तक दिन में दो बार और उसके बाद **गन पाउडर-3एक्स** दिन में तीन बार दस दिनों तक।
- उच्च रक्तचाप—**ऑरम मेटेलिकम-30** दिन में दो बार।
- निम्न रक्तचाप—**जेल्सीमियम-30** दिन में तीन बार।
- सिस्टोलिक तथा डायस्टोलिक दोनों प्रकार के रक्तचाप को कम करने के लिए—**वेराट्रम विराइड-6** दिन में चार बार।
- रक्त तथा लाल रक्तकणों में वृद्धि के लिए—**नेट्रम सल्फ्यूरिकम-6** दिन में दो बार।
- शरीर के विभिन्न अंगों से कालिमायुक्त रक्तस्राव—**सीकेल कॉरनुटम-30** दिन में दो बार।
- रक्त-संचार में कमजोरी, तीव्र संक्रमण के बाद, समय-समय पर दमघोंटू दौरे पड़ते हैं, सीढ़ियाँ चढ़ते समय साँस फूल जाती है, थोड़ी सी मेहनत के बाद भी धड़कन तेज हो जाती है—**साइनिनम आर्सेनिकम-30** दिन में चार बार।

- उच्च रक्तचाप—**क्रेटीजस क्यू, पेसीफ्लोरा क्यू, रॉवोल्फिया क्यू** और **ग्लोनोइन 6एक्स** इन सभी की समान मात्रा मिलाकर रोज मिश्रण की दो बूँदें लें।
- उच्च रक्तचाप—**ग्लोनोइन-30** दिन में दो बार, सिर पर गरमी के लक्षणों के साथ और यदि यह विफल रहे तो **जिंक मेटलिकम-30** दिन में दो बार, माथा ठंडा तथा दिमाग का बेस गरम होने के लक्षणों के साथ।
- उच्च रक्तचाप, गरम खूनवाले लोगों में—**कैल्केरिया सल्फ-6एक्स** दिन में तीन बार।
- उच्च रक्त चाप या एक स्थान पर रक्त-संचार—**ऑरम मेटलिकम-30** की एक खुराक रोजाना या **बेरिटा मुरिएटिकम-3एक्स** दिन में तीन बार या **ग्लोनोइन-6** दिन में चार बार या **डिजिटेलिस-6** दिन में तीन बार इस क्रम में आजमाए जा सकते हैं।
- उच्च रक्तचाप, बाधित नींद के साथ—**क्रेटीजस ऑक्सीकेंथा-क्यू** की पानी में पाँच बूँदें, दिन में दो बार।
- उच्च रक्तचाप, ग्रीवा धमनी और कनपटी की धमनियों के दृश्य धक-धक के साथ—**ऑरम मुरिएटिकम नेट्रोनेटम-3एक्स** दिन में तीन बार।
- निम्न रक्तचाप—**विसकम एल्बम-6** दिन में तीन बार।

□

जलन या दाह

- फफोलों में जलन तथा दर्द—**केंथरिस**-30 दिन में तीन बार।
- मूत्र-त्याग से पहले और बाद में जलन—**केंथरिस**-200 की एक खुराक रोज।
- जलन, परंतु गरमी देने पर राहत—**आर्सेनिक एल्बम**-30 दिन में तीन बार।
- पैरों में जलन तथा पिंडलियों में ऐंठन—**सीकेल कॉरनुटम**-30 दिन में तीन बार।
- तलवों तथा हथेलियों में जलन—**सल्फर**-30 दिन में तीन बार (सल्फर की खुराक रात में नहीं लेनी चाहिए, क्योंकि यह अनिद्रा को प्रेरित करता है)।
- रीढ़ की हड्डी में जलन, मानसिक थकान के कारण—**पिकरिक एसिड**-6 दिन में तीन बार।
- मूत्रमार्ग में जलन, जब मूत्र-त्याग न कर रहे हों—**स्टेफाइसेग्रिया**-30 दिन में तीन बार।
- मूत्रमार्ग में जलन, जख्म के कारण—**केनाबिस सेटाइवा 1एक्स** आधा कप पानी में दस बूँदें सुबह-शाम।
- योनि में जलन—**बर्बेरिस वल्गेरिस-क्यू** दो-पाँच बूँदें दिन में तीन बार।
- हाथों तथा पैरों की जलन, उन्हें खुला रखने तथा हवा देने की इच्छा—**मेडोराइनम**-200 की दो सप्ताह में एक खुराक।
- तलवों में जलन, रात में पैरों को चादर के बाहर रखना—**केमोमिला**-200 की एक खुराक रोजाना।
- अल्सर या गैंगरीन में जलन—**प्लंबम**-200 की एक खुराक।
- शरीर के अंगों में जलनयुक्त पीड़ा, जो तिरछे रूप में उभरती है, जैसे—ऊपर का दायाँ भाग, फिर बाएँ पैर का निचला भाग—**फॉस्फोरस**-200 दो सप्ताह में एक बार।

- मल-त्याग से पहले तथा बाद में जलन के साथ दर्द—**एसक्यूलस हिप.**-30 दिन में तीन बार।
- पेट की हृदय-गुहा में जलन और दर्द—**रेनाकुलस बल्बोसस**-30 दिन में तीन बार।
- गंभीर रोगों के कारण जलन का एहसास, गरमी से राहत—**आर्सेनिक एल्बम**-200 की एक खुराक।
- कमर के नीचे जलन, रोगी स्पर्श तथा शोरगुल सहन नहीं कर सकता—**थेरिडियॉन**-30 दिन में दो बार।
- जलन महसूस होना, शरीर ठंडा होने के बावजूद जलन का एहसास होना, गरमी असहनीय होती है, कुछ ओढ़ना पसंद नहीं करता—**सीकेल कॉरनुटम**-30 दिन में दो बार।
- कंधों के बीच जलन—**लाइकोपोडियम**-200 की एक खुराक या **फॉस्फोरस**-200 की एक खुराक रोजाना।
- जलन के बावजूद गरम कपड़े ओढ़ने की इच्छा—**आर्सेनिक एल्बम**-30 हर छह घंटे पर।
- जलन, मानो शरीर पर लाल मिर्च लगा दी गई हो—**कैप्सिकम**-30 दिन में तीन बार।
- कंधे के नीचे, पैरों और उँगलियों में जलन—**काली फॉस्फोरिकम**-200 की एक खुराक।
- शरीर के सभी अंगों में जलन—**ऑक्सेलिक एसिड**-30 दिन में दो बार।
- हथेलियों तथा तलवों में दहकन, मानो आग लगी हो—**लैकनेंटिस**-30 दिन में दो बार।
- शरीर के किसी छोटे से भाग में जलन—**रेनाकुलस बल्बोसस**-200 की एक खुराक रोज।
- रीढ़ की हड्डी, विशेषकर पीठ के नीचे जलन—**नेट्रम फॉस्फोरिकम**-30 दिन में दो बार।
- भोजन-नली में जलन, पानीदार डायरिया, खट्टे पित्त का वमन, गुदा में अत्यधिक जलन—**आयरिस वर्सीकलर**-30 दिन में तीन बार।
- पूरी रीढ़ की हड्डी में जलन—**जिंक मेटेलिकम**-30 दिन में दो बार।
- शरीर के अंदर जलन, लेकिन बाहर से शरीर ठंडा, कुछ ओढ़ने-पहनने की इच्छा नहीं—**सीकेल कॉरनुटम**-30 दिन में दो बार।

- कंधों के बीच जलन, मालिश से बेहतर—**फॉस्फोरस-30** की एक खुराक या **आर्सेनिक एल्बम-30** दिन में दो बार।
- फफोले और जलन—**केंथरिस-30** हर चार घंटे पर और **केंथरिस मलहम** बाह्य इस्तेमाल के लिए या **अर्टिका यूरेंस-क्यू** आधे कप पानी में दस बूँदें बाहरी प्रयोग के लिए।
- फफोले या त्वचा की जलन से प्रभावित भागों पर **अर्टिका यूरेंस** का मदर टिंचर लगाएँ, साथ में **अर्टिका यूरेंस-6** हर चार घंटे पर लें।
- फफोले, जलन का एहसास—**केंथरिस-1एक्स** या **2एक्स** उबले पानी में 10 : 1 के अनुपात में मिलाकर दिन में तीन बार। यह जलन तथा दर्द में तुरंत राहत देता है।
- जली त्वचा, बाहरी इस्तेमाल के लिए **अर्टिका यूरेंस-क्यू** या **केंथरिस-क्यू मलहम** तथा **कैल्केरिया कार्बोनिका-200** सप्ताह में एक बार।
- फफोले, जिनके घाव बनने की संभावना हो—**कार्बोलिक एसिड-3** दिन में तीन बार।

□

कैंसर व अल्सर रोग

- स्तन कैंसर में—**कार्बो एनिमेलिस**-30 दिन में तीन बार।
- नाक का कैंसर, नाक में सूजन और नाक बहना—**यूफ्रेजिया**-30 दिन में तीन बार।
- अग्न्याशय का कैंसर, जलन के साथ दर्द—**कैल्केरिया आर्सेनिकम**-6 दिन में दो बार लें।
- भूरी मिट्टी के रंग के चेहरेवाले लोगों में कैंसर—**ब्रोमियम**-30 दिन में दो बार।
- गुदा का कैंसर—**रूटा ग्रेवियोलेंस**-200 की एक खुराक रोजाना।
- गुदा का कैंसर असह्य पीड़ा के साथ—**स्पाइजेलिया**-30 दिन में तीन बार।
- पेट का कैंसर, चार दवाओं—**ऑर्निथोगेलम अंबेलेटम-30, पोलिगोनम-30, हाइड्रास्टिस**-30 और **काली मुरिएटिकम**-30 को बराबर मात्रा में मिलाकर एक सूखी बोतल में रख लें। इस मिश्रण की एक बूँद दो चम्मच पानी में मिलाकर दिन में चार बार दें। अगले दिन **सिराइनम-1एम** की एक खुराक दें, इसके अलावा उस दिन कोई अन्य दवा न दें। चौबीस घंटे के बाद **कारसिनोसिन-1एम** की एक खुराक दें तथा इन्हें एक माह तक दुहराते रहें।
- पेट का कैंसर, भोजन का वमन तथा पेट सख्त होना, निरंतर जलन और पीड़ा, भोजन नली का सख्त होना, उरोस्थि (ब्रेस्ट बोन) के नीचे जलन और पीड़ा जहाँ भोजन जमा प्रतीत होता है—**कोंडुरेंगा-क्यू** की दो चम्मच पानी में पाँच बूँदें, दिन में चार बार।
- पेट का कैंसर, अम्लता, मिचली, काले वमन के साथ, पेट में जलन और तीव्र पीड़ा, पेट का संवेदनशील महसूस होना, तेज प्यास, ठंडा पसीना—**कैडमियम सल्फ**-30 दिन में तीन बार लें।

- गर्भाशय का गहरे द्रव तथा दुर्गंधयुक्त रक्तस्राववाला कैंसर—**क्रोटेलस एच.-30** दिन में तीन बार।
- गर्भाशय का कैंसर, उग्र स्राव—**आर्सेनिक एल्बम-6** दिन में दो बार।
- गर्भाशय का कैंसर, श्वेत प्रदर की समस्या के साथ रक्तस्राव होता है, यह अनियमित होता है यानी लगभग समाप्त होकर फिर-फिर आरंभ होता है, सीमित होने के दौरान रक्तस्राव के साथ योनिस्राव और कभी-कभी गर्भाशय में फोड़ा उत्पन्न होना, पेल्विस में गरम कोयले जैसी जलन, स्राव का थक्का जम जाता है और दुर्गंधयुक्त होता है—**क्रेसोटम-200** की एक खुराक रोज लें।
- गर्भाशय का कैंसर, गर्भाशय में जलन, रक्तस्राव—**टेरेबिंथ-200** साप्ताहिक।
- गर्भाशय का कैंसर, महिला शीघ्र उत्तेजित और भयभीत हो जाती है, क्षीण याददाश्त तथा बौना शरीर, रात में बेचैनी—**कार्बोनियम सल्फ-30** दिन में तीन बार।
- कैंसर, ग्रंथियों में खरोंच या चोट के बाद विकसित होता है—**कोनियम-200** दो सप्ताह में एक खुराक।
- कैंसर—**हाइड्रास्टिस-30** कुछ दिनों तक दिन में दो बार, यदि सुधार महसूस हो तो लंबे समय तक जारी रखते हैं। यदि सुधार न दिखे तो **हाइड्रास्टिस-200** सप्ताह में एक बार, केवल तीन खुराक दें। फिर **हाइड्रास्टिस-1एम** पंद्रह दिनों में एक बार, केवल तीन खुराक।
- यकृत का कैंसर—**कोलेस्टेरिनम-200** दिन में तीन बार लें।
- कैंसर, पेट में पीड़ा तथा चिड़चिड़े लोगों में कड़वा वमन, गरम भोजन से स्थिति अधिक खराब तथा ठंडे भोजन से राहत—**क्रेसोटम-30** दिन में तीन बार।
- कैंसर का दर्द, नश्तर जैसा, तीव्र और जलनकारी—**कार्बो एनिमेलिस-30** दिन में तीन बार।
- गुदा का कैंसर, प्रचुर दस्त के साथ—**कार्डस मेरियानस-6** हर छह घंटे पर।
- अल्सर/कैंसर, मुटो-कुटेनस जोड़ पर, स्पर्श से बदतर, आसानी से रक्तस्राव और तीव्र दर्द—**नाइट्रिक एसिड-200** दो सप्ताह में एक बार।
- अल्सर और गैंगरीन—**फ्लोरिक एसिड-6** की एक खुराक रोजाना दें।
- कॉर्नियल अल्सर, सख्त किनारों और कॉर्निया के धुँधलेपन के साथ—**कैल्केरिया फ्लोरिकम-30** दिन में दो बार।

अल्सर

- गले में अल्सर—**आर्जेंटम नाइट्रिकम-200** की एक खुराक प्रतिदिन।

- गैंगरीन, स्पर्श में ठंडा, लेकिन गरमी से बदतर, अत्यंत जलन—**सीकेल कॉरनुटम**-30 दिन में तीन बार।
- मुँह में अल्सर, शरीर कमजोर—**मरक्यूरियस**-6 दिन में दो बार लें।
- पेट में अल्सर, (गोल आकार का)—**काली फॉस**-200 की एक खुराक प्रतिदिन।
- अल्सर, दाँत का—**सल्फर**-30 दिन में दो बार दें।
- मुँह का अल्सर, सफेद रंग का, गुदा तथा गले में भी, अत्यंत कमजोरी के साथ—**एसिड सल्फ**-30 दिन में दो बार।
- अल्सर, गोल और गहरा, नियमित किनारेवाला—**काली बाइक्रोमियम**-30 दिन में दो बार।
- मुँह में अल्सर, सफेद रंग का—**बोरेक्स**-6 दिन में दो बार।
- अल्सर, यकृत रोग या तपेदिक प्रकृति इतिहास रहा हो—**चिलीडोनियम**-30 हर छह घंटे पर।
- कॉर्निया में अल्सर, कंजेक्टिवा की शुष्कता और जलन के साथ—**नेट्रम कार्ब**-200 दो सप्ताह में एक खुराक।
- मुँह का अल्सर, दुर्गंध, जीभ की शुष्कता, जीभ के मध्य में धारी—**बैप्टीसिया टिंक्टोरिया**-30 दिन में दो बार।
- मसूड़ों का अल्सर, मसूड़ों से रक्तस्राव होता है और कहीं-कहीं दर्द होता है, खट्टा स्वाद, दुखता गला, गले का बलगम लगातार साफ करते रहना पड़ता है—**ऑक्सेलिक एसिड**-30 दिन में दो बार।
- गहरा अल्सर, टखने और त्वचा में, दुर्गंधित स्राव के साथ, सूजी ग्रंथियाँ, नहाने और ठंडी खुली हवा से बढ़ता है, गरमी से राहत—**सिस्टस केनाडेंसिस**-200 की एक खुराक रोजाना।
- अल्सर, भरने में कठिनाई—**सरसापेरिला**-6 दिन में तीन बार।
- सुस्त अल्सर—**कैल्केरिया आयोडेटा-6एक्स** दिन में तीन बार।
- अल्सर, चिपचिपा स्राव—**ग्रेफाइट्स**-200 दो सप्ताह में एक खुराक।
- गहरा अल्सर, नीलाभ, दुर्गंधित, साँस में दुर्गंध—**मुरिएटिक एसिड**-30 दिन में दो बार।
- पेट का अल्सर या आँत का—**सिंफाइटम**-30 दिन में तीन बार।
- सख्त और बैंगनी रंग का अल्सर, एनीमियाग्रस्त लोगों में—**मैंगेनम एसिटिकम**-30 दिन में तीन बार।

- पेट का अल्सर, खाने से बेहतर, रेशेदार लार, सिफलिस का उपदंश—**काली बाइक्रोमियम-6** हर छह घंटे पर।
- अल्सर या अन्य रोग, पुराना हो जाने पर—**कार्बो वेजीटेबिलिस-1एम** की दो सप्ताह में एक खुराक।
- अल्सर, सिफलिस संबंधी—**एसफोटिडा-6** दिन में तीन बार।
- अल्सर, सुन्नता और संवेदन के अभाव के साथ—**ओपियम-200** की एक खुराक प्रतिदिन।
- अल्सर, गाढ़ा पीला सफेद खुरंट, जिसके नीचे गाढ़ा पीला मवाद एकत्रित होता है, अल्सर के आस-पास छाले, तेज खुजली, जलन, रक्तस्राव--**मेजेरियम-200** की एक खुराक प्रतिदिन।
- वेरीकोज अल्सर, पेट का—**कार्डस मेरियानस-6** हर छह घंटे पर।
- वेरीकोज अल्सर, वृद्धों में हठी, दुर्गंधयुक्त स्राव, पीली, ठंडी और राख के रंग की त्वचा—**पायरोजेन-200** दिन में दो बार।
- वेरीकोज अल्सर, मधुमेह-पीड़ित लोगों में गैंगरीन बन जाने की प्रवृत्ति—**क्यूप्रम आर्सेनिकम-12एक्स** दिन में तीन बार।
- वेरीकोज शिराएँ और वेरीकोज अल्सर—**कैल्केरिया फ्लोरिकम-6** दिन में तीन बार।

गाँठें

- अंजीर जैसी गाँठें और कॉण्डाइलेमा—**नाइट्रिक एसिड-30** और **मरकरी 30** दोनों दिन में दो बार।
- मांसल गाँठें, चेहरे या हाथों के पृष्ठभाग तथा उँगलियों पर बड़े आकार के—**डुल्केमेरा-30** दिन में दो बार।
- बहुत सी गाँठें—**थुजा-क्यू** रात में त्वचा पर लगाएँ और सुबह के समय **थुजा-200** सप्ताह में एक बार खाएँ।
- हाथों और बाँहों पर गाँठें—**कॉस्टिकम-30** केवल सुबह में लें।
- गाँठें या गूमड़ उठना—**फाइटोलाका-200** की एक खुराक रोजाना।
- सभी प्रकार की गाँठें—**कैलकारा केलसिनाटा-6** दिन में तीन बार। यदि सुधार न हो तो **200 पोटेंसी** की एक खुराक रोजाना आजमाएँ।
- गाँठों से रक्तस्राव और तेज दर्द—**नाइट्रिक एसिड-200** दो सप्ताह में एक बार।

- फूलगोभी जैसी गाँठें—**केमोमिला**-200 सुबह-शाम खाएँ।
- पलक, नाक के पोर, चेहरे, उँगलियों के पोर पर गाँठें—**कॉस्टिकम**-30 दिन में दो बार।
- हथेलियों पर दर्दयुक्त गाँठें—**रूटा ग्रवियोलेंस**-200 एक खुराक रोजाना।
- सामान्य गाँठें- **फ्लोरिक एसिड**-30 दिन में दो बार।
- सख्त गाँठें, खासकर तलवों और हथेलियों पर—**एंटीमोनियम क्रूडम**-200 सप्ताह में एक बार।
- नाक के बगल में और चेहरे पर गाँठें, चमकीला रक्तस्राव—**थुजा**-30 दिन में दो बार।
- गाँठें—**थुजा-3एक्स** की एक खुराक रोजाना, फिर **थुजा**-200 हर सप्ताह।

□

नेत्र संबधी रोग

- डिप्लोपिया (एक वस्तु के दो प्रतिबिंब दिखाई देना)—**स्ट्रामोनियम**-30 दिन में तीन बार।
- मोतियाबिंद के ऑपरेशन के बाद परेशानी—**रसटॉक्स.**-30 दिन में तीन बार।
- आँखों में चोट लगने से आँख काली होना—**लीडम पेलुस्टर**-30 दिन में दो बार।
- कोयले के धुएँ से कष्ट—**ओपियम**-30 दिन में दो बार।
- ब्लेफेरिटिस (पलकों की सूजन), पलकों के किनारों में दर्द, सोने के बाद पलकों का चिपकना—**बोरेक्स**-3 दिन में तीन बार।
- दृष्टि तंत्रिका की क्षीणता के कारण अंधापन—**टेबेकम**-30 दिन में दो बार।
- प्रसव के समय महिलाओं में दृष्टिहीनता—**क्यूप्रम मेटेलिकम**-6 दिन में तीन बार (ठीक होने तक)।
- पैरों का स्वेदन रुकने के कारण दृष्टिहीनता—**साइलेशिया**-30 दिन में दो बार।
- दिन में दृष्टिहीनता, आँखों के आगे धुंध, आँखों के वॉल्व में दबाव तथा टीस—**रेननकुलस बल्बोसस**-30 दिन में दो बार।
- आँखों के चारों ओर नीले घेरे—**फॉस्फोरस**-200 दो सप्ताह में एक बार। मोतियाबिंद (कैप्सुलर)—**कोलचीकम**-30 दिन में तीन बार।
- मोतियाबिंद (कैप्सुलर), आँखों के आगे चिंगारियाँ तथा दृष्टिभ्रम—**अमोनियम मुरिएटिकम**-30 दिन में तीन बार।
- मोतियाबिंद (त्वचा-संबंधी), क्षीण दृष्टि—**सल्फर-1एम** की एक खुराक, उसके बाद **कैल्केरिया कार्बोनिका**-200 की एक खुराक रोज।
- मोतियाबिंद (लोशन)—**यूफ्रेजिया-क्यू** एक आउंस डिस्टिल्ड वाटर में दस बूँदें, दिन में तीन बार।
- मोतियाबिंद (लोशन)—**जेबोरेंडी-क्यू**, पाँच भाग डिस्टिल्ड वाटर में एक

भाग, यह दूरदृष्टि दोष को भी ठीक करती है (यह ध्यान रखें कि होम्योपैथी दवा का प्रभाव मधुमेह-जनित मोतियाबिंद में कम होता है, हालाँकि यह मोतियाबिंद की आरंभिक अवस्था में अत्यंत लाभदायक होती है)।

- मोतियाबिंद, गठिया रोग में—**कैल्केरिया फ्लोरिकम**-200 की एक खुराक रोज।
- मोतियाबिंद (प्रारंभिक), आँखों के आगे जाली, धुंध या बादलों का आभास होना—**कॉस्टिकम**-200 की सप्ताह में एक खुराक।
- मोतियाबिंद, देखने में जोर लगाने पर आँखों के आगे धुँधलापन—**कैल्केरिया फ्लोरिकम**-30 दिन में दो बार।
- मोतियाबिंद, पारदर्शी लेंस की अपारदर्शिता के कारण—**नेट्रम मुरिएटिकम**-30 दिन में तीन बार।
- मोतियाबिंद, सबकुछ धुंध की चादर या धूल से ढका जैसा दिखता है, रोगी रोशनी की ओर नहीं देख सकता, परंतु अपने हाथों से आँखों पर छाया करके बेहतर देख सकता है—**फॉस्फोरस**-6 दिन में तीन बार।
- मोतियाबिंद—**बेरीटा कार्बोनिका**-30 दिन में तीन बार।
- मोतियाबिंद, टीकाकरण तथा पैरों का पसीना दबने के दुष्प्रभावों से गुजरनेवाले, ऑफिस में काम करनेवाले लोगों में—**साइलेशिया**-200 की एक खुराक रोज।
- मोतियाबिंद, उन वृद्धों में, जो अधिक मीठा खाते हैं, परंतु मधुमेह से पीड़ित नहीं हैं—**सैकेरम आफिसिनेलिस**-30 दिन में तीन बार लें।
- मोतियाबिंद, आँखों के आगे चिनगारियाँ-सी तथा काले धब्बे, ठंड लगने पर आँखों की मांसपेशियों का पक्षाघात, निरंतर आँखों को मलने की आवश्यकता, मानो उसपर दबाव हो—**कैल्केरिया फ्लोरिकम-12एक्स,** दिन में तीन बार तीन माह तक अच्छा।
- मोतियाबिंद, सिकुड़ी त्वचावाली दुबली-पतली वृद्ध महिलाओं में, जो अच्छे से खाने-पीने के बावजूद दुर्बल होती हैं—**सीकेल कॉरनुटम**-30 दिन में तीन बार।
- मोतियाबिंद—**सल्फर**-200 तथा **बेरीटा कार्बोनिका**-200 दोनों को सप्ताह में एक बार बदल-बदलकर लें तथा **कैल्केरिया फ्लोरिकम-12एक्स** एक बार में चार टेबलेट, दिन में एक बार लें।
- मोतियाबिंद, लेंस के अग्रवर्ती भाग पर सफेद जमाव—**टेलुरियम**-6 दिन में तीन बार।

- आँखों की ऊपरी पलकों पर एक के बाद एक ट्यूमर, जो सख्त गाँठें छोड़कर जाता है—**स्टेफाइसेग्रिया**-30 दिन में तीन बार।
- सहवास के बाद आँखों में कमजोरी, नपुंसकता, कंपन तथा बेचैनी होना—**काली कार्बोनेट**-30 सप्ताह में एक खुराक।
- नेत्र रोग, आँखें अधिक थकने के कारण, मंद रोशनी में अधिक काम के कारण, रात में अधिक पढ़ाई-सिलाई करने, घड़ी की मरम्मत करने आदि के कारण, आँखों में जलन—**रूटा ग्रेवियोलेंस**-6 दिन में तीन बार।
- नेत्र रोग, आँखों में हर समय पानी आना तथा सुबह पलकों का चिपकना, पलकों का किनारा सूजा हुआ तथा उसमें जलन—**यूफ्रेजिया**-6 दिन में तीन बार।
- आँखों के आस-पास नीले या काले घेरे—**सीपिया या स्टेफाइसेग्रिया**-30 दिन में दो बार या **सीना-क्यू** पानी में दो से पाँच बूँदें, दिन में तीन बार।
- नेत्र-संकुलता—**रूटा ग्रेवियोलेंस**-6 दिन में तीन बार।
- नेत्र कॉर्निया ज्वलन, आँखों में अल्सर, आँखों के आस-पास और गोलकों में खुजली तथा पीड़ा, रोगी प्रकाश सहन नहीं कर सकता, दृष्टि में कमी—**ऑरम मेटलिकम**-200 की दो सप्ताह में एक खुराक।
- नेत्र रोग, रेटिना का अलगाव, रेटिना में रक्ताघात तथा मस्कुलर एथेनोपिया—**फॉस्फोरस**-30 की एक खुराक प्रतिदिन लें।
- आँखों में किसी वस्तु की छवि देर तक रहना—**ट्यूबरकुलिनम**-200 की रोजाना एक खुराक।
- आँखों में खुजली—**कोकुलस इंडिकस**-6 दिन में दो बार।
- आँखों से मवाद तथा गरम पानीदार पदार्थ निकलना—**यूफ्रेजिया**-30 दिन में दो बार।
- आँखों में पीड़ा, ऑपरेशन के बाद—**हाइपेरिकम**-30 दिन में दो बार।
- दूरदृष्टि-दोष—**फिजोस्टिगमा**-30 दिन में दो बार।
- आँखों में दर्द—**बेलाडोना**-6 दिन में तीन बार।
- निचली पलक का नेत्र-संकुचन तथा पक्षाघात के कारण कमजोरी—**रूटा ग्रेवियोलेंस**-6 दिन में तीन बार।
- आँखों पर जोर, सिरदर्द—**रूटा**-30 की एक खुराक रोजाना।
- आँखों की सूजन, गरम पानीदार द्रव का स्राव—**रस टॉक्स.**-30 दिन में दो बार।
- आँखों की समस्या, रोगी ठंडे पानी से आँखों को धोना और ठंडा पानी पीना

चाहता है—**ऑरम मेटलिकम**-30 दिन में तीन बार।

- आँखों की समस्या, एक वस्तु के दो प्रतिबिंब दिखना, दृष्टि कमजोर होना, आँखों का झपकना, चमकती हुई वस्तुएँ काली दिखती हैं, सिरदर्द या पेट की कमजोरी—**साइक्लेमिन यूरोपियम**-30 दिन में तीन बार।
- आँखों की समस्या, कॉर्निया पर चिपचिपा बलगम जमा होने की प्रवृत्ति, जो आँखों के झपकाने से हटाया जाता है—**यूफ्रेजिया**-30 दिन में दो बार।
- आँखों की ऊपरी पलकों का गिरना, फोटोफोपिया के साथ, नेत्रों की मांसपेशियों का संकुचन, पुतलियों का सिकुड़ना—**प्लंबम-6 एक्स** दिन में तीन बार।
- आँखों के अंदर तथा ऊपर दर्द—**रूटा ग्रेवियोलेंस**-6 दिन में तीन बार।
- आँखों के आगे काला धब्बा-सा तैरता प्रतीत होना—**फॉस्फोरस**-6 दिन में दो बार।
- आँखों में भारीपन तथा झाग सा एहसास—**कोनियम**-200 की एक खुराक रोजाना।
- स्ट्रेबिसमस, एंब्लायोपिया तथा धुँधली दृष्टि—**रूटा ग्रेवियोलेंस**-6 दिन में तीन बार।
- चिपचिपी पलकें, एक-दूसरे से चिपकती हैं या अंदर की ओर मुड़ जाती हैं—**बोरेक्स वेनेटा**-30 दिन में दो बार।
- भारी पलकें, आँखें खुली नहीं रख सकते—**जेलसेमियम**-30 दिन में दो बार।
- पलकों का गिरना—**कोनियम**-30 हर छह घंटे पर।
- पलकें हड्डी की तरह सख्त हो जाती हैं—**आर्जेंटम मेटलिकम**-30 दिन में तीन बार।
- पलकों पर एक के बाद एक गुहैरी, गाँठें, चेलाजियन, कभी-कभी फोड़ा—**स्टेफाइसेग्रिया**-30 दिन में दो बार।
- आँखों के ऑपरेशन के बाद—**एकोनाइट-1एम** पंद्रह मिनट के अंतराल पर तीन खुराक।
- आँखों के आस-पास नीलाभ घेरे—**कैडमियम सल्फ**-30 दिन में दो बार।
- आँखों के आगे कालापन या घूमता हुआ काला बिंदु, आँखों के आगे से शब्दों के खिसकने के कारण पढ़ नहीं सकते—**एगेरिकस एम**-30 दिन में तीन बार।
- आधा दायाँ हिस्सा न दिखना—**लाइकोपोडियम**-30 दिन में दो बार।
- आँखों में लालिमा, चिपकना, रोहा (ट्रेकोमा), फुल्ली आदि—**आर्जेंटम नाइट्रिकम**-30 दिन में दो बार या 200 रोजाना एक खुराक।

- आँखों में लालिमा, आँखों की गतिविधि पर उनमें पीड़ा—**सेलिक्स नाइग्रा-30** दिन में दो बार।
- आँखों में लालिमा, खून उतरना, पुतलियों का पहले सिकुड़ना, फिर अधिक विस्फारित होना—**बेलाडोना-6** दिन में तीन बार।
- ऊपरी पलक में सूजन—**काली कार्बोनिकम-200** की एक खुराक।
- आँखों पर जोर पड़ना, सिलाई, पढ़ाई या पेंटिंग आदि के कारण—**मैंगेनम-30** दिन में तीन बार।
- बाईं आँख में ग्लूकोमा, आँखों की पुतली में असहनीय दबाव, पूरे शरीर को मोड़े बिना आँख नहीं घुमा सकते—**स्पाइजेलिया-30** दिन में तीन बार।
- ग्लूकोमा, वेसो-मोटर गड़बड़ी या एलर्जी के कारण—**थायरायडिनम-30** दिन में तीन बार।
- कॉर्निया की अपारदर्शिता, रात्रि अंधता—**कैडमियम सल्फ-30** दिन में तीन बार।
- अपारदर्शिता, आँखों के अत्यधिक इस्तेमाल के कारण—**एगेरिकस मस्केरियस-200** की एक खुराक प्रतिदिन।
- आँखों का धुंधलापन—**फ्यूकस वेसीकुलोसस-क्यू** की पाँच से दस बूँदें, दिन में दो बार।
- ऑपरेशन के जख्मों को भरने के लिए—**स्टेफाइसेग्रिया-30** दिन में तीन बार।
- मोतियाबिंद के ऑपरेशन के बाद—**सेनेगा-30** दिन में तीन बार, दस दिनों तक।
- नेत्र रोग, पलकों में सूजन, सोते समय आपस में चिपक जाना, रात में दो से पाँच बजे तक तेज दर्द, अधिक मात्रा में पस निकलना, ठंडे पानी से धोने पर राहत—**साइफिलिनम-200** दो सप्ताह में एक बार।
- नेत्र रोग, धुंधला कॉर्निया, फोटोफोबिया, आँखों के आस-पास की ग्रंथियाँ पीड़ायुक्त और सूजी हुई—**बेरिटा कारर्ब-30** दिन में दो बार।
- नेत्र विकार, कॉर्निया में घाव, पलकों की स्थायी सूजन, कंजेक्टिवाइटिस और लाल आँखें—**मरक्यूरियस डुलकिस-3एक्स** हर छह घंटे पर।
- बाईं आँख के ऊपर दर्द, धूप में चलने से परेशानी बढ़ती है—**सेलेनियम-30** दिन में तीन बार।
- दाईं आँख के ऊपर तेज दर्द चलने-फिरने पर राहत—**रेनानकुलस बल्बोसस-6** दिन में तीन बार।
- दर्द आँख से विभिन्न दिशाओं में जाना—**बर्बेरिस वल्गेरिस-क्यू** दो या तीन

बूँदें, दिन में तीन बार।

- भेंगापन, दमित दस्त और मस्तिष्क के संकुचन के कारण—**पोडोफाइलम-200** दिन में दो बार।
- भेंगापन, पेट के कीड़ों से—**सीना-200** की एक खुराक रोजाना।
- सहवास के बाद क्षीण दृष्टि—**काली फॉस्फोरस-30** दिन में तीन बार।
- दृष्टि में कमजोरी, आँखों, सिर के पिछले भाग और गरदन में दर्द—**एसेरम यूरोपियम-6** दिन में दो बार।
- दृष्टिहीनता, आँखों में दर्द, एल्बुमिनेरिया या ब्राइट्स रोग—**काल्मिया लेटीफोलिया-6** हर छह घंटे पर।
- कंजेस्टिव एपोप्लेक्सी, सिर गरम, आँखें रक्तिम, ठीक से बोलने में असमर्थ, गरदन कड़ी तथा सख्त—**वेराट्रम विराइड-3** दिन में चार बार।
- कंजेक्टिवाइटिस (जुकाम संबंधी), गरम सिंकाई से स्थिति बदतर तथा ठंडी सिंकाई से स्थिति में सुधार—**पल्सेटिला-200** की एक खुराक रोजाना।
- कंजेक्टिवाइटिस, (जुकाम संबंधी), चुभन, शुष्कता या स्राव, खुरदरी पलकें—**एलुमिना-30** दिन में तीन बार।
- कंजेक्टिवाइटिस, लाल आँखें—**आर्जेंटम नाइट्रिकम-30** दिन में दो बार।
- कंजेक्टिवाइटिस, बदहज्मी के साथ, गरम कमरे में अधिक खराब अवस्था—**पल्सेटिला-200** दिन में दो बार।
- कंजेक्टिवाइटिस, सर्दी से गरमी में मौसम परिवर्तन के कारण, गाढ़ा सफेद स्राव तथा आँखों का चिपकना—**केरिसा पपाया-6** तीन घंटे पर।
- कंजेक्टिवाइटिस, आरंभिक अवस्था में—**एकोनाइट-30** हर तीन घंटे पर।
- कंजेक्टिवाइटिस, चिड़चिड़े बच्चों में, जो गोद में उठाया जाना चाहते हैं—**केमोमिला-30** हर चार घंटे पर।
- कंजेक्टिवाइटिस, चोट या तेज खाँसी से—**हेमेमिलिस-3** दिन में चार बार।
- कंजेक्टिवाइटिस, आँखों में अधिक आँसुओं के साथ—**यूफ्रेजिया-30** हर तीन घंटे पर।
- कंजेक्टिवाइटिस, गाढ़े पीले स्राव के साथ—**पल्सेटिला-30** हर चार घंटे पर। यदि इससे लाभ न हो तो **आर्जेंटम नाइट्रिकम-30** दिन में तीन बार।

□

जुकाम-खाँसी

- जुकाम (क्रोनिक) ब्रोंकियल, नाक से हरे या धूसर रंग का प्रचुर स्राव, अत्यंत दुर्गंधयुक्त बलगम, रात में पसीना आता है, तीसरे दाईं या बाईं पसली में दर्द—**कोपिवा**-6 दिन में दो बार।
- जुकाम (क्रोनिक), ठंडी हवा में बाहर जाने पर नाक बंद हो जाती है। गरम कमरे में राहत मिलती है—**हिपार सल्फ्यूरिस**-200 सप्ताह में एक खुराक लें।
- जुकाम (क्रोनिक)—**कैप्सिकम**-30 दिन में तीन बार सेवन करें।
- म्यूकस मेंब्रेन के जुकाम की अवस्था, गाढ़ा पीला दुर्गंधयुक्त बलगम, लंबा तथा पीड़ादायक जुकाम—**सिस्टस केनाडेंसिस**-30 दिन में दो बार।
- जुकाम, गाढ़ा रस्सी जैसा चिपकनेवाले पदार्थ का स्राव—**काली बाइक्रोमियम**-30 दिन में तीन बार।
- जुकाम, गाढ़ा पीला-हरा दुर्गंधयुक्त स्राव—**पल्सेटिला**-30 दिन में तीन बार।
- जुकाम, पस की तरह तिक्त स्राव—**ऑरम ट्राइफाइलम**-30 की एक खुराक रोजाना।
- नाक की जड़ का नजला, नाक में पपड़ी जम जाना—**लाइकोपोडियम**-200 की सप्ताह में एक खुराक।
- जुकाम, हरा मंद स्राव—**सीपिया**-30 दिन में दो बार (यदि **पल्सेटिला** दिया जाता है तो मासिक-धर्म समय पूर्व तथा अधिक मात्रा में आ सकता है)।
- तेज जुकाम, माथे तथा नाक की जड़ में तेज दर्द तथा दबाव, नाक के ठीक से बहने पर दर्द कम या समाप्त हो जाता है—**स्टिक्टा पुल्मोनेरिया**-30 दिन में दो बार।
- जुकाम, अकसर नाक से थोड़ी मात्रा में रक्त आता है, रूमाल पर हमेशा रक्त

लगा रहता है—**फॉस्फोरस-200** की कुछ खुराकें।

- आँख, कान तथा गले का नजला—**काली मुरिएटिकम-30** दिन में तीन बार।
- नाक का सूखा नजला, रात में नाक बंद, मुँह से साँस लेनी पड़ती है, नाक बंद होने के कारण सूँ-सूँ करना, बच्चा नाक को मलते हुए नींद से जाग जाता है—**लाइकोपोडियम-200** की सप्ताह में एक खुराक।
- जुकाम, नाक से गाढ़ा तथा तिक्त स्राव, नाक तथा होंठ ठंडे—**लैक केनिनम-30** दिन में दो बार।
- जुकाम, बलगम नाक से गले तक पहुँचता है, दिन में नाक से प्रचुर स्राव, परंतु रात में नाक बंद—**नेट्रम कार्बोनिकम-200** की केवल एक खुराक, सप्ताह में एक बार।
- जुकाम, नाक का स्राव सूखकर पपड़ी के रूप में जम जाता है, नाक साफ करने का प्रयास करने पर बहुत कम सफलता मिलती है, माथे तथा आँगे के साइनस में पीड़ा, कभी-कभी नाक के परदे में घाव हो जाता है—**स्टिक्टा पुल्मोनेरिया-6** दिन में दो बार।
- जुकाम, गाढ़ा पीला स्राव—**नेट्रम फॉस्फोरिकम** दिन में तीन बार।
- जुकाम, बाद में गले में बलगम गिरना—**कोरेलियम रुब्रम-6** दिन में दो बार।
- ठंड से हुए जुकाम में आँखों की समस्या—**डुल्कमेरा-30** दिन में तीन बार।
- जुकाम के कारण कान के मध्य जलन—**मरक्यूरियस डलसिस-6एक्स** दिन में तीन बार।
- सीने में कमजोरी का एहसास, रोने से इसमें वृद्धि—**स्टेनम-30** की एक खुराक रोजाना।
- सीने में बलगम के कारण खाँसी में कठिनाई, बलगम बाहर नहीं निकाल पाते—**अमोनियम कार्बोनिकम-30** दिन में दो बार।
- आसानी से सर्दी-जुकाम लग जाना, जो ठंडी हवा से नाक से सीने तक फैलता है, बुखार की अवस्था में भी ढके रहने की इच्छा—**नक्स वोमिका-30** हर छह घंटे पर।
- मौसम में परिवर्तन के कारण ठंड के प्रति संवेदनशील, सर्दी-जुकाम तथा ठंड जल्दी लगना—**नाइट्रिक एसिड-30** की एक खुराक रोज।
- ठंड का आघात, ठंडा पीला चेहरा, नीले होंठ, तेज थकान, शरीर के ठंडा होने के बावजूद ढके जाने की इच्छा नहीं—**कैंफर-क्यू** की दो से पाँच बूँदें दिन में तीन बार।

- जल्दी ठंड लग जाना, आग के पास रहने तथा गरम कपड़े पहनने की इच्छा, रोगी गरम कमरे में रहना चाहता है—**आर्सेनिक एल्बम**-30 हर छह घंटे पर।
- तुरंत सर्दी-जुकाम लगना, तेज छींकें—**नेट्रम कार्बोनेट**-30 सुबह-शाम।
- सर्दी-जुकाम, ताकत तथा भूख कम होना—**नेट्रम आर्सेनिकम**-30 दिन में तीन बार।
- सर्दी/नाक की सूजन, ठंड के कारण छींक आना, गले में शुष्कता, ज्वर तथा सूखी खाँसी—**एकोनाइट नैपीलस**-6 एक घंटे के अंतराल पर।
- सर्दी/नाक की सूजन, ज्वर, खाँसी, बदन दर्द, प्यास बिलकुल नहीं—**जेल्सीमियम**-6 एक-एक घंटे के अंतराल पर दें।
- सर्दी/नाक की सूजन, अधिक छींक, नाक अधिक बहना—**एलियम सीपा**-6 तीन-तीन घंटे के अंतराल पर।
- सर्दी, नाक की सूजन, नाक से बहनेवाला पदार्थ पीलापन या हरापन लिये हुए, शाम को रोग का बढ़ना—**पल्सेटिला**-30 हर तीन घंटे पर।
- सर्दी, नाक की सूजन, नाक से गाढ़ा या कभी-कभी पतला स्राव—**नेट्रम मुरिएटिकम**-6 हर तीन घंटे पर।
- सर्दी, नाक की सूजन, छींक, नाक से पतला और जलनकारी स्राव, कम मात्रा में पानी पीने की इच्छा, अंदर से ठंड महसूस होना—**आर्सेनिक एल्बम**-6 दो घंटे पर।
- सर्दी/नाक की सूजन, छींक से आरंभ होता है, दिन में नाक बहती है तथा रात में सूख जाती है, हलकी कँपकँपी—**नक्स वोमिका**-30 चार-चार घंटे पर।
- नियमित रूप से सर्दी-जुकाम रहना—**बेसीलिनम**-200 की एक खुराक रोज।
- ठंडी हवा में थोड़ी देर भी रहने पर सर्दी-जुकाम लग जाना—**ट्यूबरकुलिनम**-200 सप्ताह में एक बार।
- ठंड, बाहर से काफी ठंड महसूस होना, पर ढके जाने पर आपत्ति, जीवनी-शक्ति के अभाव में अत्यंत थकान—**कैंफर**-6 दिन में दो बार।
- हाथ-पैर ठंडे, परंतु शेष शरीर गरम—**मेनिएंथिस**-30 दिन में दो बार।
- सन्निपात की अवस्था, ठंड से, ठंडी जीभ और साँस, पीला चेहरा, अनियमित नाड़ी गति, पसीना चलना, साँस लेने में परेशानी के कारण ऑक्सीजन की आवश्यकता, नजदीक से पंखा झले जाने की इच्छा (पर महिला दूर से हवा चाहती है)—**कार्बो वेजिटेबिलिस**-30 दिन में तीन बार।
- सन्निपात, अत्यंत थकान, ठंड लगना तथा पसीना, खासकर माथे पर, ठंडी

साँस, पीला चेहरा, अधिक मात्रा में मल-त्याग—**वेराट्रम एल्बम**-6 दिन में दो बार।

- सन्निपात, चेहरा पीला, पसीने से नहाया हुआ (पेचिश के साथ)—**कार्बोलिक एसिड**-30 दिन में तीन बार।
- सन्निपात, दर्दरहित मल या बिलकुल ही मल-त्याग न होना—**कैंफर**-6 दिन में दो बार।
- साधारण सर्दी-जुकाम, आरंभिक अवस्था में खाँसी के साथ नाक बहना, छींकें आना तथा दम घुटने का एहसास, बंद कमरे में हालत बदतर—**जस्टिसिया**-30 दिन में तीन बार।
- साधारण सर्दी-जुकाम, आरंभिक अवस्था में, नाक बंद तथा ठंड लगना—**नक्स वोमिका**-30 दिन में तीन बार।
- साधारण सर्दी-जुकाम, आरंभिक अवस्था में, नाक बाधित, नम मौसम में हालत बदतर—**लेमना माइनर**-30 दिन में तीन बार।
- साधारण सर्दी-जुकाम, आरंभिक अवस्था में, छींक, तिक्त स्राव, खुली हवा में हालत बेहतर—**एलियम सीपा**-30 दिन में तीन बार।
- बच्चों को सामान्य सर्दी-जुकाम, रात में नाक जाम—**सैंबुकस**-30 दिन में चार बार।
- साधारण सर्दी-जुकाम, आरंभिक अवस्था में, छींक, क्षुब्धकारी पानीदार स्राव, नाक बहना तथा कमजोरी—**आर्सेनिक एल्बम**-6 दिन में चार बार।
- सामान्य सर्दी-जुकाम, ठंड लगना, नाक तथा गले में खिचखिचाहट—**एकोनाइट**-6 दिन में तीन बार या **कैंफर-क्यू** पानी या दूध में चीनी मिलाकर दो बूँदें हर दो घंटे पर, राहत मिलने तक।
- सामान्य सर्दी-जुकाम, जब स्राव गाढ़ा और हरापन लिये हुए पीले रंग का हो जाता है, स्वाद का पता नहीं चलता—**पल्सेटिला**-30 दिन में चार बार।
- सामान्य सर्दी-जुकाम, जब स्राव गाढ़ा हो जाता है और प्रात: के समय स्थिति बदतर होती है—**काली मुरिएटिकम**-30 दिन में तीन बार।
- नाक बहना, नाक का बायाँ छेद बंद, मुँह से साँस लेने की मजबूरी, रात में छींक, नाक का स्राव लाल धब्बे छोड़ता है तथा नाक की अंदरूनी व बाह्य त्वचा को छील देता है, नाक बहने के बावजूद नाक बंद रहती है—**एरम ट्राइफाइलम**-200 की एक खुराक रोज।
- नाक से पानीदार कटु स्राव—**अमोनियम मुरिएटिकम**-30 दिन में तीन बार।

- नाक बहना, गरम कमरे में अधिक बदतर स्थिति, नाक बंद हो जाना—**पल्सेटिला**-30 दिन में दो बार।
- नाक बहने का पुराना रोग, नीलाभ या पीला बलगम—**आर्सेनिक आयोडेटम**-30 दिन में दो बार।
- नाक बहने का पुराना रोग, गले से गाढ़ा स्राव निकलना—**नेट्रम कार्बोनिकम**-30 दिन में दो बार।
- नाक बहना, निरंतर छींक, फिर नाक से पानीदार स्राव, जो बाद में गाढ़ा हो जाता है, नाक में जलन होती है, नाक बंद हो जाती है—**सेबाडिला**-30 दिन में दो बार।
- नाक बहना, शुष्क तथा बंद नाक, रात में मुँह से साँस लेनी पड़ती है—**अमोनियम कार्बोनेट**-30 दिन में दो बार।
- नाक बहना, रात में सूख जाता है, दिन में बहता है, गरम कमरे में हालत बदतर, ठंडी हवा में बेहतर—**नक्स वोमिका**-30 की एक खुराक रोजाना।
- नाक बहना, ठंडे कमरे में निरंतर नाक बहती है, गरम कमरे में रुक जाती है—**कैल्केरिया फॉस्फोरिका**-6 दिन में तीन बार।
- नाक बहना, लगातार छींक—**आर्जेंटम मेटेलिकम**-6 दिन में दो बार।
- नाक बहना, ठंडी वायु के कारण—**हिपार सल्फ**-200 की एक खुराक।
- नाक बहना, क्षुब्धकारी नासिका-स्राव, परंतु आँख के स्राव से कोई जलन नहीं, गरम कमरे में परेशानी बढ़ती है, कान में दर्द के साथ सिरदर्द—**एलियम सीपा**-6 की एक खुराक रोजाना।
- नाक बहना—**आयोडियम-क्यू** की एक बूँद सीधे जीभ पर।
- नाक बहना, निरंतर तेज छींकें, रात में नाक बंद हो जाती है और उसमें पपड़ी जम जाती है, खाँसी—**नेट्रम आर्सेनिकम**-6 हर चार घंटे पर।
- नाक बहना, खाँसी, तेज दर्द, खाँसी के दौरान चिपकनेवाला तथा सफेद स्राव—**काली मुरिएटिकम**-30 दिन में दो बार।
- नाक बहना, आँखों से होनेवाला स्राव जलन भरा होता है, परंतु नाक से होनेवाला स्राव सामान्य होता है, गरम कमरे में रोग में वृद्धि होती है—**यूफ्रेजिया**-30 दिन में तीन बार।
- नाक बहना, पतला, पानीदार स्राव, जलन, गले में खराश तथा ठंडी वायु में साँस लेना कठिन—**एस्कुलस एच.**-30 दिन में तीन बार।
- नाक बहना, निरंतर छींक तथा प्रचुर स्राव, ऊपरी होंठ तथा नाक छिलना,

बलगम अधिक मात्रा में निकलता है, खाँसी तथा खड़खड़ाहट, शाम को तथा गरम कमरे में स्थिति बदतर, खुली हवा में कम कठिनाई, आँखों में जलन, दर्द तथा टीस—**एलियम सीपा**-30 दिन में तीन बार।

- नाक बहना, छींक, टीस, नम मौसम में बदतर—**मरक्यूरियस सॉलिबिलस**-200 की एक खुराक रोजाना।
- नाक बहना, ऊपरी होंठ तथा नाक की सूजन—**बेरिटा कार्बोनिका**-6 दिन में तीन बार।
- नाक बहना, पीलापन लिए हुए गाढ़ी खाँसी—**पल्सेटिला**-30 हर छह घंटे पर।
- पुरानी खाँसी, युवुला तथा टॉन्सिल में वृद्धि—**बेरिटा कार्बोनिका**-6 दिन में तीन बार।
- खाँसी, सीने में दर्द, सीने के बाएँ भाग में अधिक दर्द, ठंडे नम मौसम में रोग अधिक बढ़ता है—**नेट्रम सल्फ**-30 दिन में दो बार।
- दमावाली खाँसी, गरम पेय पदार्थों से राहत—**चेलीडोनियम**-30 दिन में तीन बार।
- खड़खड़ाहट भरी खाँसी—**एकोनाइट**-30 या **स्पॉञ्जिया**-30 दिन में दो बार।
- सूखी आवाजवाली खाँसी—**स्पॉन्जिया**-30 दिन में तीन बार।
- सूखी खाँसी, बहुत कठिनाई से थोड़ा भूरे रंग का कफ निकलता है—**आर्जेंटम मेटेलिकम**-30 दिन में दो बार।
- सूखी खाँसी, हृदय संबंधी समस्या के साथ—**नजा ट्राइपुडियंस**-6 एक खुराक रोजाना।
- सूखी खाँसी, साथ में जलन भी—**जस्टिका**-30 हर चार घंटे पर।
- सूखी खाँसी, रात में तथा नींद के समय अधिक, गले में खराश, ठंडे मौसम में या हर सर्दी में अधिक—**केमोमिला**-30 दिन में तीन बार।
- खाँसी ऐसी कि गर्भपात की आशंका—**काली ब्रोमेटम**-6 दिन में तीन बार।
- खाँसी, डकार तथा उग्रता के साथ—**एंब्रा ग्रीसिया**-30 दिन में दो बार।
- श्वासनली संबंधी खाँसी, सोने के तुरंत बाद खाँसी—**अरेलिया**-30 दिन में चार बार।
- श्वासनली संबंधी खाँसी, सूखी खाँसी, लेटने पर आराम—**मैंगेनम एसिटिकम**-30 दिन में तीन बार।
- श्वासनली संबंधी खाँसी, खड़खड़ाहट सहित खाँसी तथा छींकें—**आर्सेनिक**

एल्बम-30 दिन में दो बार।

- श्वासनली संबंधी खाँसी, बलगम निकलने में कठिनाई—**एंटीमोनियम टार्टेरिकम**-30 दिन में तीन बार।
- गीली खाँसी, खाँसी के दौरान साँस लेने में काफी कठिनाई, रात को खाँसी के साथ पसीना। यदि छींक भी आए तो रोगी हमेशा थका हुआ महसूस करता है—**अमोनियम मुरिएटिकम**-30 दिन में दो बार।
- गीली खाँसी, बलगम गाढ़ा, पीला या हरा होता है—**पल्सेटिला**-30 दिन में दो बार।
- काली खाँसी, भोजन का वमन—**इपेकाकुआन्हा**-30 दिन में तीन बार।
- फ्लू के बाद बने रहनेवाली खाँसी—**अमोनियम कार्बोनिका**-6 या 30 दिन में दो बार।
- खाँसी, लंबे धागे जैसा चिपचिपा बलगम—**काली बाइक्रोमियम**-30 दिन में दो बार।
- काली खाँसी, ठंडा पानी पीने पर राहत—**क्यूप्रम मेटेलिकम**-30 दिन में दो बार।
- खाँसी, खाँसते-खाँसते मल निकल जाए—**फॉस्फोरस**-6 दिन में दो बार।
- खाँसी, सिर में दर्द, खाँसी के समय सिर को हाथों से पकड़ लेना तथा लेटने पर मजबूर होना, बैठने पर हालत अधिक बुरी, खाँसी के समय शरीर के विभिन्न अंगों में दर्द—**कैप्सिकम**-6 दिन में दो बार।
- खाँसी, पहली नींद के बाद—**एकोनाइट**-30 दिन में तीन बार।
- खाँसी, खसरे के बाद—**पल्सेटिला**-30 दिन में तीन बार।
- खाँसी, आधी रात के बाद—**स्पॉञ्जिया**-30 दिन में तीन बार।
- खाँसी, लेटने पर अधिक—**हायोसिएमस**-30 दिन में दो बार या **ड्रोसेरा**-30 की एक खुराक।
- खाँसी, गरम कमरे से ठंडे कमरे में जाने पर बढ़ती है—**ब्रायोनिया**-6 दिन में दो बार।
- खाँसी, आग देखने पर बढ़ती है—**एंटीमोनियम क्रूडम**-30 दिन में दो बार।
- खाँसी, बैठने के बाद बढ़ती है, लेटने पर राहत मिलती है—**फेरम मेटेलिकम**-30 दिन में दो बार या **मैग्नम**-30 दिन में दो बार।
- खाँसी, ठंडी नम वर्षा ऋतु के दौरान सर्दी-जुकाम के साथ—**डुल्कामारा**-30 दिन में दो बार।

- खाँसी, जैसे ही रोगी का सिर तकिए का स्पर्श करता है, खाँसी का एक ऐंठन भरा दौरा पड़ता है, रोगी घुटन महसूस करता है, कमरे में टहलना पड़ता है या कुरसी पर सोना पड़ता है—**क्रोटन टिग्लियम**-30 दिन में तीन बार।
- खाँसी, दाएँ कंधे के नीचे दर्द के साथ—**चेलीडोनियम-क्यू** दो से पाँच बूँदें दिन में दो बार।
- खाँसी, वृद्धों को रात में लगभग तीन बजे, निरंतर खाँसी से पसीना तथा बेचैनी, फ्लू के हमले के बाद—**अमोनियम कार्बोनेट**-30 दिन में दो बार।
- खाँसी, ठंडा पानी पीने पर आराम—**कॉस्टिकम**-200 की एक खुराक रोजाना।
- खाँसी, लेटने पर आराम —**मैंगेनम एसिटिकम**-30 दिन में तीन बार।
- खाँसी, रात में खाँसी के दौरान रक्त निकलता है, परंतु दिन में नहीं निकलता—**आर्निका मोंटाना**-30 दिन में दो बार।
- किसी संक्रामक रोग के कारण हुई खाँसी—**नजा**-6 दिन में तीन बार।
- खाँसी, बलगम के साथ—**एलुमिना**-200 की एक खुराक।
- खाँसी, दमा संबंधी, दमघोंटू, शुष्क-ठंडी वायु में जाने पर दम घुटता है—**हिपार सल्फ्यूरिस**-30 दिन में दो बार।
- खाँसी, दमा से संबंधित, नींद से उठने के बाद अधिक, तेज खाँसी के साथ दम घुटने का एहसास होता है, साँस लेने में कठिनाई। बोलने, पढ़ने, गाने तथा निगलने के दौरान अधिक खाँसी—**स्पॉञ्जिया टोस्टा**-200 की एक खुराक रोज।
- खाँसी, गहरी, खोखली, रूखी आवाज में—**वरबेस्कम थेप्सस**-6 चार-चार घंटे के अंतराल पर।
- खाँसी, गहरी आवाज, सीने तथा पेट की मांसपेशियों में तेज सिकुड़न, जिसके कारण रोगी को उन्हें हाथों से पकड़ना पड़ता है, आधी रात के बाद खाँसी अधिक तेज—**ड्रोसेरा रोटंडीफोलिया**-30 की केवल एक खुराक, लक्षण जारी रहने पर दुहराई जा सकती है।
- खाँसी, मवाद जैसा बलगम, दुर्गंधयुक्त—**गुएकम**-30 दिन में दो बार।
- खाँसी, सूखी, थकाऊ तथा दो दौरों में, रात में तथा दाईं करवट सोने पर अधिक—**मरक्यूरियस वाइवस**-30 और **मरक्यूरियस सॉलिबिलिस**-30 दोनों को बदल-बदलकर दें, दिन में दो बार।
- सूखी खाँसी, ज्वर के साथ, कफ निकलने के बाद आराम—**गुएकम**-6 हर चार घंटे पर दुहराएँ।

- सूखी खाँसी, गले में खराश, बाईं करवट लेटने और मेहनत करने पर अधिक कष्ट, दम घुटता है, बोलने में असमर्थ, नाड़ी गति अनियमित—**नजा**-6 दिन में तीन बार।
- सूखी खाँसी, ऐंठन के साथ, खाँसी के दौरान मूत्र-विसर्जन—**इपेकाकुआन्हा**-30 दिन में दो बार।
- सूखी खाँसी, मिचली या वमन के साथ, खाँसी के दौरान दम घुटने का एहसास—**इपेकाकुआन्हा**-30 दिन में दो बार।
- सूखी खाँसी, ठंड या कपड़े बदलते समय कष्ट अधिक, नाक तथा गले को ढकने पर थोड़ा आराम—**रूमेक्स**-30 दिन में चार बार।
- सूखी खाँसी, रात में बढ़ जाती है, बलगम निकलने पर राहत महसूस होती है, कभी-कभी वमन भी होता है—**बेलाडोना**-30 दिन में तीन बार।
- सूखी खाँसी, थकानेवाली, गले में खिचखिच, फटी आवाज, खाँसी के दौरान स्वतः मल-मूत्र निकल जाना, ठंड में रहने पर स्थिति अधिक खराब, पूरे शरीर को ढकने पर आराम—**रूमेक्स**-30 दिन में तीन बार।
- सूखी खाँसी, वमन के साथ, सीने में दर्द, सिरदर्द। खाने, पीने तथा गरम कमरे में प्रवेश करने पर स्थिति अधिक खराब—**ब्रायोनिया एल्बा**-30 दिन में तीन बार।
- सूखी खाँसी, ऐंठन के साथ, खाँसने पर राहत नहीं, अधिक खाँसने पर जलन। तब खाँसी बढ़ती ही जाती है—**इग्नेशिया**-30 दिन में तीन बार।
- सूखी खाँसी, थोड़े-थोड़े अंतराल पर खाँसी—**आर्सेनिक एल्बम**-30 दिन में दो बार।
- हृदय संबंधी कमजोरी या रोग के कारण खाँसी—**डिजिटेलिस**-30 दिन में तीन बार।
- ठंड, शुष्क मौसम के दौरान खाँसी, पहली नींद के बाद उसमें तेजी—**एकोनाइट**-30 दिन में दो बार।
- खाँसी, खड़खड़ाहट की आवाज, अधिक बलगम जमा हो जाना—**सेनेगा-क्यू** की दो से पाँच बूँदें, दिन में दो बार।
- खाँसी, पेल्विक क्षेत्र में दर्द, शीतल पेय पीने पर आराम, गले में दर्द, लेटने पर खाँसी में वृद्धि, बलगम नहीं निकल पाता—**कॉस्टिकम**-200 की एक खुराक।
- खाँसी, खाँसी के दौरान सीने में दर्द, कंधों के बीच में ठंड का एहसास—**अमोनियम मुरिएटिकम**-30 दिन में दो बार।

- खाँसी, खसरे के बाद, रात में सूखी खाँसी, बाद में कफयुक्त हो सकती है, खाँसी के कारण सोने या लेटने में परेशानी, बैठना अनिवार्य—**स्टिका पुल्मोनेरिया**-6 दिन में तीन बार।
- खाँसी, ठंडी जगह से गरम जगह में जाने पर—**नेट्रम कार्बोनिकम**-30 दिन में तीन बार।
- खाँसी, गरम से ठंडी हवा में जाने पर; बोलने, हँसने, कुछ खाने-पीने या बाईं करवट लेटने पर अधिक तेज खाँसी—**फॉस्फोरस**-200 दो सप्ताह में एक बार।
- खाँसी, दबी हुई खुजली या हर सर्दी में एक्जीमा होने के कारण—**सोरिनम**-200 की सप्ताह में एक खुराक।
- खाँसी, वसायुक्त भोजन लेने से, खाँसी के साथ अनैच्छिक मूत्र-विसर्जन—**पल्सेटिला**-30 दिन में तीन बार।
- खाँसी के समय यदि मल-मूत्र निकल जाए—**स्किवला**-30 दिन में दो बार।
- खाँसी वृद्धों में, बलगम अत्यंत कठिनाई से तथा लंबे रेशों के रूप में निकलता है—**एलुमेन**-30 दिन में दो बार।
- सर्दियों में खाँसी, गरमियों में राहत—**अमोनियम कार्बोनिका**-30 दिन में दो बार।
- खाँसी के साथ अनैच्छिक मूत्र-विसर्जन—**टेरेंटुला क्यूबेंसिस**-30 दिन में तीन बार।
- खाँसी, जलकारी—**मेंथा पिपरेटा-क्यू** की दो से पाँच बूँदें, दिन में दो बार।
- खाँसी, जलन, प्रचुर लार के साथ दम घुटने का एहसास—**मरक्यूरियस सिनेटस**-6 दिन में दो बार।
- खाँसी, सुबह के समय अधिक तथा शाम के समय सूखी—**रस टॉक्स**-30 दिन में दो बार।
- अधिक खाँसी, हरा तथा मीठा बलगम—**स्टेनम मेटेलिकम**-30 कुछ खुराकें।
- खाँसी, सीने में कफ की खड़खड़ाहट, गठिया प्रकृति का दर्द, जो यहाँ से वहाँ जाता रहता है—**काली सल्फ**-200 की एक खुराक रोजाना।
- खाँसी, दुर्गंधयुक्त कफ के साथ, रोगी को स्वयं भी अपना बलगम तथा साँस दुर्गंधयुक्त लगती है, ऐसी खाँसी सामान्यत: ब्रोंकाइटिस या निमोनिया के बाद होती है—**सैंगुनेरिया केनाडेंसिस-क्यू** की पानी में दो से तीन बूँदें, दिन में तीन बार।

- खाँसी, अधिकतर सूखी, बाएँ सीने के ऊपरी भाग से लेकर बाएँ कंधे तक दर्द—**मिर्टस कम्युनिस**-6 दिन में तीन बार।
- खाँसी, निश्श्वास से नितंबों में दर्द, ठंडा पानी पीने पर खाँसी में आराम, खाँसी के दौरान स्वत: मूत्र-विसर्जन—**कॉस्टिकम**-30 दिन में दो बार।
- खाँसी, केवल दिन में—**थुजा**-6 दिन में तीन बार या **यूफ्रेजिया**-200 एक खुराक।
- खाँसी, केवल रात में—**पेट्रोलियम**-30 दिन में दो बार।
- खाँसी, खासकर रात के अंतिम प्रहर में—**स्पॉञ्जिया टोस्टा**-30 दिन में दो बार।
- खाँसी, लेटने पर परेशानी अधिक, बैठने पर आराम (खासकर वृद्ध व्यक्तियों में)—**हायोसिएमस नाइगर**-6 दिन में तीन बार।
- खाँसी, प्रचुर, गाढ़ा तथा हरा कफ, उरोस्थि (ब्रेस्ट बोन) से कफ निकलता प्रतीत होता है। वहाँ से पीठ तक दर्द, काफी कमजोरी महसूस होना तथा रात में पसीना आना—**काली आयोडेटम**-200 की एक खुराक रोजाना।
- खाँसी, मवाद भरा, दुर्गंधयुक्त, सीने में दर्द, नमकीन कफ—**फॉस्फोरिक एसिड**-6 दिन में दो बार।
- खाँसी, फ्लू के बाद ऐंठनयुक्त, रात में बदतर, गाल लाल, रात में पसीना, डकार पर समाप्त होती है—**सैंगुनेरिया केनाडेंसिस**-30 दिन में तीन बार।
- खाँसी, ऐंठनयुक्त या दमा की तरह, अत्यंत अवसाद तथा साँस में घरघराहट, बच्चा सख्त हो जाता है और नीला पड़ जाता है—**इपेकाकुआन्हा**-3 दिन में दो बार।
- खाँसी, गोली चलने की आवाज जैसा खँखारना, रात में अधिक—**कोरेलियम रुब्रम**-30 दिन में तीन बार।
- खाँसी, ऐंठन के साथ, खाँसते समय कफ की छोटी गाँठ मुँह से निकलती है—**चेलीडोनियम**-6 हर चार घंटे पर।
- खाँसी, ऐंठनयुक्त, भोजन का वमन—**काली कार्बोनेट**-30 सप्ताह में एक खुराक।
- खाँसी, ऐंठन के साथ, चिपचिपा बलगम निकलता है—**बदियागा**-6 दिन में तीन बार।
- खाँसी, हृदय संबंधी समस्या के साथ—**लॉरोसिरेसस**-200 की एक खुराक रोजाना।

- खाँसी, रात में ग्यारह बजे आरंभ होती है, गरम स्थान से ठंडे स्थान पर जाने के कारण—**रूमेक्स**-30 दिन में तीन बार।
- खाँसी, गले को ढकने से आरंभ होती है—**एंब्रा ग्रीसिया**-30 दिन में दो बार।
- खाँसी, शाम को आरंभ होती है, पूरी रात रहती है, सुबह पूरी तरह चली जाती है—**साइफिलिनम 1एम** सप्ताह में एक खुराक।
- खाँसी, त्वचा समस्याओं के साथ—**क्रोटन टिग्लियम**-30 दिन में दो बार।
- खाँसी, नम तथा गीली, केवल सुबह जगने के बाद—**हिपार सल्फ**-30 दिन में दो बार।
- खाँसी, नम, खाँसी के दौरान सीने में दर्द, दर्द बाएँ फेफड़े के निचले भाग में स्थित होता है—**नेट्रम सल्फ्यूरिकम**-30 दिन में दो बार।
- खाँसी, सफेद, चिपचिपा कफ—**काली मुरिएटिकम**-30 हर छह घंटे पर।
- खाँसी, काली खाँसी, काफी बलगम निकलता है, रेशेदार सफेद कफ, जो बड़ी मात्रा में निकलता है, वमन—**कोकस कैक्टाइ-क्यू** की पानी में दो बूँदें, दिन में दो बार।
- खाँसी, भूरा चिपचिपा बलगम, हँसने से परेशानी बढ़ती है—**आर्जेंटम मेटेलिकम**-30 दिन में दो बार।
- खाँसी, दुर्गंधयुक्त बलगम के साथ, सीने की दाईं ओर पीड़ा—**बोरेक्स वेनेटा**-30 दिन में दो बार।
- खाँसी, छाती में बलगम का संचय अधिक हो जाता है, खड़खड़ाहट, साँस लेने में कठिनाई, घरघराहट—**सेनेगा-क्यू**, तब तक हर दो घंटे पर जब तक राहत न मिले।
- खाँसी, प्रचुर मात्रा में कफ निकलना, बैठने के लिए विवश करता है—**फेलांड्रियम**-30 दिन में तीन बार।
- खाँसी, छींक के साथ, आँखों से पानी बहना तथा अनैच्छिक मूत्र-विसर्जन, गीली खाँसी तथा खड़खड़ाहट, काफी बलगम निकलना, सुबह के समय गीली खाँसी, शाम की सूखी खाँसी के कारण अधिक थकान—**स्क्विला**-6 दिन में दो बार।
- खाँसी, खाँसने के साथ रोगी बेहतर महसूस करता है—**टेरेंटुला** या **अरेनिया डाइडिमा** दोनों दिन में दो-दो बार।
- थूक या बलगम में खून आना, प्रचुर मवादयुक्त बलगम और पीड़ायुक्त खाँसी—**ट्रिलियम पी**-6 दिन में तीन बार।

- थूक या बलगम में खून आना, खाँसी, आसानी से खून निकलना, खाँसी वर्षों तक बने रहना—**हेमेमिलिस-क्यू**, पानी में दो-पाँच बूँदें, दिन में चार बार।
- श्वासनली में बलगम का जमाव, रूखी खड़खड़ाहट, बलगम निकालने में असमर्थता, फेफड़ों का संभावित पक्षाघात—**एंटीमोनियम टारटेरिकम-30** दिन में दो बार।
- नाक का नजला, गाढ़ा पीला स्राव, हरापन लिये हुए और दुर्गंधयुक्त—**थेरिडियॉन-30** दिन में तीन बार।
- नजला, आँखों से पानी निकलने के साथ—**यूफ्रेजिया-6** हर छह घंटे पर।
- नेफोफेरिंक्स, ठंड और नजला होने की संभावना—**सिस्टस केनाडेंसिस-30** हर छह घंटे पर।
- कफ, भूरे रंग का—**आर्जेंटम मेटलिकम-30** दिन में दो बार लें।
- कफ, कड़वा स्वाद—**पल्सेटिला-30** दिन में दो बार खाएँ।
- कफ, नमकीन स्वादवाला—**सीपिया-200** की एक खुराक प्रतिदिन या **काली आयोडेटम-30** दिन में दो बार लें।
- कफ, मीठे स्वाद का, अंडे की सफेदी जैसे सफेद या पीले रंग का—**स्टेनम-30** दिन में तीन बार लें।
- ठंड से काँपना, लेकिन कभी ठंड, कभी गरमी लगना—**जेलसीमियम-30** दिन में तीन बार या **नक्स वोमिका-30** दिन में तीन बार (हलकी सी हरकत से ठंड महसूस होना और आग के पास बैठने की इच्छा) या **आर्सेनिक एल्बम-30** दिन में तीन बार (कभी ठंड, कभी गरमी लगना; थोड़ी मात्रा में पानी पीने की इच्छा) या **मरक्यूरियस सॉलिबिलस-30** (अधिक मात्रा में पानी पीने की इच्छा, अत्यधिक लार)।
- छींक और नजला, ठंडे पानी में हाथ डालने से—**फॉस्फोरस-30** की एक खुराक प्रतिदिन।
- निरंतर छींकें—**स्किवला-30** दिन में तीन बार लें।
- सुबह में छींक, आँख और नाक से पानी आना—**अमोनियम फॉस-3एक्स** दिन में तीन बार।
- शिशुओं में सूखा नजला, नाक पूरी तरह बंद, साँस लेने या दूध पीने में कठिनाई—**सैंबुकस नाइग्रा-6** दिन में तीन बार।
- अनियमित खाँसी, बलगम की गाँठ, जो खाँसने पर मुँह से उड़ती है—**चिलीडोनियम-6** हर छह घंटे पर।

- बलगम, भूरे रंग का—**आर्जेंटम नाइट्रिकम**-30 दिन में दो बार।
- ठंड के प्रति संवेदनशील, जो लोग ठंडे और नम मौसम के प्रति संवेदनशील होते हैं, तंत्रिका शूल संबंधी, ठंड से बदतर, ढकने और गरमी में राहत—**काली कार्बोनेट**-30 की एक खुराक रोजाना।
- ठंड के प्रति संवेदनशील—**सल्फर**-200 पहले सप्ताह में, **कैल्केरिया कार्ब**-200 दूसरे सप्ताह में और **ट्यूबरकुलिनम**-200 तीसरे सप्ताह में। सब साप्ताहिक खुराक।
- ठंड के प्रति संवेदनशील—**बेसिलिनम**-200 की एक खुराक रोजाना।
- ठंड के प्रति संवेदनशील—**सोरिनम**-200 की सप्ताह में एक खुराक।
- गरम और नम मौसम के प्रति संवेदनशील, शाम और नम वायु में स्थिति बदतर—**कार्बो वेजीटेबिलिस**-200 की एक खुराक रोजाना।
- काली खाँसी, ऐंठन संबंधी, मिचली और वमन, नाक और मुँह से रक्तस्राव—**इपेकाकुआन्हा**-200 दिन में दो बार।
- काली खाँसी—**क्रोकस कैकटाई**-6 दिन में तीन बार दें।
- काली खाँसी, जागने के बाद स्थिति बदतर—**ड्रोसेरा** दिन में तीन बार, एक सप्ताह तक। पहली खुराक के तुरंत बाद दूसरी खुराक न दें; दोनों में कम-से-कम चार घंटे का अंतर होना चाहिए।
- काली खाँसी, खाँसी के दौरान अनैच्छिक मूत्र-त्याग हो जाना, वमन और दस्त—**विराट्रम एल्बम**-30 दिन में तीन बार।
- काली खाँसी, मुँह से चमकीले धागे जैसी लार—**कोकीनेला**-30 दिन में तीन बार।
- काली खाँसी, दम घुटना, ऐंठन, बोलने में असमर्थता, साँस फूल जाना, नीला चेहरा, शरीर का सख्त हो जाना, एक के बाद एक तीन दौरों से मूर्च्छित हो जाना, चेतनता प्राप्त करने के लिए भोजन का वमन हो जाना—**क्यूप्रम मेटलिकम**-6 दिन में तीन बार।

□

मस्तिष्क संबंधी रोग

- मस्तिष्क संबंधी कमजोरी, इच्छाशक्ति का अभाव तथा काम करने में अरुचि—**पिकरिक एसिड**-200 दिन में दो बार।
- मस्तिष्क ज्वर, सिर पीछे की ओर झुक जाता है और गले की मांसपेशियों में पीड़ा होती है—**नेट्रम सल्फ**-30 सुबह-शाम।
- सेरेब्रो-स्पाइनल मस्तिष्क शोथ, सिर, गले तथा रीढ़ का पीछे की ओर झुक जाना—**साइकुटा वाइरोसा**-200 की कुछ खुराकें।
- ग्रीवा ग्रंथियाँ, सख्त तथा कठोर—**कैल्केरिया फलोर**-6 दिन में तीन बार।
- ग्रीवा संबंधी मांसपेशियों की कमजोरी, सिर को मुश्किल से ऊँचा रख सकते हैं, सिर का भारीपन—**कोकुलस इंडिकस**-30 दिन में दो बार।
- मस्तिष्क तथा सीने का संकुचन, मिचली तथा वमन के साथ आकस्मिक रूप से—**वेराट्रम विराइड**-6 दिन में चार बार।
- दिमाग में झटका लगना, चोट से, त्वचा ठंडी तथा शरीर पसीने में नहाया हुआ—**सल्फ्यूरिक एसिड**-30 दिन में तीन बार।
- मस्तिष्क या रीढ़ या दोनों में झटका—**आर्निका**-200 शाम के समय एक खुराक।
- पागलपन—**हायोसिएमस**-30 दिन में तीन बार, जब रोगी सामान्यत: बुदबुदाता है। कभी-कभी हिंसक हो जाने पर **विराट्रम एल्बम**-30 दिन में तीन बार। जो रोगी हिंसक हैं और चीजें तोड़ते-फोड़ते हैं, धर्म या प्यार के बारे में बात करते हैं, उनके लिए **प्लाटिना**-30 दिन में तीन बार (ऐसे रोगी के लिए, जो अपने बारे में अधिक सोचता है और दूसरों को खुद से हेय समझता है)।
- पागलपन या अवसाद या हिस्टीरिया, ऐसी भावना कि समस्याएँ नहीं सुलझ सकतीं, अपशब्दों का प्रयोग, किसी भी चीज को जल्दबाजी में करना, बिना

काम के व्यस्त रहना, अकेले रहने पर स्थिति बदतर—**लिलियम टाइग्रिनम-30** की एक खुराक प्रतिदिन।

- पागलपन और अपने बारे में बढ़-चढ़कर सोचना, दूसरों को हेय-दृष्टि से देखना। सभी लोग मानसिक तथा शारीरिक रूप से खुद से नीचे लगते हैं—**प्लेटिना-6** दिन में तीन बार।
- पागलपन, प्रसव के बाद—**विराट्रम एल्बम-30** दिन में दो बार।
- पागलपन, चीजों को तोड़ने की लत, दिन-रात चलते रहना, स्थिर न रह सकना, आत्मघाती प्रवृत्ति, लोगों से डरना, हर किसी से दूर रहना—**आयोडियम-200** की एक खुराक प्रतिदिन।
- पागलपन, युवतियों में मासिक-धर्म की गड़बड़ी से, वेसो-मोर्टार गड़बड़ियाँ और चयापचय संबंधी अव्यवस्था—**थायरायडिनम-30** दिन में तीन बार।
- पागलपन, कपड़े फाड़ना, चीखना, दौड़ना, थूकना, नग्न होने का प्रयास करना, कामुक बातें करना और अश्लील गाने गाना, धार्मिक उन्माद, जोर से प्रार्थना करना, संन्यास के बारे में बात करना, व्याकुल रहना, गर्भाशय तथा मासिक-धर्म की गड़बड़ियों से ग्रस्त, निंफोमेनिया से ग्रस्त—**विराट्रम एल्बम-200** दिन में दो बार।
- पागलपन, कूदने, दौड़ने, नाचने की तीव्र इच्छा, हाथों को सिर पर मारना, शर्म का एहसास नहीं, आराम नहीं कर सकते या सो नहीं सकते, बेचैनी—**टेरेंटुला हिस्पेनिया-30** दिन में तीन बार।
- पागलपन, आत्मघाती प्रवृत्ति, काल्पनिक समस्याओं को लेकर चिंतित रहना—**नजा-30** दिन में तीन बार।
- स्मरण-शक्ति में सुधार के लिए—**अश्वगंधा-क्यू** की पाँच बूँदें पानी में, दिन में तीन बार, लगातार इक्कीस दिनों तक।
- स्मरण-शक्ति का ह्रास, विशेषकर वृद्धों में, पेट की बीमारियाँ, निरंतर प्रार्थना करने की इच्छा, दो इच्छाशक्ति, जिनमें से एक उसे कोई चीज करने के लिए उकसाती है, जबकि दूसरी उससे रोकती है—**एनाकार्डियम-30** दिन में दो बार।
- पूरी तरह स्मरण-शक्ति चले जाना, मस्तिष्क की स्तब्ध स्थिति, रोगी यह भूल जाता है कि वह क्या कर रहा था। आँखें बंद करके लेटता है, लेकिन उसे कुछ भी याद नहीं आता—**नक्स मास्केटा-200** दो सप्ताह में एक खुराक।
- स्मरण-शक्ति का ह्रास—**एसिड फॉस्फोरिकम-30** की रोजाना सुबह एक खुराक।

- कमजोर स्मरण-शक्ति और बातूनी—**ग्लोनोइन-30** दिन में तीन बार।
- कमजोर स्मरण-शक्ति—**बेरिटा फॉस्फोरिकम-30** दिन में दो बार, सामान्यत: युवाओं के लिए। **एनाकार्डियम-3एक्स** और **बेरिटा कार्बोनिकम-30** वृद्ध व्यक्ति ये दोनों ओषधियाँ दिन में तीन बार लें।
- मेनिनजाइटिस (मस्तिष्क की झिल्ली की सूजन), गरदन की सख्ती के साथ—**एस्टीया रेसीमोसा-200** दिन में एक बार।
- गंभीर मेनिनजाइटिस, भयभीत, नींद से उठकर चिल्लाने की प्रवृत्ति, स्राव की संभावना—**ट्यूबरकुलिनम-200** सप्ताह में एक बार।
- मेनिनजाइटिस, अपना सिर तकिए पर अलग-बगल घुमाता है, एक हाथ और पैर का निरंतर हिलना, जबकि दूसरे हाथ-पैर पक्षाघातग्रस्त की तरह पड़े रहते हैं, माथे पर पसीना, जबड़ों का चलना—जैसे कुछ चबा रहे हों, विस्फारित पुतली, किसी चीज का एहसास नहीं—**हेलीबोरस नाइग्रा-200** एक खुराक रोजाना।
- मेनिनजाइटिस, गंभीर, मुँह का निरंतर हिलना, चेहरे पर सूजन, अधिक तापमान, दुर्गंधयुक्त पसीना, सूखे होंठ, अधिक मात्रा में पानी पीने की ललक, शरीर को खुला रखने की इच्छा—**ब्रायोनिया-30** दिन में दो बार।
- मेनिनजाइटिस, ऐसा महसूस होना मानो माथे को लोहे के एक छल्ले से दबा दिया गया हो—**प्यूसस वेसीकुलोसस-30** दिन में तीन बार।
- मेनिनजाइटिस, सिर एक ओर घूमा या मुड़ा हुआ—**साइकुटा वाइरोसा-6** दिन में तीन बार।
- मेनिनजाइटिस, अचानक चिल्लाना, सिर को हिलाना, सिर पीछे की ओर खिंचा हुआ महसूस होना, दाँत पीसना—**एपिस मेलिफिका-30** दिन में दो बार।
- दिमागी कमजोरी, अत्यधिक तंबाकू खाने या यौन-अधिकता के कारण स्मरण-शक्ति का क्षीण हो जाना—**केलेडियम-30** दिन में तीन बार।

□

सीने/छाती के रोग

- सीने में दर्द, इधर से उधर खिसकता है, कष्टकारी तथा जलनयुक्त—**मरक्यूरियस कोरोसिवस**-200 सप्ताह में एक खुराक लें।
- सीने में पीड़ा, खरोंच, स्पर्श, चलने या शरीर को मोड़ने पर अधिक दर्द—**रेनाकुलस बल्बोसस**-30 दिन में दो बार।
- फेफड़ों के रोग, ऊपरी पलक और भौंहों के बीच थैली जैसी सूजन के साथ—**काली कार्बोनेट**-30 की सप्ताह में एक खुराक लें। फेफड़ों का संकुचन, थूक या बलगम में खून, सीने में जलन—**टेरेबिंथ**-200 सप्ताह में एक बार।
- हाइड्रोसिफेलस, आँखें बाहर की ओर निकली हुईं और सिर बड़ा, परिवार में तपेदिक का इतिहास—**ट्यूबरकुलिनम-1एम** की खुराक तब तक दोहराएँ जब तक रोग ठीक न हो जाए।
- फेफड़ों का संकुचन—**एकोनाइट**-6 दिन में तीन बार।
- फेफड़े की झिल्ली की सूजन—**ब्रायोनिया**-6 दिन में तीन बार।
- सीने में दर्द, ठंडी हवा से बढ़ता है, दबाव और बाईं करवट सोने से स्थिति खराब—**फॉस्फोरस**-200 दो सप्ताह में एक बार।
- बाएँ सीने के ठीक नीचे दर्द—**सिमिसिफुगा**-30 दिन में दो बार।
- बाएँ कॉलर बोन के नीचे तीव्र पीड़ा, सीने में भारीपन और साँस लेने में कठिनाई—**फ्लोरिक एसिड**-30 दिन में दो बार।
- परिवर्तनशील दर्द, कभी एक हिस्से में तो कभी दूसरे हिस्से में—**बर्बेरिस वल्गेरिस-क्यू** की दो से पाँच बूँदें, दिन में तीन बार।
- प्लूरिसी (फेफड़े की झिल्ली में सूजन) के कारण असहनीय दर्द शारीरिक व मानसिक वेदना—**एकोनाइट**-6 दिन में दो बार।
- बाईं ओर हँसली की हड्डी के नीचे दर्द—**क्रेटीजस ऑक्सीकेंथा**-30 हर

छह घंटे पर।

- बाएँ कंधे के नीचे दर्द, कभी-कभी दर्द काफी तेज हो जाता है—**सीनोपोडियम-30** दिन में दो बार।
- यकृत-विकार के कारण दाएँ कंधे के नीचे दर्द—**चेलीडोनियम**-30 दिन में दो बार।
- क्षय रोग, सीने में चोट के कारण, बलगम में खून आना, काली खाँसी—**रूटा ग्रेवियोलेंस**-6 दिन में तीन बार।
- क्षय रोग, सीने में अधिक कमजोरी, प्रचुर मीठा कफ, पसीना चलना, अवसाद—**स्टेनम**-30 दिन में तीन बार।
- क्षय रोग, दुर्गंधयुक्त बलगम के साथ, अधिक थकान, कमजोरी, रात में पसीना आना, फेफड़े की झिल्ली की सूजन—**गुएकम**-30 दिन में दो बार।
- फेफड़े की झिल्ली की सूजन (गंभीर), बुखार समाप्त होने के बाद, तेज दर्द, टीस, चलने-फिरने, छींक और साँस लेने पर भी अधिक दर्द—**ब्रायोनिया एल्बा**-6 दिन में चार बार।
- फेफड़े की झिल्ली की सूजन (गंभीर या सामान्य)—**एकोनाइट**-6 हर छह घंटे पर।
- फेफड़े की झिल्ली में सूजन, तेज दर्द के साथ साँस लेने में कठिनाई—**विराट्रम एल्बम**-6 दिन में चार बार।
- प्लूरिसी, मस्तिष्क या जोड़ों में—**सल्फर**-30 दिन में तीन बार।
- निमोनिया के बाद कभी स्वस्थ महसूस न करना और विभिन्न शिकायतें होना—**काली कार्बोनेट**-30 की एक खुराक प्रतिदिन।
- निमोनिया और प्लूरिसी—**रेनानकुलस**-30 दिन में दो बार लें।
- स्थायी निमोनिया, नथनों का फड़फड़ाना और सीने में खड़खड़ाहट—**एंटीमोनियम टारटेरिकम**-30 दिन में दो बार।
- प्लूरिसी के साथ निमोनिया—**एकोनाइट**-30 की एक खुराक। इसके बाद **सल्फर**-30 की एक खुराक। राहत मिलने तक दें।
- बच्चों में निमोनिया, जो आसानी से कफ को निकाल सकते हैं और शारीरिक रूप से दुर्बल भी नहीं हैं—**काली सल्फ**-30 दिन में तीन बार।
- निमोनिया, नम कफ, तेज दर्द, खाँसने और गतिमान से स्थिति बदतर, शुष्क और परतदार जीभ, अत्यधिक प्यास और मतिभ्रम—**ब्रायोनिया**-30 दिन में तीन बार।

- निमोनिया, सीने में भारीपन, बाईं करवट न सो पाना—**फॉस्फोरस-30** की एक खुराक रोजाना लें।
- निमोनिया, बच्चों में साँस लेने में कठिनाई, सीने में कुकुरखाँसी, नीलाभ चेहरा, अनिद्रा—**एंटीमोनियम टारटेरिकम-3एक्स** दिन में तीन बार लें।
- निमोनिया, दाएँ फेफड़े में, पीलिया या यकृत की समस्या के साथ—**चिलीडोनियम**-30 दिन में तीन बार लें।
- निमोनिया या स्थायी खाँसी—**कैल्केरिया आयोडाटा-3एक्स** दिन में तीन बार।
- निमोनिया, साँस लेने के दौरान सीने में दर्द, दर्द की ओर जोर डालकर लेटने पर बेहतर—**ब्रायोनिया**-6 दिन में तीन बार।
- निमोनिया, सीने में खड़खड़ाहट, हमेशा नींद आना और चेहरा काला लाल—**ओपियम**-30 दिन में तीन बार।
- निमोनिया, सीने में कफ की खड़खड़ आवाज, कफ फेंकने में परेशानी—**इपेकाकुआन्हा-3एक्स** दिन में तीन बार। इसके बाद **एंटीमोनियम टारटेरिकम-2एक्स** दिन में तीन बार।
- निमोनिया, ठंड के प्रति संवेदनशील—**बेसीलिनम**-200 की सप्ताह में एक खुराक, एक माह तक।
- निमोनिया, वमन तथा दस्त के साथ, शरीर ठंडा। आरंभ में शरीर में मरोड़—**क्यूप्रम मेटलिकम**-30 दिन में तीन बार लें।
- निमोनिया, नाक की पंखे जैसी गति, माथे पर ऐंठन, कफ निकलने में कठिनाई, चार से आठ बजे शाम के बीच स्थिति बदतर, गरमी से राहत—**लाइकोपोडियम**-200 की सप्ताह में एक खुराक।
- फेफड़ों के ऊपरी सिरे पर तपेदिक का जमाव—**ट्यूबरकुलिनम**-200 सप्ताह में एक बार।
- हड्डियों में क्षय संबंधी साइनस—**ट्यूबरकुलिनम**-200 सप्ताह में एक बार।
- आनुवंशिक तपेदिक—**ड्रोसेरा-1एक्स** की पानी में दो से पाँच बूँदें।
- प्रारंभिक तपेदिक, खाँसी, महिलाओं में लगातार वजन में कमी, विलंबित मासिक-धर्म से संबंधित—**पल्सेटिला=1एम** की साप्ताहिक खुराक।
- हड्डियों और ग्रंथियों का तपेदिक—**ड्रोसेरा**-30 की एक खुराक प्रतिदिन।
- हड्डियों का तपेदिक—**ऑरम मेटकिलकम**-30 दिन में तीन बार।
- टिबिया हड्डियों का तपेदिक, दोनों ओर—**फ्लोरिक एसिड**-30, दिन में दो

बार। बाईं ओर का हो तो **लैक केनिनम**-30 दिन में तीन बार।

- तपेदिक, रात में दुर्गंधित पसीना, जो बिस्तर की चादर पर पीले दाग छोड़ जाता है—**कार्बो एनिमेलिस**-30 दिन में तीन बार।
- तपेदिक, लिंफ ग्रंथियों का बढ़ जाना, लेटने पर खाँसी में आराम, लेटने पर लक्षण शांत हो जाते हैं, दर्द, अत्यंत दुर्बलता महसूस होना—**मैंगेनम**-200 दो सप्ताह में एक खुराक।
- तपेदिक, सूखी दर्दयुक्त खाँसी, मानो सिर और सीना फट जाएगा, सीने के दोनों ओर तेज दर्द, गहरी साँस लेने में परेशानी—**ब्रायोनिया एल्बा**-30 दिन में तीन बार।
- तपेदिक, आरंभिक अवस्था में—**एगेरिकस**-30 दिन में तीन बार।
- तपेदिक, सभी प्रकार का—**आर्सेनिक आयोडेटम-3एक्स** दिन में तीन बार।
- तपेदिक, जिस अवस्था में संयोजक और अस्वस्थ ऊतक गुमटों में बदल जाते हैं और व्याप्त हो जाते हैं—**काली आयोडेटम**-200 की एक खुराक रोजाना। (काली आयोडेटम विदेशी जमा पदार्थ को द्रवित करके उसे समाप्त कर देता है। वह शरीर से मरकरी और सीसा के जमाव को भी हटाता है और दोनों का विष दूर करता है।)
- तपेदिक, बाएँ ऊपरी फेफड़े से पीठ तक दर्द, रात में भयंकर खाँसी, सीने के बीच और उरोस्थि के नीचे दर्द, खाँसते या सीढ़ी चढ़ते समय स्थिति बदतर, अवयवों और जोड़ों में घुमक्कड़ दर्द, हिलना आरंभ करने पर सख्ती, खुली हवा की चाह, दरवाजे-खिड़कियों को खुला रखना चाहता है, तुरंत ठंड लग जाना, अच्छी तरह खाने के बावजूद कमजोर होता है, भूख बहुत लगती है, रात में भी उठकर खाना जरूरी, परिवर्तनशील लक्षण, अचानक आरंभ होता है और अचानक समाप्त होता है—**ट्यूबरकुलिनम-1एम**, जब लक्षण बने रहें तो इसे दुहराएँ।
- तपेदिक, रोगी सुबह लाल चमकदार खून की उलटी करता है और शाम में गहरे रंग के थक्केदार खून की—**एकेल्फा इंडिका**-30 दिन में दो बार।
- बच्चों में गरदन की ग्रंथियों का तपेदिक—**ट्यूबरकुलिनम**-200 सप्ताह में एक बार।

□

बच्चों के रोग

- बच्चों में गले की गिल्टी, नाक की जड़ सबसे अधिक पीड़ित होती है—**कैल्केरिया आयोडाटा**-30 दिन में तीन बार।
- गिल्टी के साथ नाक से गाढ़ा हरा पदार्थ निकलना—**कैल्केरिया फ्लोरिकम**-30 दिन में दो बार।
- बच्चों में दाँत निकलने के समय होनेवाली परेशानी—**कैमोमिला**-30 दिन में तीन बार।
- शरीर के एक भाग में होनेवाली परेशानी, जैसे एक ओर का सिरदर्द, बुखार आदि—**पल्सेटिला**-30 हर छह घंटे पर।
- बच्चों में संवेदनशून्यता, मुँह में सफेद छोटे घाव—**मरक्यूरियस सॉलिबिलस**-30 (अत्यधिक लार टपकना), सुबह और शाम की खुराक या **बोरेक्स**-6 (बिलकुल लार नहीं आता) दिन में दो बार या **ब्रायोनिया**-30 (मुँह की शुष्कता के कारण संवेदनशून्यता), सुबह तथा शाम की खुराक या **एरम ट्राइफाइलम**-30 (नाक में पपड़ी जमना, हटाने पर रक्त निकलना) सुबह-शाम।
- पेट के कीड़ों के कारण बच्चों द्वारा बिस्तर गीला करना—**सीना**-30 की एक खुराक रोजाना।
- बिस्तर गीला करना, लड़कों में—**सल्फर-1एम** सुबह के समय एक खुराक।
- पहली नींद के समय बच्चों द्वारा बिस्तर गीला करना—**कॉस्टिकम**-30 दिन में दो बार।
- बिस्तर गीला करना, बच्चा पहली नींद में बिस्तर गीला करता है, जिसमें पेशाब अधिक मात्रा में और दुर्गंधयुक्त होता है—**क्रेसोटम**-200 की प्रतिदिन एक खुराक।

- बिस्तर गीला करना—**लैक केनिनम-30** दिन में तीन बार।
- सोते समय बिस्तर गीला करना—**थायरायडिनम-30** दिन में तीन बार या **लाइकोपोडियम-200** की रोज एक खुराक।
- बड़े बच्चों द्वारा बिस्तर गीला करना मूत्र-त्याग के दौरान जलन, मानसिक कमजोरी, मूत्र गहरे पीले रंग का, मूत्राशय में खुजली—**काली फॉस्फोरिकम-6एक्स** दिन में दो बार चार-चार टेबलेट।
- बिस्तर गीला करना, दिन में अधिक, परंतु रात में भी—**फेरम मेटेलिकम-30** दिन में दो बार।
- बढ़ते बच्चों द्वारा बिस्तर गीला करना, मूत्र दुर्गंधयुक्त होता है और मूत्र के धब्बे आसानी से नहीं धुलते—**बेनजॉइक एसिड-6** हर छह घंटे पर।
- बिस्तर गीला करना, मूत्र-त्याग करके सोने के बाद और सोने के ठीक पहले कोई पेय पदार्थ नहीं पीने के बावजूद बच्चा रात के अंतिम पहर में बिस्तर गीला करता है—**क्लोरल-200** की एक खुराक रोज।
- बिस्तर गीला करना, ठंड या मानसिक उत्तेजना के कारण रात के पहले चरण में—**कॉस्टिकम-30** दिन में दो बार।
- बिस्तर गीला करना, मूत्राशय की मांसपेशियों की कमजोरी के कारण—**फेरम फॉस्फोरिकम-6एक्स** दिन में दो बार (बुजुर्ग लोगों के लिए भी कारगर)।
- बिस्तर गीला करना (रोग-निरोधी)—**बेलाडोना-30** दिन में दो बार।
- बिस्तर गीला करना, पहले चरण में—**सीपिया-200** की सप्ताह में एक खुराक। इससे लाभ न होने पर **क्रेसोटम-200** सप्ताह में एक बार।
- बच्चे की नाभि से रक्तस्राव—**एब्रोटेनम-30** दिन में दो बार।
- शिशुओं की नाभि से रक्तिम द्रव का निकलना—**कैल्केरिया फॉस्फोरिका-30** दिन में तीन बार।
- बच्चे का डरकर जगना, भय से चिल्लाना, जो भी पास हो उससे चिपक जाना, किसी को न पहचानना—**स्ट्रामोनियम-6** दिन में तीन बार।
- बच्चे का हर समय रोना—**कैमोमिला-30** हर चार घंटे पर।
- बच्चे का पूरे दिन रोना तथा पूरी रात सोना—**लाइकोपोडियम-200** की एक खुराक रोजाना।
- शुरू से ही बच्चों का कुत्तों तथा जानवरों से डरना—**बेसीलिनम-200** सप्ताह में एक बार।
- बच्चा चॉक, पत्थर तथा अन्य अखाद्य पदार्थ खाना चाहता है—**एलुमिना-30**

दिन में तीन बार तब तक जब तक यह प्रवृत्ति पूरी तरह से छूट न जाए, उसके बाद बंद कर दें।

- बच्चे का बाधित मानसिक तथा शारीरिक विकास—**बेरीटा कार्बोनिका-200** पंद्रह दिनों में एक बार।
- बच्चे का हठ—**साइलेशिया-200** की एक खुराक रोजाना।
- बच्चा दिन में खेलता है, परंतु पूरी रात रोता है—**जलापा-6** दिन में तीन बार या **सोरिनम-200** की एक खुराक रोजाना।
- क्रोधित माँ द्वारा स्तनपान कराने पर बच्चा दही जैसी गाँठों की तरह वमन तथा मल-त्याग करता है—**वेलेरियाना-3एक्स** दिन में तीन बार।
- अपरिचित व्यक्ति को देखकर बच्चा रोने लगता है—**एंटीमोनियम क्रूडम-6** दिन में तीन बार।
- बच्चा पेट के बल सोता है—**मेडोराइनम-200** की एक खुराक नित्य।
- माँ का दूध बच्चे को नहीं पचता—**मैग्नीशिया कार्बोनिका** दिन में दो बार।
- बच्चा दिन में सामान्य रहता है, परंतु रात में चिल्लाता है और बेचैन रहता है, चिल्लाने के दौरान उसका शरीर नीला पड़ जाता है और शरीर आगे, पीछे तथा बगल की ओर झुकता रहता है—**जलाता-12** हर घंटे।
- अच्छी तरह बच्चे की सफाई करने के बावजूद उसके पूरे शरीर से खट्टी गंध आती है, खट्टे एसिड का वमन—**सल्फ्यूरिक एसिड-200** की कुछ खुराकें।
- बच्चों में दिमागी बीमारियाँ, रात लगभग ग्यारह बजे तेज भूख लगना, खाने की तीव्र इच्छा, परंतु तेज न खा पाना—**जिंकम मेटेलिकम-30** दिन में दो बार।
- बच्चों में ब्रोंकियल निमोनिया—**लाइकोपोडियम-30** हर चार घंटे पर।
- बच्चों में कब्ज, सूखा, सख्त तथा बड़ा मल—**ब्रायोनिया-30** दिन में चार बार।
- बच्चों में कब्ज, दो या तीन बार शौचालय जाने के बावजूद संतुष्टि नहीं—**नक्स वोमिका-200** दिन में दो बार।
- बच्चों में कब्ज, यदि दूध बोतल से पिलाया जाए—**एलुमिना-30** दिन में तीन बार।
- बच्चों में कब्ज, मल थोड़ा सा निकलता है और अचानक रुक जाता है—**साइलेशिया-30** दिन में चार बार।
- बच्चों में कब्ज, यकृत की समस्या के साथ, गोलाकार पिंडों के रूप में मल-

त्याग करता है—**चेलीडोनियम-30** दिन में तीन बार।

- बच्चे का विकास रुकना—**थायरॉयडिनम-200** दो सप्ताह में एक बार।
- बच्चा गंदा, मैला होता है और नहाने में अरुचि दिखाता है, पेट बड़ा और पैर कमजोर होते हैं, बहुत भूख लगने पर भी दुर्बल रहता है, पसीने की दुर्गंध रहती है, त्वचा रोगों के प्रति संवेदनशील होता है—**सल्फर-30** दिन में तीन बार।
- बच्चे का अत्यंत चिड़चिड़ा होना, किसी चीज की इच्छा करने और न मिलने पर क्रोधित हो जाता है, इच्छा पूरी होने पर ही शांत होता है—**कैमोमिला-200** सुबह-शाम।
- बच्चे का चिड़चिड़ापन—**बेरीटा कार्बोनिका-200** दो खुराक (सुबह-शाम), इसके बाद **स्टेफाइसेग्रिया-200** दो खुराक (सुबह-शाम) और सोते समय **काली फॉस्फोरिकम-6एक्स** छह सप्ताह तक।
- बच्चे का चिड़चिड़ापन, बच्चा व्यस्त, हिंसक और उतावला होता है—**मरक्यूरियस सॉलिबिलस-200** की एक खुराक रोज दो सप्ताह तक।
- बच्चे का चिड़चिड़ापन, संवेदनशील स्वभाव, स्पर्श किया जाना भी पसंद नहीं करता, गलती निकालने पर रुष्ट हो जाता है—**नक्स वोमिका-200** एक खुराक रोज रात में, कुछ सप्ताह तक।
- बच्चे का चिड़चिड़ापन, जो स्पर्श किया जाना या देखा जाना पसंद नहीं करता, अधिक ध्यान देने या ध्यान न देने पर क्रोधित हो जाता है—**एंटीमोनियम क्रूडम-200** की एक खुराक रोज।
- जन्मजात सिफलिस से पीड़ित बच्चा, सूखा रोग, बड़ा पेट और शुष्क ढीली त्वचा—**सरसापेरिला-6** दिन में तीन बार।
- सूखा रोग से पीड़ित बच्चा, चेहरा वृद्धों की तरह और झुर्रीदार शुष्क ढीली त्वचा—**सरसापेरिला-6** दिन में तीन बार।
- मौसम-परिवर्तन के समय बच्चे को तुरंत सर्दी-जुकाम हो जाना—**सीपिया-30** सप्ताह में एक खुराक।
- बच्चा अकेले रहना पसंद करता है, बीमार होने पर चाहता है कि कोई उसे छुए नहीं, मगर गोद में ही रहे—**एंटीमोनियम टार्ट-30** दिन में तीन बार।
- चॉक या अखाद्य पदार्थ खाने की इच्छा बच्चों में होना—**साइकुटा वाइरोसा-200** की एक खुराक रोजाना।
- बच्चे को ज्यादा पसीना आना, माथे पर, बड़ा सिर तथा खुले रंध्र वाला—

कैल्केरिया कार्बोनिका-200 एक खुराक।

- बच्चा बदमिजाज होता है, चीजों के लिए रोता है और उन्हें पा लेने पर फेंक देता है, सुबह अधिक चिड़चिड़ा होता है—**स्टेफाइसेग्रिया**-30 दिन में दो बार।
- छोटी संरचना के बच्चे, सर्दी-जुकाम तथा दमा के प्रति संवेदनशील—**मेडोराइनम**-30 दिन में दो बार।
- बच्चा हड्डियों का ढाँचा, कुरूप, गोल पेटवाला, जो निरंतर उदरशूल से पीड़ित रहता है, दाँत काले और मसूड़े स्पंजी, संवेदनशील तथा दर्दनाक हो जाते हैं—**स्टेफाइसेग्रिया**-30 दिन में दो बार।
- शिशुओं में क्रोनिक डायरिया—**क्रोटन टिग्लियम**-6 दिन में तीन बार।
- बच्चों में उदरशूल, गोद में उठाने पर राहत—**कैमोमिला**-30 एक-एक घंटे के अंतराल पर।
- बच्चों में उदरशूल—**कोलोसिंथ**-30 हर घंटे पर या **मैग्नीशियम फॉस्फोरिकम-6एक्स** चार टेबलेट कुनकुने पानी में घोलकर हर पंद्रह मिनट पर दो चम्मच, जब तक राहत न मिले।
- शिशुओं में उदरशूल, सुबह लगभग पाँच बजे दर्द—**काली ब्रोमेटम**-3 दिन में तीन बार।
- बच्चे का उदरशूल, पेट को माँ के कंधे पर रखकर उठाने से बच्चे को राहत मिलती है—**स्टेनम**-30 दिन में दो बार।
- बच्चों में आत्मविश्वास का अभाव—**साइलेशिया**-200 की दो खुराक और फिर **काली फॉस्फोरस-6एक्स** पानी में पाँच गोलियाँ डालकर रात में लें, एक माह तक।
- बच्चों में आत्मविश्वास का अभाव, बाधित विकास, अजनबी से संकोच, सर्दी-जुकाम तथा ग्रंथियों में वृद्धि—**बेरीटा कार्बोनिका**-200 की दो खुराकें।
- बच्चों में कब्ज, मल-त्याग के लिए जोर लगाना पड़ता है, मल थोड़ा सा निकलता है और फिर वापस चला जाता है—**साइलेशिया**-200 की कुछ खुराकें।
- शिशुओं में कब्ज, दाँत निकलते समय, बड़ा तथा सख्त मल, मल-त्याग में परेशानी, गुदाद्वार पर मल टूट जाता है—**मैग्नीशिया मुरिएटिकम**-30 की सप्ताह में एक खुराक।
- बोतल से दूध पिलाने के कारण बच्चे को कब्ज या डायरिया—**पोडोफाइलम**-

30 दिन में दो बार।

- कब्ज, क्रोनिक या शैशव संबंधी—**हाइड्रॉस्टिस-क्यू** पानी में दो से पाँच बूँदें दिन में दो बार या 200 एक खुराक रोजाना।
- दाँत निकलते समय ऐंठन या क्रोधित माता द्वारा बच्चे को दूध पिलाने से—**कैमोमिला**-200 की एक खुराक रोजाना।
- नींद के अभाव या उसके दुष्परिणामों से मरोड़—**कोकुलस इंडिकस**-30 दिन में दो बार।
- बच्चों में दाँत निकलने के दौरान झटके, दौरे के समय पीला चेहरा, ज्वर नहीं, आँखें उलट जाती हैं, दाँत किटकिटाना—**जिंकम मेटेलिकम**-30 दिन में दो बार।
- भय या चीख से बच्चों में ऐंठन, बाद में चैतन्य होते हैं, खाने के तुरंत बाद वमन (आँतों में कीड़े के कारण)—**हायोसिएमस नाइगर**-30 दिन में दो बार।
- भयभीत माता द्वारा अपना दूध पिलाने के बाद बच्चे में ऐंठन—**ओपियम**-30 दिन में तीन बार।
- बच्चों में दाँत निकलने के दौरान ऐंठन, साथ में ज्वर—**एकोनाइट**-6 दिन में तीन बार।
- चेतनता में ऐंठन, चलने-फिरने से बदतर स्थिति, क्रोध—**नक्स वोमिका**-30 दिन में दो बार ।
- ऐंठन—**क्यूप्रम मेटेलिकम**-30 ऐंठन के लिए एक कारगर दवा।
- दाँत निकलने के दौरान ऐंठन—**बेलाडोना**-30 दिन में दो बार।
- ऐंठन, ठंडा शरीर, परंतु सिर तथा पश्च कपाल गरम—**हेलीबोरस नाइगर** की एक खुराक। यदि लक्षण बरकरार रहें तो इसे दुहरा सकते हैं।
- ऐंठन, भय से, नींद के दौरान चीखना, ऐंठन से पहले तथा ऐंठन के दौरान चीखना, अचेत हो जाना, चेहरा लाल, पुतलियाँ संकुचित, सिर पीछे की ओर हो जाना, ओढ़ने की इच्छा नहीं, गरमी के कारण बदतर स्थिति, ठंडे स्थान की चाह—**ओपियम**-30 हर चार घंटे पर।
- बच्चों में दाँत निकलते समय कीड़ों के कारण ऐंठन, ऐंठन के दौरान अँगूठे का अंदर की ओर मुड़ जाना—**स्टेनम**-30 दिन में तीन बार।
- ऐंठन, कम समय के लिए, परंतु काफी बेचैनी—**आर्जेंटम नाइट्रिकम**-30 दिन में दो बार।
- ऐंठन, स्नायु संबंधी, स्पर्श तथा तेज रोशनी से हालत बदतर—**स्ट्रामोनियम**-6

दिन में तीन बार।

- ऐंठन, नीला चेहरा तथा अँगूठों व हाथों की जकड़न, हाथ-पैरों में मरोड़, पिंडलियों तथा तलवे में दर्द और पैरों में थकान—**क्यूप्रम मेटेलिकम-6** दिन में दो बार।
- बच्चे का रोना, नींद के दौरान, सिर को इधर से उधर घुमाता है, चेहरा कभी पीला तथा कभी लाल पड़ जाता है—**जिंकम मेटेलिकम-200** सप्ताह में एक खुराक।
- दाँत निकलना, मसूड़ों को एक साथ दबाने की उत्कट इच्छा—**पोडोफाइलम पी.-6** दिन में दो बार।
- बच्चों में दाँत निकलने में परेशानी—**कैल्केरिया फॉस्फोरिकम-6एक्स** की हर चार घंटे पर चार गोलियाँ।
- बच्चों के दाँत निकलने में परेशानी, रात में दाँत किटकिटाना तथा सिर को घुमाना, डायरिया—**पोडोफाइलम-30** दिन में तीन बार।
- बच्चों में दाँत निकलने में परेशानी, मसूड़े नीलाभ-लाल, स्पंजी, अत्यंत बेचैनी, रात में चिल्लाता है, गोद में रहना चाहता है—**क्रेसोटम-30** हर चार घंटे पर।
- बच्चों के दाँत निकलने में परेशानी—दुर्गंधयुक्त, पीड़ा रहित, प्रचुर तथा पानीदार मल-विसर्जन के साथ—**पोडोफाइलम-30** हर चार घंटे पर।
- बच्चे को दस्त, दुर्गंधयुक्त मल तथा मूत्र का होना—**बेनजॉइक एसिड-30** दिन में तीन बार।
- दस्त, दुःख, क्रोध या रोष के कारण—**कोलोसिंथ-30** दिन में तीन बार।
- बच्चे को दस्त, दुर्गंधयुक्त, पतला मल, बलगम के साथ भी हो सकता है, मल-त्याग से पहले दर्द, धोने के बावजूद केवल मल नहीं बल्कि पूरा बदन दुर्गंधयुक्त हो सकता है—**रियम-6** दिन में दो बार।
- बच्चे को दस्त तथा मरोड़, दाँत निकलने के दौरान—**कैल्केरिया फॉस्फोरिकम-30** दिन में तीन बार।
- दस्त, अधिक वायु तथा आवाज के साथ मल निकलता है—**कैल्केरिया फॉस्फोरिकम-30** दिन में तीन बार।
- अंडे खाने से दस्त, मछली भी पचाने में असमर्थ—**साइनिनम आर्सेनिक-3एक्स** दिन में तीन बार।
- टायफॉयड ज्वर में दस्त, रात में बदतर, दिन में बेहतर—**रस टॉक्स-6** दिन में तीन बार।

- बच्चे को दस्त, दाँत निकलने या नैपकिन को गंदे पानी में धोकर इस्तेमाल में लाने के कारण, हरे रंग का पानीदार मल, पीले भोजन जैसे कण नीचे जमे रहते हैं—**पोडोफाइलम**-30 दिन में तीन बार।
- बच्चे को दस्त, डर, खासकर परीक्षा का—**जेलसीमियम**-30 दिन में तीन बार।
- बच्चे को दस्त, अधिक मीठा खाने से—**आर्जेंटम नाइट्रिकम**-30 दिन में दो बार।
- बच्चे को दस्त, मल तेजी से निकलता है—**क्रोटन टिग्लियम**-30 दिन में तीन बार।
- थुलथुले बच्चों में दस्त, दुर्गंधयुक्त मल, नींद के दौरान माथे पर पसीना—**कैल्केरिया कार्बोनिकम**-30 की एक खुराक प्रतिदिन।
- शिशु को दस्त, दर्द रहित, दुर्गंधयुक्त, दाँत निकलने के दौरान दस्त—**पोडोफाइलम**-30 दिन में तीन बार।
- शिशु को दस्त, हरा, पानीदार, दुर्गंधयुक्त मल—**कैमोमिला**-12 दिन में दो बार।
- शिशु को दस्त, हरा पतला दुर्गंधयुक्त मल, गुदा को छीलनेवाला—**मरक्यूरियस वाइवस**-30 और **मरक्यूरियस सॉलिबिलिस**-30 दोनों को बदल-बदलकर दिन में तीन बार लें।
- बच्चों में दाँत निकलने के दौरान परेशानी, बच्चा पूरे दिन प्रसन्न रहता है, रात में रोता है—**जलापा**-6 हर चार घंटे पर।
- बैठने की अवस्था से अचानक कोई हरकत करने पर परेशानी—**एसकुलस**-30 दिन में तीन बार।
- दूध को आसानी से पचा नहीं पाना—**नक्स वोमिका**-200 रात में एक खुराक प्रतिदिन।
- शिशु के कान में दर्द—**कैमोमिला**-12 दिन में दो बार।
- कानदर्द, खासकर बच्चों को, जो दर्द से रो पड़ते हैं, रात में स्थिति बदतर—**पल्सेटिला**-30 दिन में तीन बार।
- स्वतः मूत्र-त्याग, बच्चा पहली नींद के दौरान ही बिस्तर गीला कर देता है—**सीपिया**-1एम की एक खुराक।
- हाइड्रोसील, बच्चों में—**एब्रोटेनम**-30 दिन में दो बार।
- बच्चों में हाइड्रोसिफेलस, बहुत पानी पीने के बावजूद पसीना और मूत्र बहुत

कम निकलना—**एपोसाइनम क्यू** की दो से पाँच बूँदें, दिन में तीन बार।

- मूत्र-त्याग करते समय या उससे पहले शिशु द्वारा रोना, मूत्रमार्ग में सूजन के कारण—**बोरेक्स वेनेटा**-6 दिन में दो बार।
- शिशुओं में यकृत की समस्या, बेचैनी के साथ—**आर्सेनिक एल्बम**-6 दिन में दो बार।
- शिशुओं में अस्पष्ट समस्याएँ, जैसे आवाज का लोप, दोषयुक्त स्नायु-तंत्र का विकास, सूखा रोग—**थायरॉयडिनम**-30 दिन में तीन बार।
- बढ़ा हुआ यकृत और प्लीहा, शिशुओं और बच्चों में—**कैल्केरिया आर्सेनिकम**-6 दिन में दो बार।
- बढ़ा हुआ यकृत और प्लीहा, शिशुओं में पीलिया के साथ—**थायरॉयडिनम**-30 दिन में तीन बार।
- बच्चों में सूखा रोग—**कैल्केरिया फॉस्फोरिकम-6एक्स** दिन में तीन बार, एक बार में चार गोलियाँ।
- शिशुओं में सूखा रोग, पेट बड़ा और सख्त, गंभीर कब्ज—**प्लंबम-3** दिन में तीन बार।
- बच्चों में सूखा रोग, खास निचले अंगों में, त्वचा ढीली होकर लटक जाती है—**एब्रोटेनम**-30 दिन में दो बार।
- सूखा रोग, गरदन इस प्रकार पतली हो जाती है मानो त्वचा सूख गई हो, लगातार प्यास लगना, अच्छी तरह खाने के बावजूद बहुत भूख लगना, उदास रहना—**नेट्रम मुरिएटिकम**-200 दिन में दो बार।
- सूखा रोग, पतली गरदन, गरदन की त्वचा में झुर्रियाँ, भूख न लगना—**सरसापेरिला**-200 की एक खुराक प्रतिदिन।
- सूखा रोग, बच्चों के पूरे शरीर को प्रभावित करता है—**आयोडियम**-30 दिन में तीन बार।
- सूखा रोग, स्क्रॉफुला से ग्रस्त बच्चे, डायरिया के शिकार, सूजी ग्रंथियाँ, फैला पेट, बहुत दुबले हाथ-पैर, खराब पाचन और खून की कमी—**कैल्केरिया कार्ब**-6 की एक खुराक प्रतिदिन।
- सूखा रोग, बच्चा हर समय अपनी ओर ध्यान खींचना चाहता है, ढीली त्वचा, पैरों और गरदन की त्वचा ढीली होकर लटक जाती है, पैरों में अधिक कमजोरी—**सेनिकुला**-30 दिन में दो बार।
- सूखा रोग, शरीर के ऊपरी अंगों से आरंभ होकर नीचे तक जाता है—

लाइकोपोडियम-200 की एक खुराक प्रतिदिन।

- बच्चों में जन्मजात विकृति, माता-पिता में सूजाक के इतिहास के कारण, पीले, रेकाइटिस (बच्चों में विटामिन की कमी से होनेवाला रोग), ठिगनापन, कमजोर और मंदबुद्धि, शरीर से दुर्गंध—**मेडोराइनम-1एम** की एक मासिक खुराक, सुबह-शाम।
- रिकेट्स, बच्चों में बड़ा सिर, सोने के दौरान सिर पर पसीना, जो तकिए को गीला कर देता है, बड़ा पेट, मुड़े पैर, पीला और ढीला चेहरा, देर से खड़ा होना और चलना सीखना, नरम हड्डियाँ, जो धीरे-धीरे विकसित होती हैं, दाँत निकलना कठिन और विलंबित, दूध और मांस के प्रति अरुचि, अपाच्य चीजों की इच्छा और रात में दाँत किटकिटाना—**कैल्केरिया कार्ब**-200 की एक खुराक रोजाना लें।
- रिकेट्स, शरीर की हड्डियों में दर्द मानो टूटी हुई हों—**थेरिडियान**-200 साप्ताहिक।
- गोल कृमि—**बेसीलिनम**-200 दो सप्ताह में एक बार।
- गोल कृमि फंगस के कारण—**काली आयोडेटम**-200 की एक खुराक प्रतिदिन।
- गोल कृमि—**ट्यूबरकुलिनम**-200 सप्ताह में एक बार (जब **बेसिलिनम**-200 विफल हो जाए तब इसे आजमाएँ)।
- गोल कृमि, काफी भूख और डायरिया के साथ—**कैल्केरिया कार्ब**-200 की एक खुराक प्रतिदिन।
- गोल कृमि, सोते समय मुँह से निकलता है—**एसिटिक एसिड**-30 दिन में दो बार।
- बच्चों में हकलाहट, धीरे-धीरे अटककर बोलना—**काली बाइक्रोमियम**-6 हर छह घंटे पर।
- हकलाहट, कोई शब्द बोलने से पहले लंबे समय तक बहुत प्रयास करने की आवश्यकता, चेहरा विकृत हो जाना—**स्ट्रामोनियम**-6, दिन में तीन बार।
- हकलाहट, पहले शब्द तीन या चार बार दुहराना, कीड़े या पेट की समस्या, बोलने में काफी प्रयास करना पड़ता है, चेहरा विकृत हो जाता है—**स्पाइजेलिया**-200 दो सप्ताह में एक बार।
- शिशुओं के मुँह की सूजन, मुँह में दर्द—**मुरिएटिक एसिड**-30 दिन में तीन बार।
- बच्चों के मुँह की सूजन—**बोरेक्स**-30 हर चार घंटे पर।

- दमघोंटू नाभीय हर्निया, शिशुओं और बच्चों में—**नक्स वोमिका-1एम** की सप्ताह में एक खुराक।
- बच्चों के अंडकोषों का सूख जाना—**ऑरम मेटलिकम-30** की दिन में तीन बार।
- ट्यूबरकुलर ग्रंथियों का बढ़ना, बच्चा कमजोर हो जाता है, पेट बड़ा हो जाता है—**कैल्केरिया आयोडेटा-3एक्स** दिन में तीन बार।
- बच्चों द्वारा दूध का वमन, दूध पीने के साथ ही वमन हो जाता है, बच्चा शिथिल और उनींदा महसूस करता है, यदि दूध पेट में अधिक देर तक रहता है तो वह खट्टा होकर बड़ी मात्रा में वमन के रूप में निकलता है, प्यास का पूर्ण अभाव—**एथूजा साइनेपियम-30** की एक खुराक रोजाना।
- बच्चों द्वारा वमन, ठंडा पानी पीने की इच्छा, लेकिन उसके पेट में गरम होते ही वमन कर देना—**फॉस्फोरस-30** की दिन में एक खुराक।
- बच्चों द्वारा वमन, साफ जीभ, अत्यधिक मिचली के बाद वमन—**इपेकाकुआन्हा-30** दिन में तीन बार।
- शिशुओं में वमन—**मरक्यूरियस डुल्किस-3एक्स** दिन में तीन बार।
- बच्चों द्वारा वमन, भोजन करने के तुरंत बाद वमन कर देना, अधिक खाने या गरमी के कारण, जीभ पर मोटी सफेद परत—**एंटीमोनियम क्रूडम-30** दिन में तीन बार।

□

मूत्र-संस्थान के रोग

- मूत्राशय शोथ, यकृत की संवेदनशीलता, मुँह में कड़वा स्वाद—**कार्डस मेरियानस-6** हर छह घंटे पर।
- रात्रिकालीन स्वतः मूत्र-त्याग, पहली नींद के दौरान, दुर्गंधयुक्त पीला मूत्र, दंतक्षय—**क्रेसोटम-30** दिन में तीन बार।
- तेज नेफराइटिस (गुरदों में सूजन), लाल बुखार, बहुत कम मूत्र निकलना, बार-बार मरोड़, बेचैनी, ठंडा शरीर, गुदा का तापमान अधिक—**क्यूप्रम आर्सेनिकम-6** दिन में तीन बार।
- शरीर के किसी अंग में जलन (जलन गुरदे से गर्भाशय तक बढ़े), मूत्र में तेज गंध, लाल जीभ—**टेरेबिंथ-200** सप्ताह में एक खुराक।
- रात में स्वतः मूत्र-त्याग, भयभीत बच्चों में—**सीना-200** दो सप्ताह में एक खुराक।
- स्वतः मूत्र-त्याग, मूत्राशय पर नियंत्रण खोने के कारण—**थायरॉयडिनम-30** दिन में तीन बार।
- स्वतः मूत्र-त्याग, नमी वाले घरों में रहने या नम मौसम से—**टेरेबिंथ-200** की साप्ताहिक खुराक।
- स्वतः मूत्रस्राव, वृद्धों में, पीला मूत्र, पानीदार या रक्तिम—**सीकेल कॉरनुटम-30** दिन में तीन बार।
- स्वतः मूत्र-त्याग, पहली नींद के दौरान स्वतः मूत्र निकल जाना—**कॉस्टिकम-30** दिन में तीन बार।
- स्वतः मूत्र-त्याग, मूत्र में तेज गंध होती है—**नाइट्रिक एसिडम-30** दिन में दो बार।
- स्वतः मूत्र-त्याग, मूत्र-त्याग की उत्कट इच्छा तथा प्यास, दुर्गंधित पसीना—

एपोसाइनम केनाडेंसिस दिन में तीन बार।

- रक्तस्राव तथा मूत्राशय की समस्याएँ—**ऐगल मामोलस-क्यू** दिन में दो बार दो से पाँच बूँदें।
- शरीर के विभिन्न हिस्सों से रक्तस्राव—**मिलीफोलियम-क्यू** या 3, दिन में दो बार।
- सूजाक, मूत्र का धीमा या रुक-रुककर आना—**क्लाइमेटिस इरेक्टा-1एम** यदि जरूरत हो तो इसे दुहराएँ।
- सूजाक, जब बाकी ओषधियाँ विफल हो जाएँ तो **सोरिनम-1एम** की सप्ताह में एक खुराक लें।
- सूजाक, स्थायी परेशानियों का कारण बनता है—**सल्फर**-30 दिन में तीन बार।
- सूजाक—**सीपिया**-30 दिन में तीन बार।
- सूजाक, मूत्र-त्याग के बाद मूत्राशय में जलन, गाढ़ा पीला या पस जैसा स्राव—**क्यूबेबा**-6 दिन में दो बार।
- सूजाक, पहला चरण, तेज अनियंत्रित यौनेच्छा—**फ्लोरिक एसिड**-30 हर छह घंटे पर।
- सूजाक, मूत्राशय तथा ब्लेडर की ग्रीवा में तेज खुजली, पतला तथा दूधिया स्राव, मूत्र में बलगम—**कोपेवा**-6 दिन में तीन बार।
- सूजाक, हरा पीला, दर्द रहित गाढ़ा स्राव—**नेट्रम सल्फ**-30 दिन में दो बार।
- सूजाक, पहला चरण, जल्दी-जल्दी मूत्र-त्याग और जलनकारी पीड़ा, दर्द भरा उत्थान—**केनाबिस इंडिका**-30 दिन में तीन बार।
- सूजाक, दूसरा चरण, हरा स्राव, मूत्र-त्याग के बाद भी लगातार जलन तथा दर्द—**मरक्यूरियस कोरोसिवस**-200 की एक खुराक प्रतिदिन।
- सूजाक, अर्बुद तथा गाँठों के साथ, जब अन्य उपचार काम न करें—**नट सल्फ**-200 दो सप्ताह में एक बार।
- सूजाक, ऑरकाइटिस, मूत्र-मार्ग से पीला-हरा स्राव—**आर्जेंटम मेटलिकम**-30 दिन में दो बार।
- सूजाक, फिमोसिस/पाराफिमोसिस, पतला तथा खूनी स्राव, बाद में हरे या पीले स्राव में बदल जाता है—**नाइट्रिक एसिड**-200 की प्रतिदिन एक खुराक।
- सूजाक, लगातार दर्द के साथ दूसरा चरण, रात में हरा स्राव, तेज जलन तथा पीड़ा—**मरक्यूरियस कोरोसिवस**-200 की प्रतिदिन एक खुराक।
- सूजाक, दमित या अंतर्निहित शिकायतें, जैसे सूजाक संबंधी संधिवात, न्यूरेलिज्या,

साइटिका, न्यूरेसिस, ओवरी ट्यूमर, गर्भपात, बाँझपन, ऑरकाइटिस, गाँठ, ग्लीट, नपुंसकता, त्वचा रोग। रोगी तुरंत रोने लगता है, अँधेरे से डरता है, ठीक होने की आशा नहीं होती, रोग के बारे में सोचने से हालत और खराब होती है, सुबह से शाम तक बदतर स्थिति। पेट के बल लेटने पर, समुद्र के किनारे या नम मौसम में बेहतर महसूस करना—**मेडोराइनम-200** की सप्ताह में एक खुराक।

- सूजाक **थुजा-क्यू** की पाँच बूँदें पानी में, सुबह-शाम।
- सूजाक, मूत्र-मार्ग अत्यंत संवेदनशील, पैरों को नजदीक रखकर नहीं चल सकते, यदि रोग मूत्राशय तक या ब्लेडर तक पहुँच गया है तो हर कुछ मिनटों पर पीठ में तेज दर्द, मूत्र के साथ रक्त आना—**केनाबिस सेटाइवा-क्यू** की दो बूँदें दिन में तीन बार। यदि इसके बाद जलन जारी रहे और गाढ़ा व हरा स्राव हो तो **मरक्यूरियस कोरोसिवस-1एम** की महीने में एक खुराक।
- सूजाक, मवादयुक्त स्राव, फिमोसिस और मूत्र में जलन, मूत्र-मार्ग इतना संवेदनशील कि उसे स्पर्श करना या दबाव देना कठिन, पाँवों को नजदीक रखकर चलने से मूत्राशय में दर्द—**केनाबिस सेटाइवा-3एक्स** दिन में तीन बार।
- सूजाक का पहला चरण, निरंतर मूत्र-त्याग की इच्छा, लेकिन एक समय में कुछ बूँदें निकलना, मूत्र के साथ रक्त आना तथा मूत्राशय में असहनीय जलन—**कैंथरिस-6** दिन में तीन बार।
- सूजाक संबंधी ऑरकाइटिस, मूत्र बूँदों के रूप में निकलता है, मूत्राशय का सख्त होना—**पल्सेटिला-200** दो सप्ताह में एक बार।
- सूजाक संबंधी कंजेक्टिवाइटिस—**मरक्यूरिस कोरोसिवस-6** हर तीन घंटे पर।
- मूत्रवाहिनी नलिका में पत्थर के टुकड़े—**थैलपसी बी.पी. क्यू** पानी में पाँच बूँदें, दिन में तीन बार।
- मूत्र में रक्त, मूत्र कॉफी की तरह धुंधला, प्रचुर मूत्र, गहरे रंग का या काला, परंतु दर्द रहित—**टेरबिंथ-200** की साप्ताहिक खुराक।
- मूत्र में रक्त—**बेलाडोना-30** दिन में तीन बार और चौथे दिन **कैंथरिस-200** की एक खुराक, इस दिन और कोई ओषधि नहीं। राहत मिलने तक इस उपचार को जारी रखें।
- स्वत: मल-मूत्र निकल जाना, गंभीर संक्रामक रोग के कारण—**बैप्टीसिया टिंक्टोरिया-30** दिन में तीन बार।

- गुरदे की समस्या, तेज दर्द, सुन्नता के साथ, गुरदे के क्षेत्र में सख्ती और कमजोरी महसूस करना, सोते समय और सुबह के समय अधिक तकलीफ— **बर्बेरिस वल्गेरिस-क्यू** की दो से पाँच बूँदें, दिन में दो बार।
- गुरदे या पित्त की पथरी का दर्द—**कैल्केरिया कार्बोनिकम-30** केवल दो खुराक (यह पथरी का बनना भी रोकता है)।
- गुरदे में पथरी—**लाइकोपोडियम-1एम** की एक खुराक से आरंभ करें, इसके बाद छह दिनों तक **बर्बेरिस वल्गेरिस-30** दिन में तीन बार लें। आठवें दिन **लाइकोपोडियम-1एम** दुहराएँ। पथरी को हटाने के लिए यह प्रक्रिया तीन-चार महीनों तक जारी रहनी चाहिए। रोगी को प्रचुर मात्रा में पानी और नीबू का रस दें। गुरदे की पथरी की स्थिति में **बर्बेरिस वल्गेरिस-30** की अपेक्षा **कैल्केरिया कार्ब-30** दिन में तीन बार।
- गुरदे में पथरी, उसे घुलाने के लिए—**सरसापेरिला-30** दिन में तीन बार।
- पथरी, मूत्र-त्याग समाप्त होने के समय तेज दर्द, छोटी पथरियाँ निकलना या मूत्राशय से बलुआ पत्थर निकलना। खड़े होने के दौरान मूत्र अच्छी तरह निकलता है, लेकिन बैठकर मूत्र-त्याग करते समय बूँद-बूँद निकलता है। बच्चा मूत्र-त्याग करने से पहले और करने के दौरान चिल्लाता है—**सरसापेरिला-6** दिन में तीन बार।
- अपने आप मूत्र-विसर्जन, चलते, खाँसते या हँसते समय—**नेट्रम मुरिएटिकम-200** दो सप्ताह में एक बार।
- गंभीर नेफ्राइटिस (गुरदे की सूजन), लाल बुखार के बाद, मूत्र कम मात्रा में और एल्बुमिनवाला, निरंतर मरोड़, अधिक बेचैनी, बर्फ जैसा ठंडा शरीर, गुदा का तापमान अधिक—**क्यूप्रम आर्सेनिकम-6** दिन में तीन बार।
- गुरदे की सूजन—**क्यूप्रम आर्सेनिकम-3** हर छह घंटे पर।
- गुरदे की सूजन—**काली सल्फ-30** हर छह घंटे पर।
- गुरदे की सूजन, अत्यंत कमजोरी और ठंड लगना, दर्द के साथ मूत्र-त्याग, एल्बुमिन का जमाव, मूत्र कम मात्रा में और दबा हुआ होना, हिचकी, मिचली और वमन—**मरक्यूरियस सिएनेटस-30** हर छह घंटे पर।
- गुरदे की सूजन, मूत्र-त्याग से पहले, उसके दौरान और बाद में तेज दर्द—**कैंथरिस-6** दिन में तीन बार (यह मूत्र-प्रवाह को बढ़ाता है)।
- गुरदे की सूजन, तेज बुखार के साथ, अधिक बेचैनी, उन्माद, प्यास अधिक, वमन, मूत्र-त्याग की इच्छा, मूत्र में रक्त, गुरदे क्षेत्र दबाव के प्रति संवेदनशील—

कैल्केरिया आर्सेनिकम-6 दिन में दो बार।

- मूत्र-त्याग के बाद दर्द, वृद्धों में अंडकोष की समस्याओं के कारण—**स्टेफाइसेग्रिया**-30 दिन में तीन बार।
- गुरदे में पथरी के कारण दर्द—**बर्बेरिस वल्गेरिस-क्यू** की दो से पाँच बूँदें पानी में, कम अंतराल पर।
- यकृत में दर्द, रात में दर्द की ओर करवट करके सोने पर अधिक पीड़ा, चलने पर राहत—**कैल्केरिया फ्लोरिकम**-6 दिन में तीन बार।
- पेड़ू में दर्द—**फॉरमिका रूफा**-6 दिन में तीन बार सेवन करें।
- नाभि में दर्द, जो शरीर के सभी अंगों में फैलता है—**डायोस्कोरिया**-30 दिन में दो बार।
- मूत्र-त्याग से पहले और उसके दौरान दर्द—**मरक्यूरियस सॉलिबिलस**-30 या **बोरेक्स**-6 दोनों हर छह घंटे के अंतराल पर।
- मूत्र-मार्ग में दर्द, मूत्र-त्याग की निरंतर इच्छा, मूत्राशय में भारीपन महसूस होना, अधिक मात्रा में मूत्र-त्याग—**इक्विसेटम**-30 हर छह घंटे पर।
- मूत्र-मार्ग में दर्द, मूत्र-त्याग से पहले, दौरान और बाद में, लगातार मूत्र-त्याग की इच्छा, मूत्र अत्यंत पीड़ा के साथ बूँद-बूँद करके निकलता है—**कैंथरिस**-200 की कुछ खुराकें।
- पेट और पेड़ू में दर्द, तीव्र, चुभनेवाला तेज दर्द, अकसर तेजी से स्थान बदलता है, मरोड़, गरम सिंकाई और दबाव से राहत—**मैग्नीशिया फॉस्फोरिकम**-**1एम** की एक खुराक, यदि लक्षण बरकरार रहें तो दुहराया जा सकता है।
- ऑपरेशन के बाद मूत्र-मार्ग का संक्रमण—**पोपुलस ट्रेमुलॉयड**-3 दिन में तीन बार।
- प्रोस्टेट ग्रंथियों की अतिवृद्धि, वृद्ध व्यक्तियों में, मूत्र-त्याग करने में अत्यंत कठिनाई, रुक-रुककर होनेवाला प्रवाह, रुकता है, फिर आरंभ होता है—**कोनियम**-30 हर छह घंटे पर।
- प्रोस्टेट ग्रंथि की समस्या, पेरिनियम या गुदा के निकट सूजन महसूस होना, जैसे किसी बॉल पर बैठे हों, अधिक मात्रा में मूत्र-त्याग—**किमाफिला अंबालेटा-क्यू** की दो से तीन बूँदें, दिन में दो बार।
- प्रोस्टेट ग्रंथि की वृद्धि, वृद्धों में, मूत्र में तेज गंध, मूत्र में अधिक मात्रा में यूरिक एसिड, मूत्र का बूँद-बूँदकर टपकना—**बेनजोइक एसिड**-30 दिन में तीन बार।

- प्रोस्टेट ग्रंथि की वृद्धि—**पोपुलस ट्रेमुलॉयड-क्यू** की पानी में पाँच बूँदें, दिन में तीन बार।
- प्रोस्टेट द्रव का टपकना, बैठने, सोने, चलने या मल-त्याग के समय। चेहरे, हाथों और जाँघ में अत्यंत कमजोरी—**सेलेनियम**-200 की कुछ खुराक।
- प्रोस्टेट ग्रंथि की वृद्धि, हृदय-समस्या से संबंधित—**डिजिटेलिस परप्यूरिया**-30 दिन में दो बार।
- प्रोस्टेट ग्रंथि की वृद्धि—**नेट्रम कारर्ब**-200 हर पंद्रह दिनों पर या **बेनजोइक एसिड**-30 दिन में दो बार, एक सप्ताह तक इसके बाद। **बेनजोइक एसिड**-200 की दो या तीन खुराक हर पंद्रह दिनों पर।
- प्रोस्टेट ग्रंथि की वृद्धि, मूत्र-त्याग के बाद भी मूत्र बूँदों में निरंतर टपकता रहता है—**स्टेफाइसेग्रिया**-30 दिन में तीन बार।
- प्रोस्टेट ग्रंथि की वृद्धि, मूत्र-त्याग के दौरान जलन—**कैंथरिस**-30 हर छह घंटे पर।
- मूत्र बूँदों में निकलता है, मूत्र-मार्ग में जलन और तीव्र पीड़ा, लिंग को खींचने की निरंतर इच्छा—**कैंथरिस**-6 दिन में तीन बार।
- मूत्र नहीं निकलना, जबकि मूत्राशय मूत्र से भरा होता है—**जिंकम मेटलिकम**-200 की दो सप्ताह में एक खुराक।
- यूरीमिया (रक्त में मूत्र का मिश्रित हो जाना)—**ओपियम**-6 हर दो या तीन घंटे के अंतराल पर।
- यूरीमिया या नम स्थान पर खड़े होने या ठंडे पानी में खड़े होकर काम करने से विकसित होनेवाले अन्य रोग, जैसे धोबी आदि की—**कैल्केरिया कार्ब**-6 दिन में तीन बार।
- यूरीमिया, एल्बुमिनस मूत्र, कम मात्रा में, हठी खाँसी, लगातार दौरे, अत्यंत बेचैनी और प्यास, मांसपेशियों में ऐंठन, बर्फीला शरीर—**क्यूप्रम आर्सेनिकम**-6 हर छह घंटे पर।
- यूरीमिया, दमित मूत्र—**पिकरिक एसिड**-30 दिन में तीन बार।
- यूरीमिया, उनींदापन, मूर्च्छा या कोमा, मूत्र जमा हो जाना और रक्त में मूत्र का मिल जाना—**टेरेबिंथ**-200 की साप्ताहिक खुराक।
- सोडा के यूरेट, गुरदे या जोड़ों में जमाव—**साइलेशिया**-200 की दो सप्ताह में एक खुराक।
- मूत्रवाहिनी नली में दर्द, मूत्र के साथ लाल रेतनुमा पदार्थ आते हैं, जो तल में

जमा हो जाते हैं—**ओसिमम केनम-क्यू** की दो से तीन बूँदें, दिन में दो बार।

- मूत्र-मार्ग में जलन, जब मूत्र-त्याग न कर रहे हों, मूत्र-त्याग करते समय जलन समाप्त हो जाती है, हलके से मानसिक अवसाद के प्रति अत्यंत संवेदनशील, कोई भी छोटी सी बात चोट पहुँचाती है—**स्टेफाइसेग्रिया-30** दिन में दो बार।
- यूरेथ्राइटिस (मूत्र-मार्ग में शोथ) और मूत्राशय शोथ, जल्दी-जल्दी मूत्र-त्याग, कम मात्रा में और गहरे रंग का, मूत्र त्यागते समय दर्द, चटख रक्तिम रंग का—**बेलाडोना-30** दिन में दो बार।
- यूरेथ्राइटिस संक्रमण, दुर्गंधित मूत्र, जलन—**किमाफिला-6** दिन में तीन बार।
- यूरेथ्राइटिस, साइकोटिक रोगी में, मूत्र की धाराएँ अलग हो जाती हैं, मूत्र-त्याग के बाद तीव्र पीड़ा, गाढ़ा स्राव—**थुजा-30** दिन में दो बार।
- मूत्र-त्याग की तीव्र इच्छा, मूत्र-त्याग के लिए काफी देर बैठना पड़ता है (युवा विवाहित महिलाओं में)—**स्टेफाइसेग्रिया-6** पानी में दो से चार बूँदें, दिन में तीन बार।
- मूत्राशय में खुजली, रात में जल्दी-जल्दी मूत्र-त्याग की इच्छा, वृद्ध लोगों में प्रोस्टेट समस्याओं के कारण—**कार्बोलिक एसिड-1एक्स** की पानी में दो से पाँच बूँदें।
- ऐसा लगना मानो मूत्र-त्याग के बाद भी मूत्राशय भरा हुआ है—**रूटा ग्रेवियोलेंस-30** दिन में तीन बार।
- मूत्र संबंधी विकार, मूत्राशय में तेज जलन और चुभन—**टेरेबिंथ-200** दो सप्ताह में एक बार।
- मूत्र संबंधी समस्या, मूत्राशय में दर्द, ऐसा लगना मानो मूत्राशय मूत्र से भरा हुआ हो, बार-बार मूत्र के लिए जाकर उसे खाली करने की इच्छा, मूत्र सामान्य मात्रा में निकलता है—**इक्विसेटम-क्यू** की दो से तीन बूँदें, दिन में दो बार।
- मूत्र संबंधी समस्याएँ, महिलाओं में—**यूपेटोरियम परप्यूरियम-30** दिन में दो बार।
- मूत्र संबंधी समस्याएँ, नॉक्टरनल न्यूरेसिस, एल्बुमिन के साथ मूत्र, जलन, गहरे पीले रंग का दुर्गंधयुक्त मूत्र, बलगम और फॉस्फेट के साथ—**नेट्रम आर्सेनिकम-30** सुबह-शाम लें।
- मूत्र-विकार—**थ्लेप्सी बर्सा पेस्टोरिस-क्यू** की दो से पाँच बूँदें, दिन में दो बार लें।

- केवल खड़ी स्थिति में मूत्र-त्याग कर पाना—**सरसापेरिला-30** दिन में तीन बार या **कोनियम-200** दो सप्ताह में एक बार या **हाइपेरिकम-30** दिन में तीन बार।
- बूँद-बूँद में मूत्र-त्याग—**नेट्रम सल्फ-30** दिन में दो बार लें।
- मूत्र-त्याग के बाद तेज दर्द—**थुजा ओसी-30**, दिन में तीन बार खाएँ।
- मूत्र-त्याग की निरंतर इच्छा, मूत्राशय के भरे होने के कारण, यदि किसी कारण से मूत्र-त्याग नहीं कर सकते तो मूत्र अत्यंत कठिनाई से निकलता है, मूत्राशय में दर्द—**रूटा ग्रेवियोलेंस-30** दिन में तीन बार।
- जल्दी-जल्दी मूत्र-त्याग, एल्बुमिनेरिया के कारण—**कैल्केरिया आर्सेनिकम-6** दिन में दो बार।
- मूत्र संबंधी समस्याएँ, मूत्राशय में अधिक दबाव और दर्द, उससे राहत पाने के लिए मूत्र-त्याग की अत्यधिक इच्छा, लेकिन मूत्र-त्याग से इसमें राहत नहीं। इसलिए बार-बार जाने की इच्छा, मूत्र-त्याग के दौरान मूत्र-मार्ग में जलन, कभी-कभी मूत्र-त्याग करने के बाद तेज पीड़ा—**इक्विसेटम हाईमेल-क्यू** की दो से पाँच बूँदें, दिन में दो बार।
- असहनीय दर्द के साथ मूत्र-त्याग के समय या मूत्र-त्याग की समाप्ति पर—**सरसापेरिला-6** दिन में तीन बार।
- मूत्र-त्याग न करने के दौरान मूत्र-मार्ग में जलन, लेकिन मूत्र-त्याग के दौरान कोई जलन नहीं—**स्टेफाइसेग्रिया-30** दिन में दो बार।
- केवल बैठी और पीछे की ओर झुकी अवस्था में मूत्र-त्याग कर सकना—**जिंकम मेटलिकम-30** दिन में दो बार।
- मूत्र-त्याग की निरंतर इच्छा, लेकिन बहुत कम मूत्र निकल पाना, मूत्र-त्याग शुरू करते समय मूत्र-मार्ग में जलन, मूत्र-त्याग के लिए न जाने पर स्वत: मूत्र-त्याग—**मरक्यूरियस वाइवस-200** और **मरक्यूरियस सॉलिबिलस-200** दोनों एक खुराक प्रतिदिन।
- निरंतर मूत्र-त्याग की इच्छा, जोर लगाकर मूत्र-त्याग का प्रयास, दर्द जाँघों तक जाता है—**पेरीरा ब्रेवा-क्यू** की पानी में दो-तीन बूँदें, दिन में तीन बार।
- मूत्र-त्याग के लिए गुदा पर दबाव देना जरूरी, मूत्र बूँदों में निकलता है—**एलुमिना-30** दिन में तीन बार।
- जल्दी-जल्दी मूत्र-त्याग की इच्छा, जलन और चुभनयुक्त पीड़ा के साथ—**कैंथरिस-6** दिन में तीन बार।

- रात में जल्दी-जल्दी मूत्र-त्याग, पानी पीने के बाद भी प्यास लगना, मुँह सूखना, गंदी जीभ, कब्ज, मसूड़ों में सूजन, पतला, कमजोर और शुष्क शरीर—**आर्सेनिक ब्रोमाइड-क्यू** की तीस बूँदें चौथाई कप पानी में दिन में तीन बार।
- जल्दी-जल्दी मूत्र-त्याग की इच्छा, मूत्राशय में दर्द, ऐसा लगना मानो वह भरा हुआ है, एक बार में सामान्य मात्रा में मूत्र-त्याग, कभी-कभी अत्यधिक मूत्र-त्याग—**इक्विसेटम हाइमेल-क्यू** पानी में कुछ बूँदें, दिन में तीन बार।
- जल्दी-जल्दी मूत्र-त्याग, मूत्र-त्याग के दौरान किसी प्रकार का दर्द बढ़ता है—**थुजा ओसी-30** दिन में तीन बार।
- मूत्र-त्याग की आकस्मिक इच्छा, मूत्र-मार्ग में खुजली, ऐसा लगना मानो अंदर कोई वस्तु है; जलन, चुभन—**पेट्रोसेलिनम-6** दिन में तीन बार।
- मूत्र-त्याग के लिए काफी देर तक प्रतीक्षा करना जरूरी—**नेट्रम मुरिएटिकम-30** सुबह-शाम।
- बैठी अवस्था में मूत्र उतरने में परेशानी, खड़ी अवस्था में ही मूत्र-त्याग कर सकते हैं—**सरसापेरिला-6** दिन में तीन बार।
- मूत्र पर नियंत्रण नहीं, स्पिलटर की कमजोरी के कारण, मूत्र-त्याग की आकस्मिक इच्छा, जिसपर नियंत्रण करना कठिन—**फेरम फॉस्फोरिकम-30** हर छह घंटे पर।
- मूत्र पर नियंत्रण नहीं, श्वेत प्रदर से प्रभावित युवा में, मूत्र-त्याग की आकस्मिक इच्छा, जिसपर नियंत्रण नहीं कर सकते और अपने कपड़ों या बिस्तर को गीला कर देते हैं—**पल्सेटिला-200** सुबह-शाम।
- अनैच्छिक मूत्र और बूँद-बूँद टपकना, चलने के दौरान—**सेलेनियम-30** दिन में तीन बार।
- स्वतः मूत्र-त्याग हो जाना—**स्क्किला-30** दिन में तीन बार।
- मूत्र में फॉस्फेट की मात्रा—**फॉस्फोरिक एसिड-12** दिन में दो बार।
- मूत्र का जमा होना, धीरे-धीरे निकलना और स्वतः बूँद-बूँद टपकना—**एलुमिना-30** दिन में तीन बार।
- मूत्र का जमा होना/दबा होना, हृदय रोगों से संबंधित—**लॉरोसिरेसस-30** दिन में दो बार।
- श्रम के बाद मूत्र का जमा होना, महिलाओं में—**सीकेल कॉरनुटम-30** दिन में दो बार।

- मूत्र का जमा होना, वृद्धों द्वारा बिना जोर लगाए मूत्र-त्याग नहीं, धीरे-धीरे निकलता है—**स्ट्रामोनियम**-6 दिन में तीन बार।
- मूत्र का जमा होना, चोट के कारण—**आर्निका मोंटाना**-200 की एक खुराक प्रतिदिन।
- मूत्र का जमा होना, आघात से—**एकोनाइट**-6 दिन में तीन बार।
- मूत्र का दब जाना, टायफाइड ज्वर तथा रक्त में मूत्र के मिश्रित होने के कारण, अत्यंत थकान—**कोलचीकम ऑटमनेल**-12 हर छह घंटे पर।
- मूत्र का दब जाना, जलोदर के साथ—**ऑरम मुरिएटिकम नेट्रोनेटम-3एक्स** दिन में तीन बार।
- मूत्र का दब जाना, अचेतनता के साथ—**प्लंबम**-30 दिन में दो बार।
- मूत्र की मात्रा को कम करने के लिए—**एसिड फॉस**-6 दिन में तीन बार।
- प्रचुर मात्रा में पानीदार या दूधिया मूत्र—**फॉस्फोरिक एसिड**-6 दिन में दो बार।
- कम या पूरी तरह दमित मूत्र, कॉफी की तरह तलछट—**हेलीबोरस नाइग्रा**-200 की सप्ताह में एक खुराक।
- एल्बुमिनयुक्त मूत्र, पस के साथ—**मेडोराइनम**-200 दो सप्ताह में एक बार।
- एल्बुमिनयुक्त मूत्र, रात में अत्यधिक, शर्करा के साथ—**साइनिनम आर्सेनिकम**-6 चार घंटे के अंतराल पर।
- मूत्र त्यागते समय जलन और चुभन; लाल, भूरा, काला या धुएँ जैसा मूत्र—**टेरेबिंथ**-30 दिन में तीन बार।
- ठंडा मूत्र, बूँदों में निकलता है, मूत्र-मार्ग में चुभन, मूत्र की अंतिम बूँद काफी देर से और धीरे-धीरे निकलती है—**एगेरिकस मस्केरियस**-200 की एक खुराक प्रतिदिन या **पेट्रोलियम**-200 की एक खुराक रोजाना।
- कई चरणों में मूत्र-त्याग—**कोनियम मैक**-30 दिन में दो बार।
- मूत्र-त्याग की निरंतर और अप्रभावी इच्छा, कुछ बूँदें निकलती हैं, गुदा में ऐंठन और कब्ज—**कॉस्टिकम**-200 की सप्ताह में एक खुराक।
- निरंतर मूत्र-स्राव—**आर्जेंटम मेटलिकम**-30 या **कॉस्टिकम**-30 दिन में तीन बार।
- वृद्धों का मूत्र लगातार बूँद-बूँद कर टपकना—**कोपेविया-क्यू** की दो से तीन बूँदें, दिन में दो बार लें।
- मूत्र का प्रवाह रुककर फिर शुरू होता है, प्रोस्टेट ग्रंथियों के बढ़ जाने के

कारण—**कोनियम**-30 दिन में तीन बार।

- जल्दी-जल्दी मूत्र-त्याग, लेकिन फिर भी लगातार इच्छा बने रहना, कम मात्रा में, कभी-कभी गाढ़ा, कफयुक्त और जेली जैसा—**कोलोसिंथ**-6 दिन में तीन बार।
- मूत्र में एल्बुमिन, अधिक कमजोरी—**हेलोनिएस डायोका**-30 दिन में तीन बार।
- गरम मूत्र, मूत्र त्यागते समय बच्चा चिल्लाता है—**बोरेक्स**-30 दिन में तीन बार।
- मूत्र में यूरिक एसिड का बढ़ जाना—**बेरिटा मुरिएटिकम**-3 दिन में तीन बार।
- मूत्र का अपने आप निकल जाना, उसके बाद मूत्र-मार्ग में जलन और पीड़ा—**नेट्रम मुरिएटिकम**-200 की एक खुराक रोजाना लें।
- काले रंग का मूत्र—**कार्बोलिक एसिड-1एक्स** या 6, दिन में दो बार लें।
- पीला मूत्र, केवल झुकने पर ही मूत्र-त्याग, मूत्राशय कमजोर—**मैग्नीशिया मुरिएटिकम** की एक खुराक।
- खाँसने, छींकने तथा नाक साफ करने पर स्वत: मूत्र निकल जाना—**कॉस्टिकम**-30 हर छह घंटे पर।
- मूत्र का धीरे-धीरे निकलना—**क्लीमेटिस**-30 दिन में दो बार खाएँ।
- मवाद के साथ मूत्र निकलना, गुरदे के क्षेत्र में दिन-रात दर्द—**कैल्केरिया सल्फ**-12 दिन में दो बार।
- मूत्राशय पर दबाव और जल्दी-जल्दी मूत्र-विसर्जन, पेट के निचले हिस्से में तनाव, लाल या रक्तिम जमाव के साथ अधिक दुर्गंधित मूत्र, लाल रेतकण सबसे नीचे बैठ जाते हैं—**सीपिया**-200 की कुछ खुराकें।
- मूत्र का जमा होना या दमन, हृदय-समस्याओं के साथ—**लॉरोसिरेसस**-30 हर छह घंटे पर।
- कम मात्रा में मूत्र आना, गहरा भूरा, घोड़े के मूत्र की तरह गंध, निकलते समय ठंडा, उसमें ऑक्सेलिक एसिड, यूरिक एसिड और फॉस्फोरस की मात्रा—**नाइट्रिक एसिड**-30 दिन में दो बार लें।
- कम मात्रा में गहरे रंग का मूत्र, प्रोस्टेट ग्रंथियों के बढ़ जाने के कारण बूँदों में टपकता है। तेज गंध, जो देर तक रहती है—**बेनजोइक एसिड**-30 दिन में दो बार।
- कुछ दुर्गंधयुक्त मूत्र—**टेरेबिंथ**-200 की एक खुराक प्रतिदिन।

- मूत्र का कभी निकलना और कभी रुक जाना—**लीडम पेलुस्टर-30** दिन में दो बार।
- मूत्राशय की सुस्ती के कारण मूत्र का रुक जाना—**प्लंबम मेटलिकम-30** हर छह घंटे पर।
- खड़े होने पर मूत्र का दूधिया हो जाना—**सीना-200** की एक खुराक, जल्दी-जल्दी न दुहराएँ।
- मूत्र का जमा होना—**बेलाडोना-200** एक-एक घंटे के अंतराल पर चार खुराक।

□

मधुमेह (शुगर)

- रात में शुगर की अधिकता—**साइनिनम आर्सेनिकम-6** दिन में तीन बार।
- मधुमेह (गठिया संबंधी), शुगर होने के साथ यूरिक एसिड उभरता है—**कॉलचीकम ऑटमनेल-3** दिन में तीन बार।
- मूत्रमेह (डायबिटीज इंडीपीडस या मेलीटस), तेज प्यास तथा बेचैनी, गठिया संबंधी समस्याओं के साथ कमजोरी—**हेलोनिएस डायोका-क्यू** की दो से पाँच बूँदें, दिन में तीन बार।
- मधुमेह (मेलीटस)—**सीफालेंड्रा इंडिका-क्यू** की एक बार में बीस-पच्चीस बूँदें, दिन में एक बार (पहले आजमाएँ)।
- मधुमेह (मेलीटस), तेज प्यास, तेज भूख, प्रचुर मूत्र, जिसमें चीनी की मात्रा, जोड़ों में दर्द—**लैक्टिक एसिड-1एम**, इसे जल्दी-जल्दी दुहराने की आवश्यकता नहीं है।
- मधुमेह (मेलीटस), पीला चेहरा, कमजोरी तथा थकान, शरीर का डिहाइड्रेशन—**थायरॉयडिनम-30** दिन में तीन बार।
- मधुमेह (मेलीटस), मूत्र में एसीटोन तथा एल्बुमिन की मात्रा, मूत्र का प्रवाह अचानक कम हो जाता है, जिससे उनींदापन आता है और कोमा में जाने की आशंका होती है—**क्यूप्रम आर्सेनिकम-3** दिन में तीन बार।
- एल्बुमिनेरिया के साथ मधुमेह, मूत्र में फॉस्फेट तथा यूरिक एसिड, मूत्राशय की कमजोरी—**पिकरिक एसिड-30** हर भोजन से पहले।
- मधुमेह, नमक खाने की तीव्र इच्छा—**नेट्रम मुरिएटिकम-200** दिन में दो बार।
- मधुमेह, मूत्र-त्याग की आकस्मिक इच्छा, उसपर नियंत्रण नहीं, मूत्र-त्याग न करने पर वह स्वत: निकल जाता है; मूत्र का रंग पीला तथा उसमें शुगर की

मात्रा—**क्रेसोटम**-30 दिन में तीन बार।

- मधुमेह—**लैक्टिक एसिड**-30, **एसिड फॉस्फोरिकम**-30, **यूरेनियम नाइट्रिकम**-30 तथा **कार्बो एनिमेलिस**-30 दिन में दो बार। दिए गए क्रम में ही आजमाएँ।
- मधुमेह, गठिया से संबद्ध, रूखी त्वचा, पूरे शरीर पर खुजली, अनैच्छिक मूत्र-त्याग, मूत्र-त्याग के बाद दर्द, घंटे भर के अंदर ही फिर से मूत्र-त्याग की इच्छा—**नेट्रम मुरिएटिकम**-30 दिन में तीन बार।
- मधुमेह, शरीर में जलन, तेज प्यास, शुष्क त्वचा, अधिक पसीना, जल्दी-जल्दी मूत्र-त्याग, साफ मूत्र, पेट के बल लेटने पर अच्छा महसूस करना, ठंड से रोग बढ़ता है—**एसिड एसिटिकम**-30 दिन में तीन बार।
- मधुमेह, खराब पाचन-शक्ति, तेज भूख, पेट में गैस, शुष्क जीभ, जल्दी-जल्दी प्यास—**यूरेनियम नाइट्रिकम**-30 दिन में तीन बार।
- मधुमेह, रात में जल्दी-जल्दी मूत्र-त्याग। प्यास तथा मूत्र-निर्माण में वृद्धि—**साइजियम जेंबोलेनम-क्यू** दिन में दो बार दस-दस बूँदें।
- मधुमेह, मीठा खाने की तीव्र इच्छा, पेट में वायु, गले में दर्द—**आर्जेंटम नाइट्रिकम**-30 दिन में तीन बार।
- मधुमेह, तेज प्यास, जल्दी-जल्दी मूत्र-त्याग की इच्छा, मूत्र में चीनी, मूत्र के पास चींटियाँ एकत्र हो जाती हैं, त्वचा संबंधी समस्याएँ (खुजली, एक्जीमा आदि), ऊपर या नीचे की ओर देखने से भय—**आर्सेनिक ब्रोमाइड**-3C दिन में तीन बार।
- मधुमेह, स्वप्नदोषवाले लोगों में—**काली ब्रोमेटम**-6 दिन में तीन बार।
- मधुमेह, मूत्र का रंग सफेद या दूधिया सफेद, रात में अधिक मूत्र-त्याग, मूत्र में फॉस्फेट की मौजूदगी, मूत्र को कुछ देर तक रखने पर सफेद तलछट का जमा होना—**फॉस्फोरिक एसिड**-6 दिन में तीन बार।
- मधुमेह, मूत्र में पित्त—**नेट्रम सल्फ**-200 सुबह-शाम।
- मधुमेह, तंत्रिका संबंधी कमजोरी के साथ, शरीर में कमजोरी महसूस होना, मांसपेशियों तथा कंधों में दर्द, कमजोर याददाश्त, रात में जल्दी-जल्दी मूत्र-त्याग, चिंता से रोग में वृद्धि, उदासी का एहसास, दूधिया या साफ मूत्र, परंतु चीनी से भरपूर—**एसिड फॉस्फोरिकम-क्यू** पानी में तीन-चार बूँदें, दिन में तीन बार।
- मधुमेह, बहते पानी को देखकर मूत्र-त्याग करने की उत्कट इच्छा—**लाइसिन**-

30 जल्दी-जल्दी दुहराना नहीं चाहिए।

- मधुमेह, तीव्र बेचैनी, कमजोरी, पूरे शरीर में दर्द, अधिक मात्रा में मूत्र, दुर्बलता, मूड में आकस्मिक परिवर्तन, टोकने पर क्रोध, अँधेरे में लेटने तथा बात न करने की इच्छा, संगीत तथा मालिश से राहत—**टेरेंटुला हिस्पेनिया**-200 सप्ताह में एक खुराक।
- मधुमेह, दूधिया, जिलेटिन जैसा मूत्र—**कोलोसिंथ**-30 दिन में तीन बार।
- मधुमेह, रात में अधिक मूत्र-त्याग तथा अत्यधिक भूख—**म्यूरेक्स**-30 की रोजाना एक खुराक।
- मधुमेह, जटिलताओं के साथ, अति शर्करा, उच्च रक्तचाप तथा कमजोरी के साथ एल्बुमिनेरिया, कब्ज एवं न्यूराइटिस—**लैक वेसीनम डिफ्लोरेटम**-30 दिन में तीन बार।

□

जलोदर रोग

- जलोदर (नसों की सूजन), हाथ तथा पैरों में, आँखों के नीचे घेरे, कम प्यास लगना—**एपीस मेलीफिका-क्यू** दिन में दो बार।
- निचले अंगों का जलोदर, गैस्ट्रिक या जुकाम के लक्षणों के साथ—**एंटीमोनियम टार्टेरिकम-3एक्स** दिन में तीन बार।
- मलेरिया आदि गंभीर रोगों, रक्तस्राव के बाद जलोदर—**सीना-200** की एक खुराक प्रतिदिन।
- जलोदर, जीवनी द्रवों या रक्त की कमी अथवा दमित मलेरिया या अधिक कुनैन लेने के कारण—**फेरम मेटेलिकम-6** दिन में तीन बार।
- जलोदर, दमित पसीने, दमित स्राव या ठंड लगने के कारण—**डुल्केमारा-30** दिन में तीन बार।
- जलोदर—**सीनोथस-3एक्स** दिन में दो बार, के साथ बदल-बदलकर **क्वेरकस-3एक्स** दिन में तीन बार लें।
- जलोदर, हृदय संबंधी समस्याओं के कारण—**कॉलिनसोनिया-200** की एक खुराक प्रतिदिन (जब अन्य दवाएँ लाभ न पहुँचाएँ तो इसे आजमाएँ)।
- जलोदर, यकृत तथा गुरदे से संबंधित समस्याओं के कारण, एल्बुमिनेरिया के साथ, लाल बुखार के बाद—**कोलचीकम ऑटमनेल-30** दिन में दो बार (जब **एपिस मेलीफिका** तथा **आर्सेनिक एल्बम** लाभ न दें)।
- जलोदर, उन वृद्धों या हृदय रोगियों में, जो श्वास संबंधी समस्या से पीड़ित हैं—**काली कार्बोनेट-200** की एक खुराक। आवश्यक हो तो दुहराएँ।
- जलोदर, खराब यकृत वाले शराबियों में—**फ्लोरिक एसिड-6** दिन में दो बार।
- प्यास से शरीर के अंगों के सीरस मेंब्रेन का जलोदर—**एपोसाइनम केनाबिनम-क्यू** की दो से पाँच बूँदें, दिन में दो बार।

- जलोदर, गले का, कम मात्रा में पानी पी सकते हैं, बेचैनी तथा थकान—**आर्सेनिक एल्बम-30** दिन में दो बार।
- दवा के दुष्प्रभाव को दूर करने के लिए—**कैंफर-क्यू** आधे कप पानी में एक बूँद, दिन में तीन बार।
- अंडाशय में जलोदर—**ऑरम मुरिएटिकम नेट्रोनेटम-3एक्स** दिन में तीन बार।
- गुदा संबंधी जलोदर, मांसल महिलाओं और भावुक लोगों में, थोड़ा भी भावुक होने पर जिनका हृदय तेज धड़कने लगता है—**कैल्केरिया आर्सेनिकम-30** दिन में दो बार।

☐

नाक के रोग

- नाक से रक्तस्राव—**एकेल्फा इंडिकस-क्यू** और **साइनाडॉन डेक्टालोन-क्यू** दोनों की पाँच बूँदें आधे कप पानी में।
- नाक से रक्तस्राव, रक्त का रंग चटकीला लाल—**मिलीफोलियम-30** दिन में तीन बार।
- बच्चों की नाक से रक्तस्राव—**एब्रोटेनम-30** दिन में दो बार।
- नाक से रक्तस्राव, मासिकस्राव के स्थान पर नाक से रक्तस्राव होता है—**पल्सेटिला-30** दिन में तीन बार।
- नाक से रक्तस्राव, सुबह चेहरा धोते समय—**अमोनियम कार्बोनिकम-30** दिन में दो बार।
- नाक से रक्तस्राव, रात में आरंभ होता है, रक्त की गाँठें बन जाती हैं, चेहरा लाल—**मेलीलोटस एल्बा-30** दिन में दो बार।
- नाक से रक्तस्राव—**आर्निका मोंटाना-30** दिन में तीन बार (यदि इससे लाभ न हो तो **एसिटिक एसिड-6** दें)।
- नाक से रक्तस्राव—**वाइपेरा-12** दिन में दो बार सेवन करें।
- नाक से रक्तस्राव, सिर में संकुचन के साथ, लाल चेहरा तथा ज्वरग्रस्त क्रियाएँ—**एरिगेरन क्यू** की दो-तीन बूँदें दिन में दो बार।
- नाक से रक्तस्राव, पित्ताशय में पथरी—**बर्बेरिस वल्गेरिस क्यू** की दो से पाँच बूँदें या **कैंथरिस-6** हर चार घंटे पर।
- नाक से रक्तस्राव, दृष्टि-दोष के साथ—**ऑक्सेलिक एसिड-30** दिन में तीन बार।
- सुबह चेहरे को धोते समय नाक से खून निकलना—**काली कार्बोनिकम-30** दो सप्ताह में एक बार।

- नाक से खून आना, गंभीर, अनियंत्रणीय—**मिलीफोलियम-30** हर घंटे या **क्रोटेलस हॉरिडस-30** हर घंटे पर।
- नाक से खून आना, चटख लाल रक्त, सुबह में अधिक—**एकेलिफा इंडिका-6** दिन में तीन बार।
- नाक से खून आना, नाक को साफ करने या खाँसने पर—**अमोनियम कार्बोनेट-30** हर घंटे या **आर्निका मोंटाना-30** हर घंटे पर।
- नाक से खून आना, प्रचुर मात्रा में, उच्च रक्तचाप के साथ सिरदर्द से बेहतर, रक्त का न जमना—**हेमेमिलिस-30** दिन में तीन बार।
- नाक से खून आना, सुबह के समय चेहरा धोते समय—**अमोनियम कार्बोनेट-30** दिन में दो बार।
- नाक से खून आना, मासिक-धर्म के दौरान—**नेट्रम सल्फ-6** दिन में चार बार।
- नाक पर फुंसियाँ—**कैल्केरिया पिकराटा-6** हर तीन घंटे पर।
- नजला, गले में जलन—**एसकुलस हिस्पेनिया-30** दिन में दो बार।
- नाक का नजला, नासिका-मार्ग से गाढ़े पीले रेशेदार बलगम का प्रचुर स्राव—**हाइड्रास्टिस केनाडेंसिस-6** हर चार घंटे पर।
- नाक से सख्त, रेशेदार और चिपचिपा स्राव—**बोविस्टा** या **काली बाइक्रोमियम-30** दिन में तीन बार।
- बच्चों और शिशुओं की नाक बंद होना—**नक्स वोमिका-30** दिन में दो बार।
- नाक की अंदरूनी हड्डी का बढ़ जाना—**आर्जेंटम मेटलिकम-200** की एक खुराक रोजाना लें।
- नाक बंद हो जाना—**कार्बन सल्फ-30** की दिन में दो बार सेवन करें।
- नथनों का हिलना—**फॉस्फोरस-30** की एक खुराक प्रतिदिन लें।
- साइनुसाइटिस, नाक से गाढ़ा चिपचिपा स्राव—**काली बाइक्रोमियम-30** और **हाइड्रास्टिस केनाडेंसिस क्यू** की पाँच बूँदें, दिन में तीन बार लें।
- साइनुसाइटिस, नाक से गाढ़े, रेशेदार, दुर्गंधयुक्त, खूनी स्राव के साथ, सिरदर्द हो भी सकता है और नहीं भी—**ट्यूबरकुलिनम-200** की एक खुराक रोजाना लें।

□

बुखार/ज्वर

- रात को नौ बजे बुखार बढ़ना—**ब्रायोनिया**-30 दिन में दो बार और यदि नौ बजे सुबह बुखार तेज हो तो **कैमोमिला**-30 दिन में दो बार। यदि बुखार दोपहर में हो तो **बेलाडोना**-30 दिन में दो बार। यदि बुखार ग्यारह बजे सुबह में हो तो **नेट्रम म्युरिएकम**-30 दिन में दो बार।
- टायफाइड ज्वर के बाद भूख में कमी—**सोरिनम**-200 दो सप्ताह में एक बार।
- लगातार तेज ज्वर—**मिलीफोलियम**-30 दिन में तीन बार।
- ज्वर (टायफाइड), नाक तथा होंठों का लगातार फटना और उनसे खून निकलना—**एरम ट्राइफाइलम**-30 दिन में दो बार।
- पुराना ज्वर—**ग्लोनॉयन**-6 दिन में तीन बार।
- तेज ज्वर, बेहोशी के साथ, खाली-खाली आँखों से देखना, सिर तकिए में घुसा लेना, लगातार करवटें बदलना, एक हाथ तथा पैर अपने आप हिलते हैं, उँगली से नाक दबाना—**हैलेबोरस नाइग्रा**-3 दिन में तीन बार।
- आवधिक ज्वर, ज्वर के दौरान अधिक बोलना, त्वचा का पीलापन, ठंड लगना, हिंसक होना, इसके बाद तेज ज्वर—**पोडोफाइलम पी.**-30 दिन में दो बार।
- आवधिक ज्वर, ठंड लगने के दौरान उँगलियों और नाखूनों का नीला पड़ जाना, दौरे से पहले माथे पर ठंडा पसीना—**वीरेट्रम एल्बम**-30 दिन में तीन बार।
- आवधिक ज्वर, चेहरा लाल होना तथा प्यास लगना, गरमी के दौरान प्यास न लगना, ढकने से अधिक प्रकोप—**इग्नेशिया अमेरा**-6 हर चार घंटे पर।
- आवधिक ज्वर, कुछ दिनों तक ठीक रहने के बाद फिर ज्वर आ जाना—**ट्यूबरकुलिनम**-200 सप्ताह में एक बार।

- आवधिक ज्वर, उन्माद तथा ठंड के साथ, हाथ-पैर का ठंडा रहना, लेकिन चेहरा गरम, रोज किसी खास समय ठंड लगना—**सेबाडिला**-30 दिन में दो बार।
- सेप्टिक ज्वर, तापमान तथा नाड़ी असामान्य रूप से तेज, चलने तथा गरमी से बेहतर, अधिक बेचैनी—**पायरोजेन**-6 दिन में तीन बार।
- टायफाइड ज्वर, शुरू से ही ज्वर रहना, हड्डियों में दर्द, बेचैनी, कब्ज, बिस्तर सख्त महसूस होना—**पायरोजेन**-6 दिन में तीन बार।
- तेज ठंड के साथ ज्वर, ज्वर के दौरान कुछ ओढ़ाए जाने की इच्छा जताना, चलने पर अधिक ठंड—**नक्स वोमिका**-30 दिन में तीन बार।
- ज्वर, शाम चार बजे से आठ बजे तक—**लाइकोपोडियम**-30 दिन में तीन बार।
- ज्वर में झटके तथा दौरों की प्रवृत्ति—**वेराट्रम विरडिस**-6 दिन में दो बार।
- ज्वर, शाम तीन-चार बजे से छह बजे तक, प्यास न लगना, ठंड से बेहतर—**एपिस मेल**-30 दिन में तीन बार।
- ज्वर, किसी प्रकार का—**ट्रायोस्टियम**-6 दिन में तीन बार।
- ज्वर, सुबह सात बजे ठंड तथा गरमी के साथ पसीना, चलने के दौरान सोना—**पोडोफाइलम**-30 दिन में तीन बार लें।
- ज्वर, पसीना चलने से राहत—**नेट्रम मुरिएटिकम**-30 दिन में तीन बार।
- ज्वर, दो दिनों के अंतराल पर आना—**क्लाइमेक्स**-30 दिन में तीन बार।
- ज्वर, भीड़-भाड़ की गरमी या आकस्मिक चोट के कारण—**फेरम फॉस**-30 हर चार घंटे पर।
- ज्वर, यदि शरीर गरम हो तो हाथ-पाँव का ठंडा रहना—**रस टॉक्स**-6 दिन में दो बार।
- ज्वर, सूर्य की गरमी से या गरमी के मौसम के दौरान, थकान, चक्कर आना, सिरदर्द, पलकें अधिक भारी प्रतीत होना, उन्हें खुला रखने में दिक्कत—**जेलसीमियम**-30 हर छह घंटे पर।
- तेज ज्वर, माथे पर पसीने के साथ, प्यास लगना, एक गाल गरम और लाल तथा दूसरा गाल पीला और ठंडा—**कैमोमिला**-30 दिन में दो बार लें।
- ज्वर, बीच-बीच में ठंड लगने के दौरान प्यास लगना, बाहरी गरमी से ठंड में राहत मिलना, ढकने से बुखार और तेज होना, ठंड लगने के दौरान लाल चेहरा—**इग्नेशिया**-30 दिन में तीन बार।

- ज्वर, सुबह कम तथा रात में तेज ज्वर—**वेराट्रम विराइड**-30 दिन में दो बार।
- ज्वर, सुबह ग्यारह बजे तथा रात में ग्यारह बजे दौरा पड़ना—**कैक्टस ग्रैंडिफ्लोरा**-3 दिन में तीन बार।
- ज्वर, जगने के बाद पूरे शरीर में प्रचुर पसीना आना, प्यास न लगना, शरीर ढके जाने की इच्छा प्रकट करना—**सैंबुकस नाइग्रा**-6 दिन में तीन बार।
- ज्वर, अचानक तेज ज्वर, चेहरे का लाल हो जाना, होंठों के किनारे पीलापन, आँखों के आस-पास गहरा नीला घेरा—**सीना**-200 की एक खुराक, अधिक बार दुहराने की आवश्यकता नहीं।
- ज्वर, अधिक मात्रा में ठंडा पानी पीने की इच्छा, बेचैनी और शरीर का गरम रहना—**एकोनाइट**-6 दिन में तीन बार।
- ज्वर, गालों पर लालिमा के साथ—**सैंगुनेरिया कैन**-200 एक खुराक रोजाना।
- ज्वर, ठंडे रसीले पेय पदार्थ पीने और आइसक्रीम खाने की तीव्र इच्छा, जो पेट की जलन में राहत देते हैं—**फॉस्फोरस**-30 की रोजाना एक खुराक।
- ज्वर, नम मुँह के बावजूद तेज प्यास, अधिक पसीना, रात में, गरम कमरे और बिस्तर पर अधिक बुरी स्थिति—**मरक्यूरियस वाइवस** और **मरक्यूरियस सॉलिबिलस**-30 हर छह घंटे पर।
- ज्वर, अंदरूनी गरमी और बाहरी ठंड के साथ, पसीना नहीं और ओढ़े रहने की इच्छा—**आर्सेनिक आयोडेटम**-6 दिन में तीन बार।
- आवधिक, इन्फ्लुएंजा तथा टायफाइड ज्वर, शाम में तथा गरम कमरे में रोगी की स्थिति और बिगड़ना—**काली सल्फ**-200 की एक खुराक प्रतिदिन।
- टायफाइड, टाइफस, मलेरिया ज्वर, मतिभ्रम, जीभ का काँपना और बाहर निकलना, ठंडा पसीना बहना और पीले निशान पड़ना—**लैकेसिस**-30 की एक खुराक रोजाना।
- फाइलेरिया, विभिन्न अंगों में ठंड का एहसास—**सिस्टस**-30 सुबह में एक खुराक।
- फाइलेरिया, गरमी महसूस करना, ओढ़ने की इच्छा नहीं, प्यास न लगना, प्रभावित अंग में सूजन, गरमी तथा स्पर्श को सहन न कर पाना, दोपहर में अधिक बुरी स्थिति—**एपिस मेल**-30 दिन में तीन बार।
- फाइलेरिया, ठंड तथा अत्यधिक प्यास के साथ ज्वर के दौरे, पैरों का प्रभावित होना, दबाव और आराम करने से बेहतर, प्रभावित अंग के बल लेटने की इच्छा—**ब्रायोनिया**-30 दिन में तीन बार।

- फ्लू, ज्वर तथा आलस्य के साथ साधारण सर्दी-जुकाम—**जेलसीमियम-200** दिन में तीन बार।
- हे ज्वर, वार्षिक आक्रमण, शहद जैसा स्राव, बेचैनी तथा थकान, मध्य रात्रि में सबसे बुरी स्थिति—**आर्सेनिक आयोडेटम-6** दिन में तीन बार।
- हे ज्वर, नाक तथा गले में जलन, नाक तथा गले के सूखे बलगम का टूटना सा महसूस होना, आवाज फटना, फूलों की गंध से संवेदनशील—**सैंगुनेरिया केनाडेंसिस-30** की रोजाना तीन खुराक।
- हे ज्वर, गरमी, धूप या ग्रीष्मकाल की तेज गरमी के कारण—**नेट्रम मुरिएटिकम-30** दिन में तीन बार।
- हे ज्वर धूल या पुरानी पुस्तकों से—**ब्रोमियम-30** दिन में तीन बार।
- हे ज्वर, में लगातार छींक के बावजूद नाक पूरी तरह बंद—**स्टिकटा पुलमोनेरिया** दिन में तीन बार।
- हे ज्वर, नाक बहना, रह-रहकर छींक आना, नाक से दुर्गंधयुक्त पानीदार स्राव, नाक में खुजली और चुनचुनाहट, नाक का लाल पड़ना, आँखों की जलन और आँसू आना, माथे में तेज दर्द, गले की शुष्कता तथा रूखापन—**सेबाडिला-30** दिन में तीन बार।
- हे ज्वर, नाक के बहने से शुरू होना, इसके बाद छींक आना, जो साँस लेना सुविधाजनक बनाती है, लेकिन बाद में फेफड़ों की शुष्कता के कारण फिर साँस लेने में कठिनाई, लेटने पर परेशानी और बैठने पर राहत महसूस होना—**नजा-6** दिन में तीन बार।
- हे ज्वर, नाक का भरा होना, आँखों तथा पलकों में जलन, शाम के समय लक्षणों का बढ़ जाना—**रेननकुलस बल्बोसस-30** दिन में तीन बार।
- हे ज्वर, आँखों तथा नाक से पानीदार स्राव, छींक—**आर्सेनिक एल्बम-30** दिन में तीन बार या **सोरिनम-200** दो सप्ताह में एक बार या **काली फॉस्फोरिकम-6** दिन में चार बार।
- खाँसी के साथ तेज ज्वर, हरा और मवादयुक्त कफ—**कैल्केरिया आयोडेटा-6एक्स** दिन में तीन बार लें।
- तेज ज्वर, मवाद बनने से उत्पन्न—**कैल्केरिया सल्फ-30** दिन में तीन बार।
- ज्वर, त्वचा सूखी और लाल तथा गरम, बाएँ गाल पर धब्बा, रात में पसीना आना—**एसिटिक एसिड-6** दिन में तीन बार।
- इन्फ्लुएंजा (रोग-रोधक)—**इन्फ्लुएंजेन-200** और **आर्सेनिक एल्बम-200**

की एक खुराक रोजाना।

- इन्फ्लुएंजा, ज्वर और शरीर में पीड़ा—**रस टॉक्स**-6 या **जेलसीमियम**-30 दिन में दो या तीन बार।
- इन्फ्लुएंजा, आँख, कान, नाक और गले में सूजन तथा पानी बहना—**आर्सेनिक आयोडेटम**-6 दिन में तीन बार लें।
- इन्फ्लुएंजा, वसंत के मौसम के दौरान—**वेरियोलिनम**-200 सप्ताह में एक खुराक, जब तक आवश्यकता न हो, न दुहराएँ।
- इन्फ्लुएंजा, अत्यंत दर्द और थकान—**यूपेटोरियम परफोरेटम**-6 हर चार घंटे पर।
- सामान्य इन्फ्लुएंजा—**नेट्रम सल्फ**-30 दिन में तीन बार लें।
- इन्फ्लुएंजा, तेज कमजोरी, शरीर में दर्द—**बैप्टीसिया टिंक्टोरिया**-30 दिन में दो बार।
- इन्फ्लुएंजा, पीठदर्द और शरीर दर्द के साथ—**वेरियोलिनम**-200 की एक खुराक, हर दूसरे दिन।
- मलेरिया के आक्रमण से आवधिक ज्वर, हर हमले के दो-तीन घंटे के अंदर, हर सातवें या चौदहवें दिन लौटता है, कभी भी रात में नहीं उभरता, ज्वर के दौरान काफी कमजोरी, कानों में घंटियों की-सी आवाज और सोने के दौरान या ढकने से पूरे शरीर से पसीना आना—**सीना**-30 हर छह घंटे पर।
- आवधिक ज्वर, कुछ ठंड के साथ तेज कँपकँपी, ठंड पीठ से शुरू होती है और वहाँ से ऊपर तथा नीचे की ओर फैलती है—**यूपेटोरियम परप्यूरियम**-30 दिन में दो बार।
- टायफाइड ज्वर में आँत से रक्तस्राव, रक्त गहरे लाल रंग का—**फॉस्फोरिक एसिड**-6 दिन में तीन बार।
- कालाजार, मिचली और वमन के साथ, बेचैनी, थकान, लेकिन रोगी चुपचाप रहना चाहता है और ध्यान आकृष्ट नहीं करना चाहता—**कैडमियम सल्फ**-30 दिन में तीन बार।
- मलेरिया ज्वर, पसीना नहीं निकलना—**टेरेंटुला हिस्पेनिया**-30 दिन में दो बार।
- मलेरिया में प्लीहा का प्रभावित होना—**सिएनोथस आर्नियां-क्यू** पाँच से दस बूँदें दिन में दो बार।
- मलेरिया ज्वर, उदरशूल, हरे पित्त का वमन—**नेट्रम सल्फ**-30 दिन में तीन बार।

- मलेरिया ज्वर, होंठ और नाखून नीले, गैस्ट्रिक के लक्षण, ठंड लगने से पहले सिरदर्द और प्यास, पित्त का वमन और पीठदर्द—**यूपेटोरियम परफोलिएटम-6** दिन में तीन बार।
- मलेरिया ज्वर, पूर्वाह्न दस या ग्यारह बजे ठंड लगना आरंभ, कुनैन द्वारा उपचारित मलेरिया ज्वर का इतिहास—**नेट्रम मुरिएटिकम**-30 दिन में तीन बार। ज्वर के दौरान न दें।
- मलेरिया ज्वर, ठंड जाँघों से आरंभ होती है, सिर को छोड़कर शरीर के केवल खुले अंगों पर पसीना, गुप्तांग के पसीने की गंध शहद की तरह—**थुजा ओसी**-30 दिन में तीन बार।
- मलेरिया ज्वर, ठंड और ज्वर के दौरान अधिक उदासी, अधिक कमजोरी के साथ आवधिक हमले, यकृत और प्लीहा का बढ़ जाना—**साइनिनम आर्सेनिकम-3एक्स** हर छह घंटे पर।
- मलेरिया ज्वर, निरंतर मिचली और वमन के साथ, कुनैन से दबाए गए आवधिक हमले—**इपेकाकुआन्हा**-200 दिन में तीन बार।
- मलेरिया ज्वर, ज्वर के सभी चरणों में प्यास का अभाव, एक ओर पसीना चलना—**पल्सेटिला**-30 दिन में तीन बार।
- मलेरिया ज्वर, ठंड और गरमी के बीच खट्टा वमन, हृदय में जलन, पानी पीने के लिए उतावली—**लाइकोपोडियम**-30 दिन में दो बार।
- सेप्टिक ज्वर, गहरे रंग के रक्त का स्राव—**क्रोटेलस**-3 या 6 हर छह घंटे पर।
- मानसिक और शारीरिक कमजोरी के दौरान टायफाइड—**एसिड फॉस**-30 हर छह घंटे पर।
- टायफाइड ज्वर, अंतिम चरण, कम ज्वर, अत्यधिक कमजोरी, बुदबुदाना, उन्माद, दाँत में दर्द, दुर्गंधित साँस, जीभ का पक्षाघात, मूत्र त्यागते समय स्वत: मल-त्याग हो जाना, निचला जबड़ा लटक जाता है, अचेतनता—**मुरिएटिक एसिड**-6 दिन में तीन बार।
- टायफाइड ज्वर, पेट का अफरा, तेज नाड़ीगति, नाक, मूत्र या गुदा से रक्तस्राव, पेट स्पर्श के प्रति अत्यंत संवेदनशील, पानीदार दस्त, प्रचुर और दुर्गंधित या रक्तिम, गुदा में जलन—**टेरेबिंथ**-200 सप्ताह में एक खुराक लें।
- टायफाइड ज्वर, सिरदर्द के साथ शुरू होता है, शुष्क मुँह, जीभ पर परत, अधिक मात्रा में पानी पीने की चाह, चुपचाप लेटे रहना, उन्माद, कब्ज, शरीर दुखना, ठंडी खुली हवा का अच्छा लगना, गरम और बंद कमरे में स्थिति

बदतर—**ब्रायोनिया एल्बा**-30 दिन में दो बार।

- टायफाइड ज्वर, उनींदापन, उदासीनता, आस-पास चल रही सभी गतिविधियों से बेखबर, लेकिन सही स्थिति में पूरी तरह सचेत—**फॉस्फोरिक एसिड**-6 दिन में दो बार खाएँ।
- टायफाइड ज्वर, उच्च ज्वर, बुदबुदाना, उन्माद, गीत गाना, गरम सिर, लाल चेहरा, हाथ-पैर ठंडे, आँखें विस्फारित, भयभीत, रोशनी और संग-साथ की चाह—**स्ट्रामोनियम**-6 दिन में तीन बार लें।
- टायफाइड ज्वर, पहला चरण, अत्यंत बेचैनी, ठंड लगना, पूरे शरीर में तेज दर्द, खासकर सिर, पीठ और हाथ-पैरों में, शरीर का खरोंच जैसा दुखना, द्वितीय चरण की कमजोरी, उनींदापन, भ्रमित, किसी प्रश्न का उत्तर देने से पहले या उत्तर देते हुए ही रोगी सो जाता है, टूटा-फूटा सा महसूस करता है, सभी स्राव अत्यंत दुर्गंधित—**बैप्टीसिया टिंक्टोरिया**-30 दिन में दो बार।
- टायफाइड ज्वर, दुर्गंधित गहरे रंग का मल, अधिक कमजोरी—**टेरेंटुला क्यूबेंसिस**-30 दिन में तीन बार।
- टायफाइड ज्वर, अधिक कमजोरी, त्वचा की शुष्कता, हाथ-पैरों का ठंडा होना, गहरे रंग का काला पानीदार मल, रक्तयुक्त बलगम मिला हुआ—**लेपटेंड्र वर्जीनिका-क्यू** पानी में दो से पाँच बूँदें, दिन में दो बार।
- टायफाइड ज्वर, मल से रक्तस्राव, गहरे थक्केदार रक्त के साथ मल, बड़ी मात्रा में—**एलुमिना**-200 की एक खुराक।
- टायफाइड ज्वर, तेज ज्वर और उन्माद, स्वतः मल-त्याग और मूत्र-त्याग, नग्न होने का प्रयास करता है—**हायोसिएमस नाइग्रा**-6 दिन में तीन बार।
- टायफाइड ज्वर, शरीर में दर्द और पीड़ा, सख्ती और बेचैनी, राहत पाने के लिए करवट बदलता रहता है, शुष्क जीभ, टिप पर लाल, रात में अत्यंत बेचैनी, तेज प्यास, खाँसी, धीमे स्वर में बुदबुदाना, उन्माद, ठंडे और नम मौसम में जाने से बदतर, गरमी और शरीर को ढकने से बेहतर—**रस टॉक्स**-30 दिन में तीन बार।
- टायफाइड ज्वर, अत्यंत थकान, कई दिनों तक मल-त्याग की कोई इच्छा, उन्माद, विस्फारित आँखों से लगातार बातें करना, अचेतनता, दस्त, स्वतः दुर्गंधित मल, अत्यधिक कमजोरी और निपात—**ओपियम**-30 दिन में दो बार।
- टायफाइड ज्वर, पेट में खुजली—**कैडमियम सल्फ**-30 दिन में तीन बार।

- टायफाइड, इसके दौरान उन्माद, बुदबुदाना और आस-पास घट रही घटनाओं से बेखबर, चेतन स्थिति में जागरूक होता है, प्रश्नों के उत्तर धीरे-धीरे और सही देता है, लेकिन फिर से बेहोशी में चला जाता है—**फॉस्फोरिक एसिड-6** दिन में चार बार।
- टायफाइड, शुष्क तथा नम अवस्था से, कभी ज्वर और कभी रक्तस्राव—**वेरियोलिनम-200** दो सप्ताह में एक बार।
- टायफाइड, ज्वर 104 डिग्री सेंटिग्रेड तक हो जाता है—**पायरोजीनम-200** की एक खुराक चौबीस घंटों के अंदर ज्वर को कम कर देता है।
- पीत ज्वर, काला वमन, थकान, चलने-फिरने से बदतर, सिरदर्द—**कैडमियम सल्फ-6** दिन में तीन बार।

□

रक्तस्राव संबंधी रोग

- हैमरेज (रक्तस्राव), नसों का, शरीर के किसी भी अंग जैसे—नाक, फेफड़ों, आँतों, गर्भाशय, मूत्राशय से रक्तस्राव। खून प्रचुर और गहरे रंग का, खून का थक्का नहीं बनना—**हेमेमिलिस वी.-क्यू** दो से पाँच बूँदें दिन में दो बार।
- गंभीर रक्तस्राव, नाक या गर्भाशय से काला, रेशेदार खून के थक्के—**क्रोकस सेटाइवा-क्यू** या **इलेप्स-6** दोनों छह घंटे पर।
- मस्तिष्क का रक्तस्राव, हृदय तेज धड़कना, सीने के हिलने से दिखना, बेचैनी तथा मांसपेशियों का अकड़ना—**ग्लोनाइन-3** पंद्रह मिनट के अंतराल पर।
- मस्तिष्क का रक्तस्राव, पीला चेहरा, तेज रक्तस्राव और एनीमिया से पीड़ित व्यक्तियों में रेशेदार रक्तस्राव—**फेरम फॉस्फोरिकम-6** दिन में तीन बार।
- रक्तस्राव की विशेष प्रकृति, छोटे जख्मों से भी प्रचुर रक्तस्राव—**क्रेयोसोटम-200** की एक खुराक रोजाना।
- किसी भी छिद्र से रक्तस्राव—**क्रोटेलस हॉरिडस-30** हर तीन घंटे पर।
- पेल्विक अंगों से रक्तस्राव, मलद्वार तथा मूत्राशय में खुजली—**एरीग्रॉन-क्यू** की दो से तीन बूँदें, दिन में दो बार।
- बवासीर से रक्तस्राव, प्रचुर मात्रा में, पीड़ा, भरापन तथा भारीपन जैसे पीठ टूट जाएगी—**हेमेमिलिस-क्यू** की दो से पाँच बूँदें, हर छह घंटे पर।
- पेट से रक्तस्राव—**क्रोटेलस हॉरिडस-30** हर छह घंटे पर।
- गर्भाशय से रक्तस्राव, गर्भाशय कैंसर के कारण—**वेरियोलिनम-1एम** सप्ताह में एक बार।
- गर्भाशय से रक्तस्राव—**फिकस रेलिगोजा-क्यू** हर तीन घंटे पर पानी में पाँच बूँदें।
- गर्भाशय से रक्तस्राव, प्रचुर मात्रा में, चटख लाल रक्त, साँस तेज चलना और

मिचली आना—**इपेकाकुआन्हा**-30 दिन में दो बार।

- निष्क्रिय रक्तस्राव ऐसे लोगों में, जो ठंड और गरमी दोनों के प्रति संवेदनशील हों—**कार्बोनम सल्फ**-30 दिन में तीन बार।
- प्रचुर रक्तस्राव, गहरे रंग का तथा थक्केदार रक्त, बड़े थक्के, गर्भाशय में दर्द के साथ उससे रक्तस्राव, थकान, पहला मासिकस्राव समाप्त होते-न-होते दूसरा आरंभ हो जाना—**थैलपसी बी. पैस्टोरिस-क्यू** की दो से पाँच बूँदें हर छह घंटे पर।
- गर्भाशय संबंधी रक्तस्राव, गर्भपात या प्रसव-पीड़ा या रजोनिवृत्ति के दौरान, गरमी लगने या ओढ़ने से परेशानी होती है—**सीकेल कॉरनुटम**-200 एक खुराक रोज।
- रक्तस्राव, किसी प्रकार के बलगम से—**एसिटिक एसिड**-30 दिन में दो बार।
- गर्भाशय संबंधी रक्तस्राव, झटके खाने या खराब सड़क पर वाहन में चलने से—**हेमेमिलिस**-6 हर चार घंटे पर।
- पीठदर्द के साथ रक्तस्राव, दर्द पीठ से गर्भाशय तथा योनि की हड्डियों तक जाता है—**सेबीना**-200 एक खुराक प्रतिदिन या **वाइबरनम पीआर-क्यू** दो बूँदें, दिन में दो बार।
- मासिक-धर्म के दौरान रक्तस्राव—**लॉरोसिरेसस**-30 हर छह घंटे पर।
- रक्तस्राव, काला गाढ़ा या तारकोल जैसा रक्त—**एंथ्रासिनम**-30 दिन में तीन बार।
- रक्तस्राव, चटख लाल या गहरे रंग का रक्त, आँतों से या गर्भपात से—**नाइट्रिक एसिड**-30 दो खुराक प्रतिदिन।
- रक्तस्राव, चटख लाल रक्त, निष्क्रिय या सक्रिय प्रकार का, मूर्च्छा, क्षीण दृष्टि तथा कानों में आवाजों के साथ—**ट्रिलियम**-6 दिन में तीन बार।
- रक्तस्राव, चटख लाल रक्त—**मिलिफोलियम-क्यू** पाँच से दस बूँदें, दिन में दो बार।
- रक्तस्राव, गहरे रंग का काला रक्त—**हेमेमिलिस-क्यू** पाँच से दस बूँदें, दिन में दो खुराक।
- रक्तस्राव, चटख लाल रक्त, बेचैनी तथा भय—**एकोनाइट**-30 दिन में दो बार।
- रक्तस्राव, किसी भी छिद्र से चटख लाल रक्त—**फेरम फॉस**-30 हर छह घंटे पर।
- रक्तस्राव, दुर्गंधयुक्त रक्त (सामान्यतः चटख लाल), नाक, फेफड़ों, गुरदों या

गर्भाशय से—**ट्रिलियम**-6 दिन में तीन बार।

- रक्तस्राव, रक्तस्राव की प्रकृति, कानों में आवाजें आना, मूर्च्छा, क्षीण दृष्टि—**सीना**-30 हर छह घंटे पर।
- रक्तस्राव, नाक से रक्त आना, बवासीर संबंधी, प्रचुर तथा चटख लाल रंग का मासिकस्राव, आकस्मिक तथा तीव्र—**इपेकाकुआन्हा**-30 हर चार घंटे पर।
- रक्तस्राव, रजोनिवृत्ति काल में अत्यधिक—**बोविस्टा**-30 दिन में दो बार।
- रक्तस्राव, अकसर और प्रचुर मात्रा में, कानों में घंटियों की आवाज, मूर्च्छा, दृष्टिहीनता, ठंड लगना, कभी-कभी मरोड़ के साथ, छोटे जख्म से भी खूब रक्त बहना, दाँत निकालने के बाद या अधिक तेजी से बढ़नेवाले बच्चों की नाक से खून आना—**फॉस्फोरस**-30 एक खुराक प्रतिदिन।
- रक्तस्राव, शरीर के किसी भी अंग से, प्रचुर मात्रा में, रक्तस्राव की प्रकृति, गहरे थक्कों के साथ हलका रक्त, आसानी से थक्का जम जाना—**फेरम मेटलिकम**-30 दिन में दो बार।
- मस्तिष्क से रक्तस्राव, हृदय का तेज धड़कना, जो सीने के हिलने के रूप में दिखता है, बेचैनी और मांसपेशियों में दर्द—**ग्लोनोइन**-3 पंद्रह मिनट के अंतराल पर एक खुराक।
- रक्तस्राव, गर्भाशय के कैंसर से—**फॉस्फोरस**-200 या **थैलस्पी बी**-6 हर छह घंटे पर।
- रक्तस्राव विभिन्न अंगों से, रक्त काला, चिपचिपा, थक्केदार और छिद्र से एक लंबी काली श्रृंखला बनाते हुए—**क्रोकस सेटाइवा-क्यू** दो-तीन बूँदें, दिन में दो बार।
- रक्तस्राव, मासिक समस्या के कारण स्त्री जननांगों से रक्तस्राव, दर्द के साथ, गरम कमरे में बदतर और खुली हवा में बेहतर—**सेबीना**-200 की एक खुराक रोजाना।
- रक्तस्राव, गर्भाशय में फायब्राइड या ट्यूमर के कारण, रक्त लाल या गहरे रंग का और थक्केदार—**ट्रिलियम पी-क्यू** दिन में तीन बार।
- रक्तस्राव, फायब्राइड से, गर्भपात के बाद, रजोनिवृत्ति के समय, क्लोरोसिस, रक्त चटख लाल, कुछ पतला और कुछ थक्केवाला, जरा सा हिलने-डुलने पर प्रचुर रक्तस्राव—**यूस्टिलेगो एम**-200 की एक खुराक प्रतिदिन।
- रक्तस्राव, गर्भाशय की कमजोरी के कारण, खून के काले थक्के—**कॉलोफाइलम**-200 प्रतिदिन एक खुराक।

- रक्तस्राव, मूत्राशय में पथरी के कारण, मूत्राशय में तेज खुजली—**एरीग्रॉन-क्यू** दो से पाँच बूँदें, दिन में दो बार।
- रक्तस्राव—**हेमेमिलिस-क्यू** की पाँच से दस बूँदें, दिन में दो बार।
- रक्तस्राव गर्भपात के बाद गर्भाशय से, अत्यंत कमजोरी और आंतरिक कंपन—**कॉलोफाइलम**-6 दिन में तीन बार।
- रक्तस्राव अकस्मात्, गहरे रंग के रक्त के साथ—**साइक्लामेन**-30 दिन में तीन बार।
- रक्तस्राव, निष्क्रिय और अकस्मात् उभरनेवाला, रक्त गहरे रंग का और द्रवीय, हलकी सी गति पर भी रक्तस्राव तेज—**सीकेल कॉरनुटम**-30 दिन में दो बार।
- रक्तस्राव, निष्क्रिय रक्तस्राव के साथ, पीला चेहरा तथा ठंडा पसीना—**कार्बो वेजीटेबिलिस**-30 दिन में तीन बार।
- रक्तस्राव, चोट लगने या गिरने के कारण प्रचुर तथा चटख लाल रक्तस्राव, फेफड़ों का तपेदिक, जख्मों से, अधिक थकान या परिश्रम के बाद, गर्भपात या मासिक-धर्म के दौरान—**मिलीफोलियम**-30 हर चार घंटों पर।
- रक्तस्राव, प्रचुर, रक्त के अत्यधिक बहने के कारण मूर्च्छा, अधिक कमजोरी, दृष्टिहीनता, कानों में घंटियों की-सी आवाज—**सीना-क्यू** दो चम्मच पानी में दो बूँदें, दिन में तीन बार।
- रक्तस्राव, शिराओं से संबंधित, रक्त गहरे रंग का तथा थक्केवाला, नसें भारी और छूने पर दर्द महसूस होना—**हेमेमिलिस वर्जीनिका-क्यू** की पानी में पाँच बूँदें, दिन में तीन बार।
- नाक से रक्तस्राव—**फॉरमिका रूफा-3एक्स** की एक बार में पाँच बूँदें, दिन में तीन बार या **ट्यूक्रियम**-200 एक खुराक, सप्ताह में तीन बार।
- नाक से रक्तस्राव—**सैंगुनेरिया केनाडेंसिस**-6 या 30 दिन में दो बार।
- नाक से रक्तस्राव, दुर्गंध के साथ—**कैल्केरिया कार्ब**-30 दिन में तीन बार और **बेसिलिनम**-200 की एक आवधिक खुराक।
- ध्वनि रज्जु का रक्तस्राव, लालिमा के साथ—**बर्बेरिस वल्गेरिस**-30 दिन में तीन बार।
- पोस्टमार्टम रक्तस्राव—**ट्रिलियम पी-क्यू** की दो से पाँच बूँदें, दिन में तीन बार।

□

कोरिया (एक स्नायु रोग)

- कोरिया (एक स्नायु रोग, जिसमें अनैच्छिक गति-क्रियाएँ होती हैं), पैरों की अनियमित अनैच्छिक गति—**जिंक मेटेलिकम**-30 दिन में दो बार।
- कोरिया, हर उत्तेजना के बाद—**लॉरोसिरेसस**-30 दिन में तीन बार।
- कोरिया, सिर का लगातार हिलना या झटके खाना, नींद के बाद भी नियंत्रित नहीं—**वेराट्रम विराइड**-6 दिन में चार बार।
- कोरिया, दबे हुए स्राव के कारण या भय से—**जिंकम मेटेलिकम**-200 दो सप्ताह में एक बार।
- कोरिया, पूरे शरीर का काँपना (खासकर चलने का प्रयास करते समय), मांसपेशियों में तेज ऐंठन, कंपन को नियंत्रित करना असंभव—**क्यूप्रम आर्सेनिकम**-6 दिन में तीन बार।
- कोरिया, चेहरे की मांसपेशियों में तेज ऐंठन—**माइगेल लेसियोडोरा**-6 दिन में तीन बार।

□

सिर से संबंधित रोग

- सिर पर गंजेपन के गोल निशान—**काली फॉस्फोरिकम**-30 हर छह घंटे पर।
- रूसी, सिर या भौंहों से सफेद कण गिरते हैं—**थुजा**-30 दिन में दो बार।
- सिर के पृष्ठभाग में रूसी—**नेट्रम मुरिएटिकम**-30 दिन में दो बार।
- रूसी, खोपड़ी, भौंह तथा दाढ़ी में—**सेनिकुला**-30 दिन में तीन बार।
- रूसी—**उसटिलेगो**-200 तथा **हिपार सल्फ**-200 दोनों को बराबर मात्रा में मिलाकर सूखी बोतल में रखें और दो बूँदें सीधे सूखी जीभ पर रखें। यदि रूसी समाप्त हो जाए तो **हिपार सल्फ** बंद कर दें तथा **उसटिलेगो**-200 को केवल कुछ दिनों तक लें।
- रूसी, गुच्छों में बालों का गिरना तथा खोपड़ी में खुजली—**फॉस्फोरस**-30 की एक खुराक नित्य।
- बालों की शुष्कता तथा गिरना—**ग्रेफाइट्स**-200 सप्ताह में दो या तीन बार तथा एक माह के बाद **ग्रेफाइट्स-1एम** की एक खुराक एक माह तक लें।
- बाल गिरना, गुच्छों में, कुपोषण, ग्रंथि संबंधी रोग की पूर्ववृत्ति, अत्यंत अवसाद—**कैल्केरिया फॉस्फोरिका**-30 दिन में दो बार।
- बाल गिरना, असहनीय खुजली, कहीं-कहीं गंजापन या माथे के पास, नाक की जड़ का रूखा तथा गंदा दिखना, बाल रूखे व सख्त, मानसिक तथा शारीरिक बेचैनी—**आर्सेनिक एल्बम**-30 दिन में दो बार।
- बाल गिरना, सिर पर खुजली, ज्वर के बाद बाल गिरना, नए बाल रूखे होते हैं तथा टूटते हैं, बालों का ठीक से सेट न होना, अकसर कंघी करने की जरूरत पड़ना—**एसिड फ्लोरिकम**-30 दिन में दो बार।
- बाल गिरना, बाल का अत्यंत रूखा होना, छूने से खोपड़ी में दर्द, रूसी के साथ खुजली—**सल्फर**-30 की रोजाना सुबह एक खुराक।

- बाल गिरना तथा सिर में खुजली—**काली कार्बोनिकम-200** सप्ताह में दो बार, नीबू का रस और दही का मिश्रण बाल गिरने की जगह पर मलें।
- बाल गिरना—**अमोनियम कार्बोनिकम-30** दिन में दो बार।
- बाल गिरना, गंजापन—**बेरिटा कार्बोनिका-30** दिन में दो बार।
- बाल गिरना, सिर के किनारों से, बाल की जड़ें पीड़ायुक्त और संवेदनशील—**कैल्केरिया कार्बोनिका-30** की एक खुराक रोजाना।
- बाल गिरना, सिफिलिस के कारण, खोपड़ी अधिक संवेदनशील—**सरसापेरिला-30** दिन में दो बार।
- बड़ी मात्रा में बाल गिरना, खोपड़ी तथा बालों की जड़ अत्यंत संवेदनशील, सिर में बहुत खुजली—**सीपिया-30** की एक खुराक प्रतिदिन।
- बाल गिरना, किसी भी कारण से—**साइफिलिनम-1एम** की एक खुराक।
- बाल गिरना, सिर पर रूखापन—**ग्रेफाइट्स-200** सप्ताह में दो या तीन बार एक खुराक तथा एक माह के बाद **ग्रेफाइट्स-1एम** की एक खुराक, माह में एक बार, दो या तीन माह तक।
- सिरदर्द के साथ नाक की सूजन, सिर में भारीपन—**हिपार सल्फ-200** सप्ताह में दो बार, इन दो दिनों को छोड़कर शेष दिन **काली मुरिएटिकम-6एक्स** सुबह-शाम गरम पानी के साथ पाँच गोलियाँ दें।
- बालों का सफेद होना और गिरना—**यूस्टिलेगो-200** तथा **आर्निका-200**; दोनों को एक-एक ग्राम एक बोतल में भरकर सुबह-शाम सीधे सूखी जीभ पर दो बूँद लें।
- बालों का गिरना, प्रसव के बाद—**कार्बो वेजीटेबिलिस-30** हर छह घंटे पर।
- बालों का गिरना, बच्चे को दूध पिलाने के बाद—**एसिटिक एसिड-30** दिन में तीन बार।
- बालों का गिरना, रूसी के कारण बड़े गुच्छों में, खोपड़ी पर खुजली, कम आयु में ही बाल सफेद हो जाना—**एसिड फॉस-30** दिन में दो बार।
- बालों का गिरना, सामान्य—**फॉस्फोरिक एसिड-6** दिन में तीन बार।
- बालों का गिरना, सिर, भौंहों, गलमुच्छों तथा गुप्तांगों से—**सेलेनियम-30** दिन में तीन बार।
- बालों का सफेद होना—**जेबोरंडी-क्यू, आर्निका-क्यू, सीना-क्यू, एसिड फॉस-क्यू** और **कैंथरिस-क्यू** प्रत्येक से 10 मिलीलीटर लेकर मिश्रित करके 250 मिलीलीटर नारियल तेल में मिलाएँ और हेयर ऑयल के रूप में लगाएँ।

- बालों का दोमुँहा होना, बाल टूटते और गिरते हैं—**एसिड फ्लोरिकम**-30 या 200 (एक खुराक)।
- कंघी करते समय बालों का उलझना—**बोरेक्स**-6 दिन में तीन बार लें।
- बालों का गिरना, गंजापन—**साइफिलिनम**-200 की एक साप्ताहिक खुराक।
- एक स्थान से बालों का कम होना—**काली फॉस्फोरिकम**-200 की एक खुराक प्रतिदिन।
- पूरे शरीर पर बाल—**थुजा-1एम** पंद्रह दिनों में एक खुराक।
- स्त्रियों के चेहरे पर अवांछित बाल, थायराइड ग्रंथियों की गड़बड़ी के कारण—**थायरायडिनम**-200 की साप्ताहिक खुराक।
- स्त्रियों के चेहरे पर अवांछित बाल—**थुजा**-200 सप्ताह में एक खुराक और **ओलियम जेक**-6 सर्दियों में तीन बार और **ओलियम जेक**-30 गरमियों में तीन बार या **यूफोरबियम**-30 दिन में दो बार।
- बालों का गिरना, धीरे बढ़ना और रूसी के कारण दोमुँहा होना—**थुजा**-30 दिन में दो बार।
- सिर गरम, परंतु हाथ-पैर ठंडे और नीले—**नजा**-30 दिन में तीन बार।
- सिरदर्द, दबे मासिकस्राव के कारण, मिचली तथा वमन के साथ—**वेराट्रम विरडिस**-3 हर चार घंटे पर।
- सिरदर्द, नदी में स्नान के बाद, सर्दी लगने के कारण, अल्कोहलयुक्त पेय पदार्थ पीने के बाद, दमित स्रावों के कारण—**एंटीमोनियम क्रूडम** दिन में दो बार।
- सिरदर्द (दाईं ओर का), भारीपन और भरापन, मानसिक परिश्रम से दर्द स्त्रियों, दबाव या कसकर बाँधने से राहत—**आर्जेंटम नाइट्रिकम**-30 दिन में दो बार।
- सिरदर्द दुःख के कारण—**पिकरिक एसिड**-6 दिन में तीन बार।
- सिरदर्द सूर्य की किरणों के कारण—**ग्लोनाइन**-6 दिन में दो बार।
- बाईं ओर सिरदर्द—**स्पाइजेलिया**-30 दो-तीन घंटों के अंतराल पर, राहत मिलने के बाद अंतराल बढ़ाएँ।
- सिरदर्द पीछे की ओर, जो माथे की ओर फैलता है और आँखों में दृष्टिहीनता उत्पन्न करता है—**पेट्रोलियम**-30 दिन में दो बार।
- सिरदर्द, मिचली और वमन के साथ, नींद से उठने के बाद या वाहन या नाव में मूर्च्छा और कमजोरी—**कोकुलस इंडिकस**-30 हर छह घंटे पर।
- सिरदर्द, ऐसा महसूस होना कि सिर के कई टुकड़े हो गए हैं, रोगी बैठकर दोनों

हाथों से सिर थाम लेता है—**कार्बो एनिमेलिस**-30 दिन में तीन बार।

- सिरदर्द, एक दिन छोड़कर सुबह ग्यारह बजे—**सिड्रॉन**-30 दिन में दो बार।
- सिरदर्द, ठंडी वायु से—**कैल्केरिया आयोडेटा**-30 दिन में तीन बार।
- सिरदर्द, लंबी यात्रा के बाद या सूर्य की गरमी में यात्रा करने के बाद—**बेलाडोना**-200 रोजाना दो बार।
- सिरदर्द, चमकदार वस्तु को देखने या बहते जल की आवाज को सुनने से बढ़ जाता है—**लाइसिन**-30 की एक खुराक। यदि लक्षण बरकरार रहें तो दुहराएँ।
- सिरदर्द, अत्यधिक रक्त-आपूर्ति के कारण आकस्मिक सिरदर्द, सिर को पीछे की ओर मोड़ने पर बढ़ जाता है—**बेलाडोना**-30 दिन में दो बार।
- सिरदर्द, डायरिया के साथ, हरा तथा पानीदार मल, प्रचुर बलगम—**पोडोफाइलम**-30 दिन में तीन बार।
- सिरदर्द और खुजली, अपच के कारण—**एलो सोकोट्राइना**-6 दिन में तीन बार।
- सिरदर्द, ऐसा महसूस होना कि एक नाखून निकाल लिया गया हो, दर्द की ओर लेटने पर राहत मिलती है—**इग्नेशिया अमारा**-6 हर चार घंटे पर।
- सिरदर्द, जैसे सिर को कसकर बाँध दिया गया हो—**आयोडियम-क्यू** की दो से पाँच बूँदें पानी में, रोजाना।
- सिरदर्द इतना कि लगे खोपड़ी फट जाएगी, सिर तथा गले की धमनी में अधिक स्पंदन, चेहरा लाल होना, पूरे सिर में दर्द जो बैठने या लेटने पर बढ़ जाता है। खड़े होना या चलना जरूरी। रक्तस्राव या यौन-क्रिया के बाद सिरदर्द—**सीना**-30 हर छह घंटे पर।
- सिरदर्द, गरदन के पिछले हिस्से से शिखर तक ऊपर चढ़ता है, फिर दाईं आँख तक फैलता है। ठंडी हवा में जाने से अधिक दर्द, सिर को गरम कपड़े से बाँधने तथा अधिक मूत्र-त्याग करने पर राहत—**साइलेशिया**-30 दिन में तीन बार।
- सिरदर्द अंधेपन के साथ, जो सिरदर्द में राहत मिलने के साथ गायब हो जाता है—**जिंकम मेटलिकम**-30 दिन में दो बार।
- सिरदर्द, मिचली, वमन तथा अत्यधिक मूत्र-त्याग, इसके बावजूद राहत नहीं—**लैक डिफ्लोरेटम** दिन में दो बार।
- सिरदर्द, मिचली और वमन के साथ—**सैंगुनेरिया केनाडेंसिस**-30 एक खुराक प्रतिदिन या **आयरिस वर्सीकलर**-30 (खट्टा वमन) या **लैक डिफ्लोरेटम**-

30 दिन में दो बार।

- सिरदर्द चक्कर के साथ, ऐसा महसूस होना कि सिर बढ़ गया है—**आर्जेंटम मेटलिकम**-30 की एक खुराक प्रतिदिन।
- सिरदर्द, कमजोरी, थकान तथा कंपन के साथ—**जेलसीमियम**-30 दिन में दो बार।
- सिरदर्द, सूर्योदय के समय शुरू होता है, दोपहर के समय स्थिति अधिक खराब और सूर्यास्त के समय राहत—**काल्मिया लेटिफोलिया**-6 हर चार घंटे पर।
- सिरदर्द, हलके से शुरू होता है और धीरे-धीरे अधिकतम तक बढ़ जाता है और फिर धीरे-धीरे कम होता है—**स्टेनम**-200 की एक खुराक साप्ताहिक।
- सिरदर्द, ठंडी सिंकाई से बेहतर—**आर्सेनिक एल्बम**-30 हर छह घंटे तक।
- सिरदर्द, सिर को पीछे की ओर मोड़ने पर राहत—**मेलियोलोटस**-30 दिन में तीन बार।
- सिरदर्द, मूत्र-त्याग से बेहतर—**फ्लोरिक एसिड**-30 दिन में दो बार।
- सिरदर्द, सिर को गरम कपड़े से ढकने से आराम—**आर्जेंटम मेटलिकम**-30 की एक खुराक प्रतिदिन।
- सिरदर्द, पर भोजन के बाद राहत—**लाइकोपोडियम**-200 की एक खुराक रोजाना।
- सिरदर्द, आक्रमण से पहले अंधापन, रोशनी तथा शोर से अरुचि, सिरदर्द बढ़ने के साथ दृष्टि लौट आती है—**काली बाइक्रोम**-30 हर छह घंटे पर।
- सिरदर्द, शोर के प्रति संवेदनशील, चलने-फिरने या खुली हवा से हालत बदतर, कसकर बाँधने और लेटने पर राहत—**मैग्नीशिया मुरिएटिकम**-30 हर छह घंटे पर।
- सिरदर्द, स्थायी, गरमी से—**कैल्केरिया सल्फ-6एक्स** दिन में तीन बार।
- सिरदर्द, वृद्ध लोगों में स्थायी—**आयोडियम**-30 हर चार घंटों पर लें।
- सिरदर्द, सिकुड़न संबंधी, चेहरे का लाल हो जाना, मस्तिष्क तथा ग्रीवा धमनी में स्पंदन, मासिक-धर्म, हलके से शोर, चंद्रमा की रोशनी, लेटने या थोड़ी सी भी मेहनत से दर्द बढ़ जाता है, दबाव डालने और बाँधने से—**बेलाडोना**-30 दिन में तीन बार।
- सिरदर्द, चक्कर आना, ठंड से राहत, लेकिन सिर को ढकने से दर्द बढ़ता है—**फेरम फॉस**-200 एक खुराक प्रतिदिन।
- सिरदर्द, एसिडिटी के कारण—**रोबिनिया**-3 दिन में तीन बार।

- सिरदर्द, गंभीर नजला दबे होने के कारण, छींक, पीला चेहरा, रोगी सोने से डरता है, क्योंकि जागने पर तेज सिरदर्द होता है—**लैकेसिस-200** की एक खुराक।
- सिरदर्द, ऑक्सीपुट (कपाल का पिछला भाग) पर चोट या गिरने के कारण—**हाइपेरिकम परफोरेटम-6** हर छह घंटे पर।
- सिरदर्द, अनिद्रा के कारण—**एस्टीया रेसीमोसा-क्यू** पानी में दो से पाँच बूँदें, दिन में दो बार।
- सिरदर्द, गरमी या सनस्ट्रोक के कारण—**नेट्रम कार्बोनेट-30** हर चार घंटे पर।
- सिरदर्द, मासिक-धर्म के दौरान क्रोध से—**प्लेटिना-30** की एक खुराक रोजाना।
- सिरदर्द, भोजन करने पर ठीक हो जाता है—**एनाकार्डियम-30** दिन में दो बार।
- सिरदर्द, थोड़ा सा भी खाने पर—**नक्स मास्केटा-30** की एक खुराक प्रतिदिन लें।
- सिरदर्द, अल्कोहल से—**एगेरिकस-30** दिन में दो बार सेवन करें।
- सिरदर्द, आँखों पर जोर पड़ने से—**काली फॉस्फोरिकम-30** हर चार घंटे पर।
- सिरदर्द, दुःख या स्कूली लड़कियों में थकान से, जल्दी बढ़नेवाले बच्चों में आँखों पर जोर पड़ने से, थोड़ा भी हिलने-डुलने, शोर या संगीत से और परेशानी, सिरदर्द पीछे से आगे की ओर फैलता है, शिखर पर भार महसूस होता है—**फॉस्फोरिक एसिड-क्यू** की पानी में दो बूँदें, दिन में तीन बार लें।
- सिरदर्द, मानसिक थकान और उपवास से, खाने से राहत, अत्यधिक थकान और ठंडे पसीने के साथ सिरदर्द—**सिस्टस केनाडेंसिस-200** की एक खुराक प्रतिदिन।
- सिरदर्द, मानसिक थकान या पेट के कीड़ों से—**सेबाडिला-30** दिन में तीन बार।
- सिरदर्द, अधिक थकान, अधिक सोचने या बोलने से, एक ओर का जैसे दिमाग में एक नाखून घुसा दिया गया हो और दिमाग फटकर टुकड़ों में बँट जाएगा, खुली हवा में स्थिति खराब—**कॉफीया क्रूडा-30** हर छह घंटे में।
- सिरदर्द, हैट के दबाव से—**कार्बो वेजीटेबिलिस-30** हर छह घंटे पर।
- सिरदर्द, हलकी सी थकान से भी ऐसा महसूस होना कि सिर काफी बड़ा हो

जाएगा और फट जाएगा—**नेट्रम कार्बोनिकम**-30 दिन में तीन बार।

- सिरदर्द, दमित सूजाक से—**सरसापेरिला**-200 की एक खुराक प्रतिदिन।
- सिरदर्द, भूख तथा दमित मासिक-धर्म से, आँखों के आगे टिमटिमाहट और दृष्टिहीनता, आँखों के आगे काले धब्बे या गोल घेरे आना—**सोरिनम**-200 दो सप्ताह में एक बार।
- सिरदर्द, चाय, अल्कोहलयुक्त पेय पदार्थों तथा सूर्य की गरमी से, अधिक भोग-विलास के बाद; हमेशा दोपहर में—**सेलेनियम**-30 दिन में तीन बार।
- सिरदर्द, सूर्य की गरमी तथा रोशनी से—**वेलेरियाना-3एक्स** दिन में तीन बार।
- सिरदर्द, वाइन से, बाँधने तथा सोने के बाद या मल-त्याग से पहले या दौरान अधिक दर्द, लेकिन मल-त्याग के बाद आराम महसूस करना—**ऑक्सेलिक एसिड**-30 की एक खुराक प्रतिदिन।
- सिरदर्द, सामने के भाग में, सिर को आगे की ओर झुकाने, पढ़ने या लिखने, गरम बंद कमरे में अधिक दर्द, सिर को पीछे की ओर झुकाने और ठंडी खुली हवा में राहत—**सेनिकुला**-30 दिन में तीन बार।
- सिरदर्द, नाजुक तथा नर्वस महिलाओं में, हलकी सी शारीरिक तथा मानसिक मेहनत से—**एपिपेगस वर्जिना**-30 दिन में तीन बार।
- सिरदर्द, ऑक्सीपुट में, मिचली के साथ—**कोकुलस इंडिकस**-30 हर छह घंटे पर।
- सिरदर्द, सुबह बिस्तर से उठने के बाद तेज सिरदर्द, जो शाम तक धीरे-धीरे बढ़ता रहता है, खाँसी के साथ, कब्ज—**ब्रायोनिया एल्बा**-30 दिन में तीन बार।
- सिरदर्द, अनियमित मासिक-धर्मवाली थकी महिलाओं में—**सीपिया**-30 हर तीन घंटे पर।
- सिरदर्द, तेज सिरदर्द, अधिक स्पंदन के साथ सिर में दर्द, भारीपन का एहसास, सिर पर किसी चीज, जैसे टोपी आदि का भार सहन न होना—**ग्लोनोइन**-1 दो बूँदें पानी में, दिन में दो बार।
- सिरदर्द, गंभीर, ग्रीवा धमनी में स्पंदन के साथ चेहरा लाल हो जाना, नाक से प्रचुर मात्रा में खून बहने पर कम होना—**मेलिलोटस एल्बा**-6 दिन में दो बार।
- सिरदर्द, व्यापक, माथे का स्पंदन पिछले भाग तक फैलता है; मिचली, वमन और अंधापन, गंभीर कब्ज, कसकर बाँधने से बेहतर—**लैक वैक्सीनम**

डिफ्लोरेटम-200 एक खुराक प्रतिदिन।

- सिरदर्द, पिछले भाग में, पूरे सिर में फैलता है और बाईं आँख के ऊपर स्थिर हो जाता है, सूर्योदय के समय सिरदर्द और दोपहर में अधिक गंभीर—**स्पाइजेलिया-30** दिन में तीन बार।
- सिरदर्द, एनीमियाग्रस्त स्कूली लड़कियों में सूर्योदय से सूर्यास्त तक, बाईं ओर लाल चेहरा, मिचली और वमन। मासिक-धर्म से पहले, दौरान और बाद में सिरदर्द दृष्टिहीनता के साथ शुरू होता है। आँखों पर जोर पड़ने, तेज रोशनी से सिरदर्द—**नेट्रम मुरिएटिकम-30** सुबह-शाम।
- सिरदर्द, वृद्ध व्यक्तियों में मानसिक थकान से—**एसिड पिकरिक-6** दिन में तीन बार।
- सिरदर्द, स्कूली लड़कियों में भावनाओं, थकान या अधिक पढ़ाई से, लाल चेहरा, सुबह दस और ग्यारह बजे के बीच या शाम को चार और पाँच बजे के बीच अधिक दर्द, गरमी और दबाव से राहत—**मैग्नीशिया मुरिएटिकम-200** की एक खुराक रोजाना।
- सिरदर्द, स्कूली लड़कियों में, मानसिक मेहनत से—**कैल्केरिया फॉस्फोरिका-30** दिन में तीन बार।
- सिरदर्द, स्कूली लड़कियों में, हलकी सी मानसिक मेहनत से भी, सिलाई, पेंटिंग आदि कार्यों के लिए आँख के इस्तेमाल और तपेदिक के इतिहास से—**ट्यूबरकुलिनम-200** सप्ताह में एक बार।
- सिरदर्द विद्यार्थियों में, दिमाग से काम करनेवालों में, व्यवसायियों में मानसिक थकान या किसी अन्य कारण से, आराम करने और सोने से राहत—**पिकरिक एसिड-6** दिन में चार बार।
- सिरदर्द, हर दिन सुबह ग्यारह बजे—**नेट्रम मुरिएटिकम-30** दिन में दो बार।
- सिरदर्द, स्कूल से आने के तुरंत बाद, सिर के पिछले हिस्से में, थकान के साथ—**पिकरिक एसिड-6** दिन में तीन बार।
- सिरदर्द, आवधिक, साप्ताहिक या हर तीसरे दिन के बाद, सिर में स्पंदन, वमन से आराम, तेज सिरदर्द मानो आँखें बाहर आ जाएँगी, ऑक्सीपुट से शुरू होता है, ऊपर की ओर फैलता है और दाईं आँख के ऊपर स्थिर हो जाता है, सुबह आरंभ होता है, दिन में बढ़ता है और शाम तक समाप्त हो जाता है, दाईं ओर का सिरदर्द, शांत और अँधेरे कमरे में। सोने, रगड़ने या दबाव से आराम, मानसिक और शारीरिक थकान तथा चलने-फिरने से और दर्द—**सैंगुनेरिया**

केनाडेंसिस-30 दिन में तीन बार।

- सिरदर्द, अंधेपन के साथ, प्रचुर मात्रा में मूत्र-त्याग, सिर को ऊँचा करके सोने, आराम करने में राहत, मानसिक थकान, धूम्रपान, सूर्य की गरमी, सिर को नीचा करके सोने से बदतर, माथे और आँख की पुतली में तेज दर्द—**जेलसीमियम**-30 हर छह घंटे पर।
- सिरदर्द, गैस्ट्रिक, यकृत संबंधी, पेट और बवासीर संबंधी समस्याएँ, मानसिक थकान, क्रोध और खुली हवा लगने से बढ़ता है—**नक्स वोमिका**-200 प्रतिदिन रात में एक खुराक।
- सिरदर्द, पित्त वमन से आराम—**कार्डस एम-क्यू** पानी में दो से पाँच बूँदें, दिन में दो बार।
- सिरदर्द, तुरंत वापस लौटता है—**शियोनेंथस-क्यू** कुछ बूँदें दिन में तीन बार।
- सिरदर्द, हर छठे सप्ताह होता है—**मैग्नीशिया मुरिएटिकम**-30 दिन में तीन बार।
- सिरदर्द, दाईं ओर, स्पंदन, संकुचन संबंधी, शिखर पर भार जैसा महसूस होना, रजोनिवृत्ति संबंधी और आवधिक—**कैक्टस ग्रैंडिफ्लोरा-क्यू** की दो से पाँच बूँदें, दिन में दो बार।
- सिरदर्द, मासिक-धर्म से पहले और बाद में गंभीर रूप से—**क्रेयोसोटम**-30 हर छह घंटे पर।
- सिरदर्द, गंभीर दर्द के साथ, बाहर की ओर या ऊपर की ओर दबाव, जैसे सिर का ऊपरी हिस्सा उड़ जाएगा, दर्द ऑक्सीपुट में स्थिर होता है और वहाँ से नीचे गरदन की ओर तथा वहाँ से रीढ़ में फैलता है—**एस्टीया रेसीमोसा**-30 दिन में तीन बार।
- सिर में तेज दर्द, आँखों के आगे आग की टिमटिमाहट या विभिन्न रंगों के धब्बे दिखाई पड़ते हैं, सुबह और मासिक-धर्म के दौरान रोग बढ़ जाता है—**साइक्लेमेन**-30 दिन में दो बार।
- सिरदर्द, हर सप्ताह या हर दूसरे सप्ताह कमजोरी उत्पन्न करता है, सिर का शिखर गरम और पैर ठंडे, शराब की लत छोड़ने की इच्छा, लेकिन अपनी अन्य बीमारियों के कारण वे बार-बार उसकी गिरफ्त में—**सल्फर**-200 सप्ताह में एक खुराक।
- सिरदर्द, सुबह शुरू होता है, दोपहर तक असहनीय, अत्यधिक मिचली के साथ, अत्यधिक वमन, शोर तथा रोशनी से बदतर, दो या तीन दिनों तक रहता

है—**टेबेकम-6** दिन में तीन बार लें।

- सिरदर्द, इतना तीव्र कि रोगी अपने सिर को दीवार से टकराता है—**बेसिलिनम-200** एक खुराक और स्कूली लड़कियों के लिए **बेसिलिनम-1एम** की एक खुराक।
- सिरदर्द, शाम चार बजे आरंभ होता है और पूरी रात रहता है, लगातार सो और चल नहीं सकते—**साइफिलिनम-1एम** की एक खुराक।
- सिरदर्द, गरदन के पिछले हिस्से से शुरू होता है और सिर के शिखर तक जाता है, वहाँ से आँखों के चारों ओर फैलता है—**पेट्रोलियम-200** की एक खुराक।
- सिरदर्द, नाक का स्राव रुकने पर शुरू होता है और दर्द नाक की जड़ से आरंभ होता है—**स्टिकटा पुल्मोनेरिया-30** की एक खुराक रोजाना खाएँ।
- सिरदर्द, धड़कन सुनाई पड़ती है, सिर को दोनों हाथों से पकड़ना पड़ता है, लेट नहीं सकते, ऐसा लगता है कि लेटने पर तकिया जल जाएगा—**ग्लोनोइन-30** हर छह घंटे पर।
- सिरदर्द, धूप में जाने से तेज होता है—**स्ट्रेमोनियम-6** दिन में तीन बार।
- सिरदर्द, तेज, नाक से रक्त बहने से कुछ आराम—**बेलाडोना-30** दिन में दो बार।
- सिरदर्द, चलने पर, आँखों के पीछे और दिमाग में भारी दबाव, लेटने और सिर घुमाने पर बदतर—**थेरिडियॉन-3एक्स** की पानी में एक बूँद, दिन में दो बार लें।
- सिरदर्द, नाक से पानी बहना, मासिक-धर्म से पहले और दौरान, मानसिक मेहनत, आगे की ओर झुकने, शराब और धूमपान से, सोने के बाद, आँखों के ऊपर जो कनपटी की ओर फैलता है, दाहिनी कनपटी से बाईं ओर फैलता है, दबाने व गरमी से अधिक दर्द—**नेट्रम आर्सेनिकम-30** की प्रतिदिन सुबह-शाम एक-एक खुराक।
- सिरदर्द, भौंहों के ऊपर संकुचन महसूस होना—**कार्डस मेरियानस**- 30 छह घंटे पर।
- सिरदर्द, यकृत पर भारीपन, खट्टी डकार, चक्कर आना, कब्ज के साथ डायरिया—**पोडोफाइलम-30** हर छह घंटे पर।
- सिरदर्द, खट्टा तथा पित्तयुक्त वमन—**आयरिस वर्सीकलर-30** हर चार घंटे पर।

- सिरदर्द, ऐसा महसूस होना कि सिर में एक कील घुसा दी गई हो, यौन-अधिकता से स्थिति खराब—**थुजा ओसी-30** दिन में तीन बार।
- सिरदर्द, मानसिक मेहनत करने पर बदतर, खाँसी और झटका लगने से, भोजन के बाद, मासिक-धर्म के दौरान, आवधिक—**सिनिनम आर्सेनिकम-6** हर चार घंटे पर।
- सिरदर्द, कुत्ते के काटने से, शोर या तेज रोशनी से अधिक—**लाइसिन-30** हर छह घंटे पर।
- महिलाओं को आधे सिर का दर्द, तेज आघात, चलने-फिरने, आगे की ओर झुकने और मानसिक परिश्रम से स्थिति खराब, दबाव और लगातार तेज गति से आराम, ऐसी महिलाएँ गर्भाशय संबंधी समस्या से ग्रस्त होती हैं—**सीपिया-200** की कुछ खुराकें।
- आधे सिर का दर्द, सिर के फैलाव का एहसास, ऐसा महसूस होना कि सिर काफी बड़ा हो गया है—**आर्जेंटम नाइट्रिकम-200** की एक खुराक रोजाना।
- आधे सिर का दर्द, पित्त वमन से समाप्त होता है—**आर्जेंटम नाइट्रिकम-30** दिन में दो बार।
- आधे सिर का दर्द, बाईं ओर का, ऐसा लगता है मानो सिर के चारों ओर कसकर पट्टी बाँधी गई हो—**स्पाइजेलिया-30** दिन में दो बार।
- आधासीसी, दाएँ ओर का, गरमी और चलने-फिरने पर स्थिति बदतर, वमन होने पर राहत—**चेलीडोनियम-6** हर चार घंटे पर।
- आधासीसी, वमन, ठंड, अँधेरे कमरे में और लार गिरने से अच्छा; भोजन करने, शोर और रोशनी से अधिक पीड़ा—**नेट्रम सल्फ-200** की एक खुराक प्रतिदिन।
- आधासीसी, मासिक-धर्म के दौरान—**सैंगुनेरिया केनाडेंसिस-30** दिन में दो बार।
- आधासीसी, दाईं ओर का, गरमी और गति से स्थिति खराब, वमन से आराम—**केमोमिला-6** हर छह घंटे पर।
- आधासीसी, ऐसा महसूस होना कि सिर बढ़ गया है, सिर को ढकने पर राहत महसूस करना—**आर्जेंटम मेटलिकम-30** की एक खुराक प्रतिदिन।
- सिर में जुएँ, बाहरी इस्तेमाल के लिए—**सेबाडिला-क्यू, अजाडिरेचटा-क्यू** तथा **ओसिमम-क्यू**—इन सबकी 10-10 मिलीलीटर मात्रा लेकर सिर पर लोशन की तरह लगाएँ।

- जुएँ, स्टेफाइसेग्रिया के मदर टिंचर को 1 : 40 के अनुपात में पानी में पतला करके बाहरी इस्तेमाल करें और **स्टेफाइसेग्रिया-30** दिन में तीन बार लें।
- मेस्टायडायटिस (कान के पीछे सूजन), अधिक तेज दर्द और स्पर्श के प्रति संवेदनशील—**कैप्सिकम-30** दिन में तीन बार।
- सिर में दर्द, कील चुभने जैसा—**कॉफीया क्रूडा-30** दिन में तीन बार।
- चेहरे, बाईं आँख और सिर में दर्द—**स्पाइजेलिया-30** हर छह घंटे पर।
- बाईं ओर का सिर दर्द, चलने-फिरने से आराम—**फेरम मेटलिकम-30** दिन में दो बार।
- दाएँ सीने के ऊपरी भाग में पिन चुभने जैसा दर्द—**आर्सेनिक एल्बम-30** दिन में तीन बार।
- आँखों के ऊपर दर्द, कनपटियों तक फैलता है, दाईं कनपटी से बाईं कनपटी की ओर—**नेट्रम आर्सेनिकम-30** सुबह-शाम।
- आइराइटिस और ग्लूकोमा का दर्द, दर्द सिर तक फैलता है, दबाव देने से राहत—**कोलोसिंथ-200** की कुछ खुराकें, एक दिन छोड़कर दवा दें।

☐

हृदय रोग

- हृदय के वॉल्व संबंधी परेशानी, बाईं करवट सोना कष्टकर; सिर को ऊँचा रखकर केवल दाईं करवट सोना संभव—**स्पाइजेलिया**-30 छह-छह घंटे पर।
- बाईं करवट सोने में परेशानी, सिर गरम रहना, हाथ-पाँवों का ठंडा और नीला पड़ना, साँस लेने में कठिनाई, गले में संकुचन, बैठने पर राहत, हथेलियों तथा हाथों में पसीना आना, बोलने में विकृति आदि—**नाजा**-30 सुबह-शाम।
- दाईं ओर से शुरू होकर बाईं ओर फैलनेवाली बीमारी, भय और क्रोध से, चार से आठ बजे शाम तक सबसे बुरी स्थिति। गरमी, सिर को खुला रखने और कपड़ों को ढीला करने से राहत—**लाइकोपोडियम**-200 दो सप्ताह में एक बार।
- सीने में तेज दर्द, चलने, ठंडी हवा लगने और नम मौसम से स्थिति और बिगड़ती है—**स्पाइजीलिया**-30 दिन में तीन बार।
- हृदय शूल, ऐसा डर कि हिलने-डुलने से हृदय धड़कना बंद कर देगा—**जेल्स**-30 दिन में तीन बार।
- हृदय शूल, किसी भी कारण से—**लेट्रोडेक्टस मैक.**-6 दिन में दो बार।
- रात में खाँसी के साथ हृदय में दर्द तेज हो जाता है—**स्पॉञ्जिया टोस्टा**-30 दिन में दो बार।
- हृदय के आस-पास दर्द, जो बाईं बाँह तक फैल सकता है, बाईं करवट लेटने पर अधिक दर्द—**टेरेंटुला हिसपेनिया**-6 दिन में तीन बार।
- दर्द सीने के बाईं ओर से बाएँ बाजू की ओर जाता है; नाड़ी की गति तेज, कमजोर और अनियमित, हृदय की धड़कन तेज और साँस लेने में कठिनाई—**क्रेटीजस ऑक्सी-क्यू** पानी में दो से पाँच बूँदें मिलाकर दिन में तीन बार।
- हृदय में तेज दर्द—**ऑक्सेलिक एसिड**-6 दिन में तीन बार (हृदय संबंधी कई बीमारियों में फायदेमंद है)।

- हृदय क्षेत्र में टीसदार दर्द गले, बाएँ कंधे और फिर बाँह की ओर फैलता है, अत्यंत बेचैनी तथा मृत्यु का भय, थकान से स्थिति अधिक खराब—**नजा**-6 दिन में तीन बार।
- मेहनत करने से हृदय में तेज दर्द, ग्रीवा धमनी में धड़कन, ऐसा प्रतीत होता है मानो रक्त हृदय व मस्तिष्क की ओर दौड़ रहा है—**ग्लोनाइन**-6 दिन में तीन बार।
- जलोदर जैसे लक्षण, तेज संक्रमण के बाद हृदय संबंधी निराशा और रक्त-संचार में कमजोरी, कभी-कभी दम घुटने संबंधी दौरे, ऊँचाई पर चढ़ने से साँस लेने में परेशानी, हलकी थकान होने पर भी हृदय धड़कन तेज—**साइनिनम आर्सेनिकम**-3 दिन में तीन बार।
- हृदय में दर्द, बाईं बाँह में सुन्नता—**काल्मिया**-6 दिन में तीन बार।
- बेचैनी और हृदय की धड़कन तेज—**टेरेंटुला हिसपेनिकम**-30 दिन में तीन बार।
- तंत्रिका रोगियों में हृदय रोग के कारण चिंता, जिसे शांत होने के लिए प्रशांतक दवा (ट्रैंक्विलाइजर) की आवश्यकता पड़ती है—**क्रेटीजस ऑक्सी**-**क्यू** की पानी में दो से पाँच बूँदें।
- हृदय संबंधी परेशानियाँ, धड़कन की अनियमितता, आवाज खोना, साँस लेने में परेशानी, सीने के मध्य पीड़ा जो पीठ तक जाती है, लेटने पर दिल धड़कना, उरोस्थि के नीचे तीव्र पीड़ा, जो कंधे तथा बाँह तक जाती है—**ऑक्सेलिक एसिड** दिन में तीन बार।
- हृदय की गड़बड़ी, बहुत धीमी नाड़ी, बेचैनी के साथ हृदय का अनियमित रूप से धड़कना—**काल्मिया लेटिफोलिया**-6 दिन में तीन बार।
- साँस लेने में अत्यंत कठिनाई के साथ हृदय का जलोदर—**क्रेटीजस ऑक्सी**-30 दिन में दो बार।
- हृदय संबंधी न्यूरोसिस, हृदय की कमजोरी के साथ तंत्रिकाओं की विक्षिप्तता, चिड़चिड़े, उत्तेजित, अवसादग्रस्त तथा उदास रोगियों में हृदय संबंधी समस्याएँ, शक्तिहीनता तथा हृदय की कमजोरी के साथ बदहज्मी—**क्रेटीजस ऑक्सी-क्यू** पानी में दो से पाँच बूँदें, कम अंतराल पर दें।
- हृदय रोग, गठिया के कारण, हृदय के आकार में वृद्धि, डिप्थीरिया के दुष्प्रभावों से वेसीकुलर एंडो-कारडाइटिस—**नजा**-30 दिन में चार बार।
- हृदय रोग, जब रोगी बीमारी के बारे में सोचता है तो हृदय धड़कने लगता है, जो बढ़ जाता है और साँस की भी समस्या होती है—**ऑक्सेलिक एसिड**-30 दिन में तीन बार।

- हृदय रोग—**क्रेटीजस ऑक्सी-क्यू** भोजन के आधे घंटे पहले पाँच बूँदें और **आर्सेनिक आयोडेटम-6** भोजन के आधे घंटे बाद। यह हृदय को स्वस्थ स्थिति में रखता है।
- हृदय में जलन, खट्टी डकार के साथ—**सल्फ्यूरिक एसिड-30** दिन में तीन बार।
- हृदय रोग, गठिया से, गठिया पैरों से हृदय की ओर जाता है, अवसाद, आत्मघाती प्रकृति—**ऑरम मेटलिकम-30** दिन में दो बार।
- हृदय की गड़बड़ी, बाईं करवट सोने पर तेज धड़कन, जो दाईं ओर घूमने पर समाप्त हो जाती है, तेज नाड़ी, अनियमित, घुटनों के नीचे पैरों में सुन्नता और ठंडक, जबकि शरीर गरम, पैरों का काँपना—**टेबेकम-6** दिन में तीन बार।
- हृदय डूबना, डिजिटेलिस के अत्यधिक इस्तेमाल के कारण, लेरिंक्स में संकुचन के साथ—**लॉरोसिरेसस-30** हर छह घंटे पर।
- कमजोर हृदय, थोड़ी सी मेहनत से दिल जोर से धड़कने लगना, सूखी कार्डिएक खाँसी, कुछ सीढ़ियाँ चढ़ने पर साँस लेने में कठिनाई—**अमोनियम कार्बोनेट-6** दिन में तीन बार।
- हृदय का बिखर जाना सा महसूस होना, जैसे हृदय को इतनी सख्ती से बाँध दिया गया हो कि उसके पास धड़कने के लिए स्थान न हो—**कैक्टस ग्रैंडिफ्लोरस-30** दिन में तीन बार।
- हृदय की गति में वृद्धि, बढ़ते बच्चों में कठिन व्यायामों से—**ब्रोमियम-30** दिन में दो बार।
- हृदय की अधिक वृद्धि, कठिन व्यायाम से, मेहनत करने पर रोगी की साँस फूलने लगती है—**रस टॉक्स-30** दिन में तीन बार।
- हृदय की अति वृद्धि, स्पंदन के साथ, साँस लेने में कठिनाई, मृत्यु का भय, रात में डरकर जग जाना और दम घुटने का एहसास, बिस्तर पर लेट नहीं सकते, लेटने पर और गरम कमरे में अधिक परेशानी; लेकिन गरम पेय पदार्थों को पीने से आराम महसूस करना; हृदय शूल, ऊपर की ओर जाने और रात में अधिक परेशानी—**स्पॉञ्जिया टोस्टा-6** दिन में तीन बार।
- हृदय पर दबाव, मेहनत से, सीने में खड़खड़ाहट, लेकिन दम नहीं घुटता है, लेरिंक्स में बलगम के कारण दम घुटने का खतरा—**ब्रोमियम-30** दिन में दो बार।
- हृदय का जोर से धड़कना, अनियमित धड़कन, पूरे शरीर का हिलना, बाईं

करवट सोने पर अधिक परेशानी—**नेट्रम मुरिएटिकम**-200 रोजाना एक खुराक।

- हृदय का जोर से धड़कना, आगे की ओर झुकते समय थोड़ी भी गति से, सिस्टोलिक (हृदय के सिकुड़ने से दबाव) अधिक हो जाता है—**स्पाइजेलिया**-30 दिन में तीन बार।
- हृदय संबंधी परेशानियाँ, पित्त से संबंधित—**कॉलिनसोनिया-क्यू** पानी में दो से पाँच बूँदें, दिन में तीन बार।
- हृदय की समस्याएँ, चलने से बढ़ जाती हैं—**काली आयोडेटम**-30 हर छह घंटे पर।
- हृदय-समस्याएँ, गर्भावस्था के दौरान, एल्बुमिनेरिया के साथ—**काल्मिया लेटिफोलिया**-30 हर छह घंटे पर।
- हृदय के लिए टॉनिक—**अर्जुन टर्मिनेलिया-क्यू** की पानी में पाँच बूँदें, दिन में दो बार।
- हृदय के लिए टॉनिक, नाड़ी और धड़कन को नियमित करने के लिए—**क्रेटीजस ऑक्सीकेंथा** की पानी में दस बूँदें, दिन में दो बार।
- हृदय संबंधी समस्या, कानों में निरंतर धड़कन की आवाज—**पायरोजेन**-30 दिन में दो बार।
- हृदय संबंधी समस्या, सायनोसिस और श्वास समस्या, बैठने पर अधिक परेशानी, लेटने पर बेहतर, कार्डियक खाँसी, मरोड़ और झटके, धीमी नाड़ी, पेय पदार्थ ग्रास नली से नीचे चला जाता है—**लॉरोसिरेसस-क्यू** की पानी में दो से पाँच बूँदें, दिन में तीन बार।
- हृदय संबंधी समस्या, एनीमिया, बदहज्मी या अतिसार के कारण—**क्रेटीजस ऑक्सीकेंथा-क्यू** पानी में दो से पाँच बूँदें, दिन में तीन बार।
- हृदय संबंधी समस्या, तेज धड़कन, 150-170 प्रति मिनट, सीने में बाईं ओर तेज दर्द, पूरे शरीर में स्पंदन, ठीक न हो सकनेवाले हृदय रोग का भय, सीधे चलने में अक्षमता—**लिलियम टाइग्रिनम**-30 हर छह घंटे पर।
- हृदय संबंधी समस्या, श्वास संबंधी समस्या के साथ—**ऑक्सेलिक एसिड**-6 दिन में चार बार।
- हृदय के ऊतक और वॉल्वों में परिवर्तन, रोगी सीधा नहीं सो सकता, तकिए पर सिर ऊँचा करके सोता है, सिर को नीचे रखने पर साँस लेने में कठिनाई और हृदय के आस-पास भारीपन महसूस होता है—**स्पाइजेलिया**-30 दिन में तीन बार।
- वृद्धों के हृदय में वसा, बहुत सी वेस्कुलर परेशानियाँ, तेज धड़कन, बेचैनी और

सीने में संकुचन, ग्रीवा-धमनियों और कनपटी की धमनियों का धड़कना साफ दिखाई पड़ता है—**ऑरम मेटलिकम**-30 की एक खुराक प्रतिदिन।

- हृदय में भारीपन और शरीर में झुनझुनी—**ग्लोनोइन**-30 हर छह घंटे पर।
- सोचने में हृदय का धड़कना तेज—**काली फॉस्फोरस**-200 की एक खुराक रोजाना।
- रोगी के शांत होने पर हृदय की धड़कनें तेज—**मैग्नीशिया मुरिएटिकम**-200 की एक खुराक।
- धड़कन का एहसास, असुविधा, मृत्यु का भय, दम घुटने का एहसास, सोने के दौरान हृदय का भारीपन, सिर को ऊँचा रखना—**स्पॉञ्जिया**-30 दिन में तीन बार।
- हृदय का तेज धड़कना, अकसर इसके कारण पूरे सीने का हिलना, कुछ दूरी से भी दिल की धड़कन सुनाई पड़ना—**स्पाइजेलिया**-30 दिन में दो बार।
- हृदय में बहुत तेज दर्द, जिसके कारण सीना हिलने लगता है, थोड़ी दूरी से भी हृदय की धड़कन सुनी जा सकती है—**स्पाइजेलिया-3एक्स** दिन में दो बार।
- हृदय में दर्द, दूसरों द्वारा ध्यान दिए जाने पर बदतर, अकेले रहने पर बेहतर—**टेरेंटुला हिस्पेनिया**-30 दिन में तीन बार।
- हृदय का धड़कना (हिस्टीरिया संबंधी), बदहज्मी, कमजोरी, पंखा झले जाने की इच्छा और घोषणा करना कि वह मरने वाला है, अत्यंत उत्तेजना, अशालीनतापूर्वक हँसता या रोता है और अचेत होकर गिर पड़ता है—**मॉसकस**-6 दिन में दो बार।
- हृदय का धड़कना, हलकी सी मेहनत या उत्तेजना से काँपना और अंगों की जड़ता—**एंब्रा ग्रीसिया**-30 दिन में दो बार।
- हृदय का धड़कना, तीव्र—**स्पाइजेलिया**-30 दिन में दो बार, यदि आवश्यकता हो तो उसके बाद **काल्मिया लेटीफोलिया**-6 दिन में दो बार लें या **पोडोफाइलम**-6 दिन में दो बार।
- हृदय का धड़कना—**कैल्केरिया आर्सेनिकम**-30 की एक खुराक रोजाना या **केटीजस-क्यू** थोड़े पानी में पाँच बूँदें, दिन में दो या तीन बार।
- हृदय का धड़कना, बाईं करवट सोने पर तीव्र, दाईं ओर मुड़ने पर राहत—**लैक केनिनम**-30 दिन में दो बार।
- हृदय का धड़कना, सीने में दर्द के साथ—**स्पॉञ्जिया टोस्टा**-6 दिन में तीन बार।
- अग्न्याशय संबंधी रोग, वसायुक्त डायरिया और अत्यधिक लार के साथ—**आयोडियम**-30 दिन में तीन बार। □

पीलिया

- पीलिया (दुःसाध्य), कभी सफेद और कभी काला मल, सिर का भारीपन, मुँह में कड़वा स्वाद, जीभ पर परत जमना, कंधे की दाईं ओर दर्द, पित्तयुक्त वमन या डायरिया—**ऑरम मुरिएटिकम नेट्रोनेटम-1एम** की एक माह में एक खुराक।
- शिशुओं में पीलिया, वमन या डायरिया के साथ—**थायरायडिनम-30** दिन में तीन बार।
- अत्यंत कमजोरी के साथ पीलिया—**पिकरिक एसिड-6** दिन में चार बार।
- निमोनिया के साथ पीलिया—**एंटीमोनियम टार्ट-30** दिन में दो बार।
- पीलिया, दाएँ कंधे के निचले भाग में दर्द, यकृत के क्षेत्र में दर्द, मुँह में कड़वा स्वाद, जीभ पर पीली परत, जिसपर दाँत के निशान के रूप में लाल धारियाँ, आँखों के सफेद हिस्से पर पीलापन, भूरा मल, मिट्टी के रंग का या सोने जैसे पीले रंग का, पीला मूत्र, नीबू के रंग का या भूरा, भूख न लगना, मिचली और पित्त का वमन—**चेलीडोनियम मेजस-क्यू** की पानी में दो से तीन बूँदें, दिन में दो बार लें।
- पीलिया, बढ़े और सूजे हुए यकृत के साथ—**सीना-200** दो सप्ताह में एक खुराक।
- पीलिया, संक्रामक हेपेटाइटिस से, ज्वर के साथ, मिट्टी के रंग का मल और सुनहरा पीला मूत्र—**कार्डस मेरियानस-6** दिन में तीन बार।
- पीलिया, आँखों का सफेद होना, त्वचा, मल-मूत्र पीला, जबड़ों के किनारों पर नीली रेखा—**प्लंबम मेटलिकम-30** दिन में दो बार।
- पीलिया, दाएँ कंधे में दर्द, खुजली और मिट्टी के रंग का या सफेद मल—**केमोमिला-6** हर चार घंटे पर।
- पीलिया, शरीर में दर्द—**यूपेटोरियम परफोरेटम-30** हर छह घंटे पर।

- पीलिया, पीली जीभ, शाम के समय स्थिति अधिक खराब—**काली सल्फ-200** की एक खुराक रोजाना।

एनीमिया

- अतिरक्ताल्पता (हाइपरएनीमिया) या मस्तिष्क में संकुचन के साथ सिरदर्द, निमोनिया, जलन और तेज दर्द—**वेराट्रम विरडिस-6** दिन में चार बार।
- रक्ताल्पता (एनीमिया), कमजोर व्यक्ति में, थकान के कारण हालत और खराब होना, मासिक-धर्म का न्यून मात्रा में होना, मुँह से आवाज न निकलना, तेज सिरदर्द, विलंबित और पीड़ायुक्त मासिक-धर्मवाली महिलाओं में अधिक—**मैग्नेनम-30** दिन में तीन बार।
- रक्त या जरूरी द्रवों की क्षति के कारण एनीमिया—**काली कार्बोनेट-30** की दो सप्ताह में एक खुराक।
- अत्यधिक मासिकस्राव या अन्य कारणों, जैसे—कमजोरी, उत्साहहीनता या अत्यंत उदासी के कारण होनेवाला एनीमिया, कई अंगों में कमजोरी महसूस होना, पीठ में दर्द, चलने में परेशानी, कमर में सख्ती महसूस होना, पीठ में थकान और कमजोरी महसूस होना—**हेलानियस डायोका-30** दिन में तीन बार।
- एनीमिया के साथ पीलापन, कमजोरी, सिरदर्द, साँस लेने में कठिनाई (खासकर सीढ़ियाँ चढ़ते समय), शारीरिक थकान, अवसाद, न्यून मात्रा में मासिकस्राव, हलकी कब्ज, सहानुभूति प्रकट करने पर रोगी रो पड़ता है—**नेट्रम म्युरिएटिकम-1एम** की केवल एक खुराक, लक्षणों के बरकरार रहने पर एक खुराक और ली जा सकती है।
- कम और अनियमित मासिक-धर्म के कारण एनीमिया, कमजोरी, पीला चेहरा, पलकें भारी और आँखों के चारों ओर काले घेरे, अत्यंत कमजोरी और थकान, थोड़ी सी मेहनत से भी हृदय धड़कना, हमेशा ठंड महसूस होना, कभी-कभी सूखी खाँसी, भूख न लगना, कब्ज, गरमी से राहत—**चाइना-30** दिन में तीन बार।
- स्टार्च, चॉक, कालीन, कोयला, लौंग और अन्य न पचनेवाली वस्तुओं को खाने की इच्छा रखनेवाली महिलाओं में एनीमिया, प्रचुर मात्रा में ल्यूकोरिया (श्वेत प्रदर)—**एलुमिना-200** की एक खुराक।
- एनीमिया, पीला चेहरा, चेहरे का अचानक लाल और उत्तेजित हो जाना, मेहनत

या भावुकता के कारण चेहरे पर लाली, सिर की ओर रक्त का तेज प्रवाह, सिर की नसें सूज जाना, सिर में तेज और हथौड़े के प्रहार जैसा दर्द; चलने से राहत, लेकिन कमजोरी के कारण लेटना लाचारी—**फेरम मेटेलिकम**-30 दिन में दो बार।

- मानसिक थकान से एनीमिया—**पिकरिक एसिड**-6 दिन में तीन बार।
- मासिकस्राव के साथ एनीमिया—**कार्बोनियम सल्फ**-30 दिन में तीन बार।
- एल्बुमिनेरिया के साथ एनीमिया, हृदय का धड़कना, पीला चेहरा, आँखों के नीचे नीले घेरे—**कैल्केरिया आर्सेनिकम**-30 दिन में तीन बार।

□

खसरा और चेचक

- खसरा (रोग-निरोधी)—**मॉरबिलिनम-30** की एक खुराक रोजाना दें।
- खसरा (रोग-निरोधी)—**पल्सेटिला-30** सुबह और **एकोनाइट-30** शाम के समय आठ-दस दिनों तक खाएँ।
- खसरा और लाल बुखार, जब फोड़े नहीं होते; चेहरा ठंडा और नीला, लेकिन बच्चा कुछ ओढ़ाए जाने की इच्छा प्रकट नहीं करता—**कैंफर-30** दिन में तीन बार।
- खसरा, जब नजले के लक्षण हावी हो जाते हैं, प्यास न लगना—**पल्सेटिला-30** दिन में तीन बार।
- खसरा, खाँसी के बाद—**स्क्विला-30** दिन में चार बार।
- खसरा—**आर्सेनिक एल्बम-6** दिन में तीन बार (अच्छा रोग-निरोधी भी और उपचार भी)।
- खसरा, भूरा, रोगी ठंड महसूस करता है और उसे प्यास नहीं लगती—**जेलसीमियम-30** हर चार घंटे पर या **स्क्विला-30** दिन में चार बार।
- खसरा, जब फोड़े धीरे-धीरे उभरते हैं—**सल्फर-30** दिन में तीन बार।
- खसरा, तिक्त आँसू और हलका जुकाम—**यूफ्रेजिया-30** दिन में तीन बार।
- खसरा, सीने में संकुचन, सूखी खाँसी, खाँसी के दौरान हृदय और सीने में दर्द—**ब्रायोनिया-30** दिन में चार बार।
- खसरे के लिए रोग-निरोधी—**मॉरबिलिनम-200** की दो सप्ताह में एक खुराक या **पल्सेटिला-30** दिन में तीन बार।
- खसरे के लिए रोग-निरोधी—**पेरोटाइडिनम-200** दो सप्ताह में एक बार।
- चेचक के लिए रोग-निरोधी—**वेरियोलीनम-200** दो सप्ताह में एक बार या

वैक्सीनम-200 दो सप्ताह में एक बार।

- डिप्थीरिया के लिए रोग-निरोधी—**मरक्यूरियस सिएनेटस**-200 एक या दो खुराक पर्याप्त हैं।
- फुंसियाँ निकलना (चिकन पॉक्स, स्मॉल पॉक्स), नीला-लाल चिह्न छोड़ जाती हैं—**एंटीमोनियम टार्ट**-30 दिन में तीन बार।
- चेचक (रोग-निरोधी)—**मेलानड्रिनम**-200 की एक खुराक सुबह और एक खुराक शाम के समय या **वैक्सीनम**-200 की एक खुराक।
- चेचक, लक्षणों को समाप्त करने, अवधि को कम करने और प्रभावों को मंद करने के लिए—**हाइड्रास्टिस केनाडेंसिस**-30 हर छह घंटे पर।
- चेचक, जटिलताएँ और उनमें मवाद—**कैल्केरिया सल्फ**-6 दिन में तीन बार।
- चेचक, द्रव से भरा हुआ—**क्लोरम**-6 दिन में तीन बार।
- चेचक, धब्बे नीले रंग के हो जाते हैं—**एलेंथस**-6 दिन में दो बार।
- चेचक, टीके के दुष्प्रभाव—**थुजा ओसी**-30 दिन में तीन बार।
- चेचक, नजला और गैस्ट्रिक के लक्षणों के साथ—**एंटीमोनियम टारटेरिकम**-30 दिन में तीन बार।
- चेचक, नजला और कब्ज—**हाइड्रास्टिस केनाडेंसिस**-30 हर छह घंटे पर (बाहरी इस्तेमाल के लिए जलीय सॉलूशन)।
- चेचक, फोड़ों को समाप्त करने और नियंत्रित करने के लिए—**सेरासीनिया परप्यूरिया**-6 दिन में दो बार। यह रोग-निरोधी का भी काम करता है।
- चेचक—**थुजा**-30 दिन में तीन बार। **थुजा**-200 पंद्रह दिनों में एक बार चेचक से बचाव करेगा। नीले या लाल चिह्नों के लिए **एंटीमोनियम टार्ट**-6 कपड़े उतारने पर अधिक बुरी स्थिति होने पर **पल्सेटिला**-6 या 30 (लक्षणों के अनुसार दिया जाए)।

□

स्नायु तंत्रिका संबंधी रोग

- स्नायुओं की कमजोरी और उनका काँपना, रोगी अत्यंत संवेदनशील प्रकृति का होता है—**नाइट्रिक एसिड**-200 दो सप्ताह में एक खुराक।
- स्नायु संबंधी कमजोरी, कमजोरी उत्पन्न करनेवाली किसी गंभीर बीमारी के बाद—**काली फॉस्फोरिकम**-200 की एक खुराक रोजाना।
- स्नायु-अवसाद, जख्मों के कारण या सर्जरी के बाद—**हाइपेरिकम परफोरेटम**-6 हर चार घंटे पर।
- स्नायु-विकार—**जिंकम वेलेरियाना**-3 दिन में तीन बार, ठीक होने तक।
- स्नायु-तंत्र की कमजोरी—**मेफाइट्स**-3 दिन में दो बार।
- यौन-अधिकता के कारण स्नायु संबंधी कमजोरी—**फ्लोरिक एसिड**-30 दिन में तीन बार।
- यौन-अधिकता के बाद बेचैनी—**एगेरिकस मस्केरियस**-30 दिन में दो बार।
- न्यूरेलजिया (तंत्रिका शूल)—**केमोमिला-6, एकोनाइट-6, रस टॉक्स**-6 और **ब्रायोनिया**-6 बराबर मात्रा में मिलाकर इस्तेमाल करें या **केमोमिला**-6 और **बेलाडोना**-6 बराबर मात्रा में मिलाकर, दिन में तीन बार।
- चेहरे की तंत्रिका-शूल—**कोलचीकम**-30 दिन में तीन बार।
- चेहरे की तंत्रिका-शूल, खासकर दाईं ओर का, आँखों में दर्द, सिर को घुमाने पर स्थिति खराब, कड़ेपन और सुन्नता का एहसास—**काल्मिया लेटिफोलिया**-6 दिन में तीन बार।
- तंत्रिका-शूल, शरीर के अंगों में कमजोरी—**प्लंबम**-30 दिन में तीन बार।
- तंत्रिका-शूल, बाईं ओर का, ठंडे नम मौसम से, बाईं आँख के ऑरबिट में या दाढ़ की हड्डी या दाँत में सुबह से सूर्यास्त तक दर्द, गालों में जलन, गाल गहरा लाल हो जाना—**स्पाइजेलिया**-30 दिन में तीन बार।

- तंत्रिका-शूल, चेहरे की दाईं ओर का—**काल्मिया-30** की एक खुराक रोजाना।
- तंत्रिका-शूल, दाईं ओर का, आवधिक, ठंडी हवा से बदतर, गरमी और दबाव से बेहतर—**मैग्नीशिया फॉस्फोरिकम-200** दिन में दो बार।
- तंत्रिका-शूल, स्नायुओं की उत्तेजना के साथ असहनीय दर्द—**कॉफीया क्रूडा-200** की एक खुराक, यदि लक्षण बरकरार रहें तो दुहराया जा सकता है।
- तंत्रिका-शूल संबंधी दर्द, हलके से स्पर्श से भी बढ़ जाता है और सख्त दबाव से कम हो जाता है—**सीना-200** की एक खुराक रोजाना।
- तंत्रिका-शूल, दबाव और गरमी से बेहतर—**कोलोसिंथ-200** की एक खुराक रोजाना।
- तंत्रिका अवसाद (नर्वस ब्रेकडाउन)—**नक्स वोमिका-30** सोते समय या **ट्यूबरकुलिनम-200** दो सप्ताह में एक बार।
- तंत्रिका अवसाद, अवसाद के कारण—**काली फॉस्फोरिकम-200** की एक खुराक प्रतिदिन।
- दर्द, ऐसा महसूस होना मानो मांसपेशियाँ सिकुड़ गई हों या अधिक छोटी हों—**अमोनियम मुरिएटिकम-30** दिन में तीन बार।
- तंत्रिका-शूल और दर्द, आराम करने पर बदतर—**मैग्नीशिया कार्बोनिकम-6** हर छह घंटे पर।
- अनियमित नाड़ी—**रूटा-30** दिन में दो बार, इसके विफल होने पर **पोडोफाइलम-30** दिन में दो बार, कुछ दिनों तक और **एसिड मुरिएटिकम-30** दिन में दो बार।
- साइटिका, तंत्रिका शूल जैसा, मध्य रात्रि में और ठंड से बढ़ता है, प्रभावित भाग पर सोने से अधिक, गरमी से बेहतर, रोगी अत्यंत बेचैन, चिड़चिड़ा और कमजोर रहता है—**आर्सेनिक एल्बम-200** एक खुराक प्रतिदिन।
- साइटिका, आराम और पहली गति से बदतर राहत, लेकिन लगातार चलने-फिरने या लेटने से बेहतर, ठंडे तथा नम मौसम में गठिया संबंधी रोगों से पीड़ित होनेवाले व्यक्तियों में, बाएँ नितंब में साइटिका का दर्द, पैर संकुचित महसूस होना, दर्दयुक्त झटके, सुन्नता महसूस होना—**अमोनियम मुरिएटिकम-30** हर छह घंटे पर।
- साइटिका, साइटिका नस में मरोड़, पाँव की मांसपेशियों का क्षय—**प्लंबम मेटलिकम-30** हर छह घंटे पर।
- साइटिका, दाईं ओर का—**कॉस्टिकम-200** सप्ताह में एक खुराक।

- साइटिका, दोनों ओर—**विसकम एल्बम-30** हर छह घंटे पर।
- साइटिका, रात में बढ़ जाता है, दिन (खासकर सुबह) के समय राहत—**रूटा ग्रेवियोलेंस-200** एक खुराक रोजाना।
- साइटिका, न्यूराइटिस के कारण, स्पर्श, गति, झटके से बदतर और आराम, सीधे बैठने तथा गरमी से बेहतर, रोगी का चेहरा लाल हो जाता है—**बेलाडोना-200** एक खुराक रोजाना।
- साइटिका, दाईं साइटिक नर्व में अत्यंत पीड़ा, दाएँ नितंब के जोड़ से पैरों तक तेज दर्द, सुन्नता के साथ, लेटने, गति तथा झुकने से बढ़ता है, बैठने से कम होता है—**ग्नेफेलियम-200** की एक खुराक प्रतिदिन।
- साइटिका, बाईं ओर का—**काली बाइक्रोमियम-200** एक खुराक पहले आजमाएँ।
- साइटिका, बाईं ओर का, दर्द पीठ से निचले पैर तक—**एस्टीया रेसीमोसा-क्यू** की दो से तीन बूँदें, दिन में तीन बार।
- साइटिका, बाईं ओर का, सुबह में बदतर और समुद्र-तट पर आराम—**मेडोराइनम-200** की केवल एक खुराक, जरूरत पड़ने पर दुहराया जा सकता है।
- साइटिका, दाएँ पैर में दर्द—**डायोसकोरिया-30** दिन में तीन बार।
- साइटिका, जाँघ के बाहरी हिस्से में दर्द, जो पैर तक नीचे जाता है—**फाइटोलाक्का-200** दो सप्ताह में एक खुराक।
- साइटिका, थोड़ा भी हिलने-डुलने पर दर्द, आराम करने और लेटने पर राहत, रोगी चिड़चिड़े स्वभाव का हो जाता है—**ब्रायोनिया-6** दिन में तीन बार।
- साइटिका, खड़े होने और पैर को जमीन पर रखने, आराम करते समय पैरों को सीधा करने से दर्द अधिक, चलने पर राहत—**वेलेरियाना-3एक्स** दिन में तीन बार।
- साइटिका, आराम करने और पहली बार चलने-फिरने से स्थिति बदतर, लेकिन लगातार चलने-फिरने से अच्छा, ठंडे और नम मौसम में गठिया संबंधी रोगों से पीड़ित होनेवाले व्यक्ति—**रस टॉक्स-6** दिन में तीन बार खाएँ।
- साइटिका, तेज दर्द, बाएँ पैर, बाएँ नितंब, बाईं जाँघ और घुटने में, नितंबों में मरोड़, गरमी और दबाने से बेहतर—**कोलोसिंथ-6** हर छह घंटे पर लें।
- साइटिका, जलन और दर्द के साथ—**आर्सेनिक एल्बम-6** सात बजे सुबह पहली खुराक और दूसरी खुराक दोपहर तीन बजे या **काली आयोडेटम-6**

दिन में तीन बार। यदि ऐसे लक्षण हों कि रोगी बिस्तर पर नहीं रह सकता तो इसे आजमाया जा सकता है।

- साइटिका, प्रभावित भाग का जड़ हो जाना, बेचैनी—**एकोनाइट**-30 दिन में तीन बार।
- साइटिका, बाएँ हाथ का सुन्न हो जाना—**काल्मिया लेटीफोलिया**-30 हर छह घंटे पर।
- साइटिका, चलने पर स्थिति बदतर—**नेट्रम आर्सेनिकम**-30 सुबह-शाम।
- मांसपेशियों में ऐंठन, हाथ-पैर की उँगलियों से शुरू होता है और पूरे शरीर में फैलता है, गर्भावस्था के दौरान ऐंठन—**क्यूप्रम मेटलिकम**-30 दिन में तीन बार।
- टोरटीकोलिस (ग्रीवा की पेशियों के संकुचन से गरदन की ऐंठन), ठंड के कारण—**कॉस्टिकम**-30 हर छह घंटे पर।
- हाथ-पैरों का काँपना—**जिंक मेटलिकम**-200 दिन में दो बार या **काली फॉस-1एम** की एक खुराक प्रतिदिन, रात में।
- हाथों का काँपना या पैरों का, कोई हरकत करने का प्रयास करने पर अत्यंत शिथिलता और कमजोरी, जिसके कारण निष्क्रिय पड़े रहना—**जेलसीमियम**-30 दिन में दो बार।
- जीभ और हाथों का काँपना, गंभीर संक्रामक ज्वर में—**बैप्टीसिया टिंक्टोरिया**-30 दिन में दो बार।
- पूरे शरीर में तेज कंपन, इतना कि बिस्तर भी हिलने लगता है, तंत्रिका नियंत्रण खो देना—**जिंकम मेटलिकम**-30 दिन में तीन बार।
- काँपना, मुख्य उपचार—**एगेरिकस-क्यू** की दो से पाँच बूँदें, दिन में दो बार।
- हाथ-पैरों का काँपना, चीजों को हाथ में नहीं पकड़ सकना, हाथ-पैरों का सुन्नपन—**कोकुलस इंडिकस**-30 दिन में दो बार।
- काँपना, झुनझुनी, मरोड़ आदि—**टेरेंटुला हिस्पेनिया**-30 दिन में दो बार।
- शिराओं में सूजन—**जिंक मेटलिकम**-30 दिन में दो बार।

□

पक्षाघात, सुन्नता, जकड़न

- सुन्नता और झुनझुनी, जीभ, होंठों तथा जीभ में, यकृत में दर्द और पाचन अव्यवस्था के कारण—**नेट्रम मुरिएटिकम-सीएम** की केवल एक खुराक, जब सुधार रुक जाए तो दुहरा सकते हैं।
- बाँह सुन्न होना, सुबह जगने पर—**मैग्नीशिया मुरिएटिकम**-200 की सप्ताह में एक खुराक।
- एनीमिया के साथ पैरों का सुन्न होना—**प्लेटिनम मेटलिकम**-30 दिन में दो बार।
- बाएँ पैर और हाथ का सुन्नपन, सोने पर अधिक पसीना आना—**सोरिनम**-200 दो सप्ताह में एक बार।
- सामान्य सुन्नपन—**एकोनाइट**-30 या **ग्रेफाइट्स**-30 की एक खुराक प्रतिदिन, तीन-चार दिनों तक।
- हाथ-पैरों में सुन्नता—**कार्बोनियम सल्फ-1एक्स** दिन में दो बार।
- एक हाथ के सुन्न होने के बाद दूसरा हाथ भी सुन्न होना—**कोकुलस**-30 दिन में दो बार।
- एक अंग में सुन्नता—**नेट्रम फॉस्फोरिकम**-30 दिन में तीन बार।
- रीढ़ की हड्डी में दर्द के साथ सुन्नता—**ग्नेफेलियम**-30 दिन में दो बार।
- उँगलियों, बाँह आदि का सुन्न होना—**एंब्रा ग्रीसिया**-30 दिन में तीन बार।
- उँगलियों, एड़ियों, हथेलियों, पैरों, तलवों का सुन्न होना, मांसपेशियों का ढीलापन—**प्लंबम मेटलिकम**-30 हर छह घंटे पर।
- सिर की जड़ता—**बर्बेरिस वल्गेरिस-क्यू** दो से पाँच बूँदें, दिन में तीन बार।
- कमजोरी के कारण अंगों का सुन्न होना—**कार्बो वेजीटेबिलिस**-30 हर छह घंटे पर।

- हाथ-पैर की उँगलियों और नितंब की जड़ता—**एलुमिना**-200 की एक खुराक रोजाना।
- रेंगने के एहसास के साथ जड़ता, पक्षाघाती अंग में असंवेदनशीलता—**कैडमियम सल्फ**-30 दिन में तीन बार।
- पक्षाघात—**लेथिरस सेटाइवा-क्यू** की दो से पाँच बूँदें, दिन में दो बार।
- मूत्राशय और स्पिलटर का पक्षाघात, मूत्र का जमा होना या अनैच्छिक मूत्र-त्याग के साथ—**ओपियम**-200 की एक खुराक प्रतिदिन।
- मूत्राशय का पक्षाघात, परिश्रम के बाद, मूत्र का जमा होना या निकल जाना—**हायोसिएमस नाइग्रा**-30 एक खुराक प्रतिदिन लें।
- मस्तिष्क का पक्षाघात, जीवनी गतिशीलता की कमजोरी के कारण—**जिंकम मेटनिकम**-30 सुबह-शाम एक-एक खुराक।
- बचपन में पक्षाघात—**सोरिनम**-200 की दो सप्ताह में एक खुराक।
- शिशुओं में पक्षाघात—**जेलसीमियम**-30 की दिन में दो बार खाएँ।
- आँत का पक्षाघात, टिंपेनिक (कर्णपटक) में सूजन—**ओपियम**-200 की एक खुराक रोज।
- बाएँ पैर का पक्षाघात, झुनझुनी के साथ—**नेट्रम कार्बोनिकम**-200 की दो सप्ताह में एक खुराक।
- वृद्ध को पक्षाघात, हाथों का कंपन—**कोनियम**-30 दिन में दो बार खिलाएँ।
- ग्रास नली का पक्षाघात, कुछ भी निगलने में बहुत कठिनाई—**ओपियम**-200 की एक खुराक प्रतिदिन।
- गुदा का पक्षाघात, मल-त्याग करने की इच्छा नहीं या स्वतः मल-त्याग—**ओपियम**-200 एक खुराक प्रतिदिन।
- जीभ का पक्षाघात—**कोलचीकम**-30 दिन में दो बार।
- जीभ का पक्षाघात, बोलने में कठिनाई—**ओपियम**-200 की एक खुराक रोज़ खाएँ।
- जीभ का पक्षाघात, इस कारण हकलाना—**क्यूप्रम मेटलिकम**-200 दिन में दो खुराक लें।
- पैरों का एक ओर का पक्षाघात, झुनझुनी, सुन्नपन और टीस के साथ—**सीकेल कॉरनुटम**-30 दिन में दो बार।
- पक्षाघात, प्रभावित अंगों की जड़ता के साथ—**रस टॉक्स**-30 दिन में दो बार।
- पक्षाघात, हाथ और पैरों की असंवेदनशीलता के लक्षणों के साथ—**एकोनाइट**-

30 या **जेलसीमियम**-30 दिन में तीन बार।

- पूर्ण पक्षाघात, मस्तिष्क की समस्या के साथ—**हेलीबोरस नाइग्रा-क्यू** की दो से पाँच बूँदें, दिन में दो बार लें।
- पक्षाघात, अत्यधिक यौन-संलग्नता के कारण—**रस टॉक्स**-200 की एक खुराक प्रतिदिन खाएँ।
- पक्षाघात, अपर्याप्त रक्त-संचार के कारण—**लॉरोसिरेसस**-200 की एक खुराक प्रतिदिन लें।
- पक्षाघात, नमी से—**रस टॉक्स**-200 की एक खुराक प्रतिदिन।
- पक्षाघात, हाथ-पैरों का, मूत्र-त्याग की अदम्य इच्छा, हाथ-पाँवों में जड़ता, जिसके कारण शक्तिहीनता आती है—**एपोसाइनम केनाबिनम-क्यू** की दो से पाँच बूँदें, दिन में दो बार।
- पक्षाघात, मिरगी के दौरे के बाद एक बाँह तथा पैर का—**कॉस्टिकम**-200 दो सप्ताह में एक बार खिलाएँ।
- पक्षाघात, धीरे-धीरे बढ़ता है, अंततः पूरे शरीर में फैल जाता है—**प्लंबम मेटलिकम**-30 हर छह घंटे पर दें।
- पक्षाघात के कारण ऊपरी पलक का गिरना—**कोनियम**-30 की एक खुराक प्रतिदिन लें।
- पक्षाघात के कारण कमजोरी, शरीर के एक ओर के भाग की, चुप रहने की इच्छा—**कैडमियम सल्फ**-30 दिन में तीन बार।

□

विभिन्न प्रकार के दुष्प्रभाव

- कुनैन के दुष्प्रभाव—**इपेकाकुआन्हा, आर्सेनिक एल्बम, नेट्रम मुरिएटिकम, फेरम मेटलिकम**—सभी को 30 पोटेंसी में क्रम से आजमाएँ।
- डंक और दंश के दुष्प्रभाव—**एसिटिक एसिड**-30 दिन में तीन बार।
- गंभीर (थकाऊ) बीमारी के दुष्प्रभाव—**कार्बो वेजिटेबिलिस**-200 की एक खुराक।
- पारे के अत्यधिक प्रयोग के दुष्प्रभाव—**कार्बो वेजीटेबिलिस**-1एम की एक खुराक।
- डिजीटेलिस के गलत इस्तेमाल के दुष्प्रभाव—**नाइट्रिक एसिड**-200 दो सप्ताह में एक बार।
- कटे जख्मों के दुष्प्रभाव, ऑपरेशन, लिथोटॉमी से उदरशूल तथा रक्त की कमी—**स्टेफाइसेग्रिया**-30 की दिन में तीन बार।
- पारे के इस्तेमाल के दुष्प्रभाव से दर्द तथा फोड़े—**स्टेफाइसेग्रिया**-30 दिन में तीन बार।
- पारे के दुष्प्रभावों के शमन के लिए—**पोडोफाइलम**-30 दिन में तीन बार।
- अफीम के दुष्प्रभाव—**वेराट्रम एल्बम**-200 दिन में तीन बार।
- चाय तथा तंबाकू के दुष्प्रभाव—**एबीज नाइग्रा**-30 छह-छह घंटे पर।
- जलने के दुष्प्रभाव—**कॉस्टिकम**-30 दिन में तीन बार।
- सड़ी हुई मछली तथा सब्जी खाने के दुष्प्रभाव—**कार्बो एनिमेलिस**-30 दिन में तीन बार।
- गंभीर बीमारियों जैसे निमोनिया, ब्रोंकाइटिस, एरिसिपलिस आदि के ठीक होने के बाद के दुष्प्रभाव—**काली आयोडेटम** दिन में दो बार।
- मोटापा, तेजी से बढ़ता है—**कैल्केरिया कार्ब**-30 दिन में तीन बार।

- मोटापा, बदहज्मी तथा पेट की बीमारी के साथ—**फ्यूकस वेसकुलोसस-क्यू** की दो से पाँच बूँदें, दिन में दो बार।
- वसा जमाव के कारण मोटापा, अधिक भूख लगना—**थायरायडिनम**-30 दिन में तीन बार।
- मोटापा—**एसक्यूलेंटाइन क्यू** कुनकुने पानी में एक चम्मच, दिन में दो बार भोजन से एक घंटा पहले लें।
- कम आयु में मोटापा—**एंटीमोनियम क्रूडम**-6 दिन में तीन बार।
- मोटापा, जब रोगी गले की समस्याओं से जूझ रहा हो—**फाइटोलाका बेरी क्यू** गरम पानी में दस बूँदें, भोजन से आधा घंटे पहले, दिन में तीन बार।
- मोटापा, मधुमेह के साथ—**थायरायडिनम**-200 की दो सप्ताह में एक खुराक।
- हठी होना—**साइलेशिया**-200 सप्ताह में एक बार।
- नींद के दौरान खुले भाग में पसीना, जगे रहने पर पसीना न आना—**थुजा ओसी**-30 हर छह घंटे पर।
- पसीना आना, अत्यधिक और गरम, ऐसा महसूस होना कि बिजली गुजर रही हो—**अमोनियम मुरिएटिकम**-30 दिन में दो बार।
- पसीना आना, खुले अंग में अधिक—**कॉस्टिकम**-30 दिन में तीन बार लें।
- पसीना आना, सोने के लिए जाते समय अधिक पसीना आना और जगने के बाद पसीना रुक जाना—**कोनियम**-30 दिन में तीन बार।
- पसीना आना, किसी भी रोग में प्रचुर पसीना आना—**जेबोरंडी-3एक्स** दिन में तीन बार।
- पसीने का अभाव—**लाइकोपोडियम**-200 की एक खुराक प्रतिदिन।
- पसीना आना, अधिक मात्रा में पानी पीने के बावजूद कम मात्रा में मूत्र-त्याग—**एपोसाइनम**-3 दो से पाँच बूँदें, दिन में दो बार।
- पसीना आना, पैरों में जख्म हो जाते हैं—**कैल्केरिया कार्बोनिकम**-200 दो सप्ताह में एक खुराक लें।
- पसीना आना, केवल रोगयुक्त भाग पर—**एंब्रा ग्रीसिया**-30 दिन में दो बार।
- पसीना लाने के लिए—**जिंक मेटलिकम**-30 दिन में दो बार।
- पसीना आना सोते समय केवल माथे पर—**साइलेशिया**-200 की एक खुराक प्रतिदिन।
- पसीना आना और अत्यंत दुर्गंधयुक्त मूत्र का होना—**बैप्टीसिया**-200 एक खुराक प्रतिदिन।

- पसीना आना, केवल एक ओर, दूसरा भाग सूखा रहता है—**पल्सेटिला**-200 की एक खुराक प्रतिदिन।
- पसीना आना, केवल शरीर के ढके भाग पर, खुले भागों पर जरा सा भी पसीना नहीं—**बेलाडोना**-30 दिन में दो बार।
- पसीना आना, गंभीर बीमारी के बाद प्रचुर पसीना, जो रोग को शमित करने में मदद करता है—**नेट्रम मुरिएटिकम**-200 दो सप्ताह में एक बार लें।
- आँख बंद करते पसीना आना शुरू—**कोनियम**-30 दिन में दो बार।
- कुनैन के दुष्प्रभाव—**नेट्रम सल्फ**-30 दो सप्ताह में एक बार।
- प्लेग—**एंथ्रासीनम**-30 दिन में दो बार।
- रोगों का बार-बार आक्रमण करना, जीवनी शक्ति और प्रतिरोधात्मक शक्ति के अभाव के कारण—**सल्फर**-30 दिन में तीन बार।
- बगलों और गुप्तांगों से बदबू आना—**सल्फर**-30 हर छह घंटे पर खाएँ।
- मुँह से दुर्गंध—**मरक्यूरियस सॉलिबिलस**-30 दिन में दो बार लें।
- मुँह से दुर्गंध—**बैप्टीसिया**-200 की एक खुराक प्रतिदिन।
- दुर्गंध, धोने से भी नहीं जाता—**सोरिनम**-30 दिन में तीन बार।
- गंध महसूस न होना—**आर्जेंटम मेटलिकम**-30 की एक खुराक रोजाना।
- शरीर के सभी अंगों से खट्टी गंध—**एसिड सल्फ**-30 की एक खुराक प्रतिदिन।
- पैर में दुर्गंधित पसीना, पैर की उँगलियाँ और तलवे दुखने लगते हैं—**बेरिटा कार्ब**-30 दिन में दो बार।
- तीव्र प्यास, हालाँकि जीभ नम लगती है और प्रचुर मात्रा में लार उत्पन्न होता है—**मरक्यूरियस**-200 की एक खुराक रोजाना।
- अत्यधिक प्यास, मुँह भीगे होने के बावजूद—**मरक्यूरियस सॉलिबिलस**-30 हर छह घंटे पर।
- ठंडी चीजों की प्यास, लेकिन जैसे ही वे पेट में गरम होते हैं, वमन हो जाता है—**फॉस्फोरस**-200 की कुछ खुराक।
- बड़ी मात्रा में पानी की प्यास, लंबे अंतराल के बाद—**ब्रायोनिया**-6 दिन में तीन बार।
- कम अंतराल पर प्यास लगना—**आर्सेनिक एल्बम**-30 दिन में तीन बार।
- तेज प्यास, लेकिन पानी पीने के साथ ही वमन हो जाता है; पेट में नसों की सूजन—**एपोसाइनम केनाबिनम**-6 दिन में दो बार।

- न बुझनेवाली प्यास—**एसिटिक एसिड**-30 दिन में तीन बार।
- अतिजिह्वा (यूव्यूला) में सूजन, तेज दर्द, जो कानों तक फैलता है—**काली बाइक्रोमियम**-200 सुबह-शाम।
- टीकाकरण के दुष्प्रभाव—**एंटीमोनियम टार्ट**-30 या **मरक्यूरियस सॉलिबिलस**-30 या **थुजा**-30 दिन में तीन बार।
- टीकाकरण के दुष्प्रभाव, फोड़े और ऐंठन—**साइलेशिया**-200 दो सप्ताह में एक खुराक।
- टीकाकरण के दुष्प्रभाव—**वेरियोलिनम**-**1एम** की एक खुराक या **मेलेंड्रिनम**-200 की एक खुराक।
- टीकाकरण की पीड़ा को उस स्थान से दूर करने के लिए—**थुजा**-200 की एक खुराक प्रतिदिन।
- टीकाकरण के बाद ज्वर और अत्यधिक सूजन—**बेलाडोना**-30 हर छह घंटे पर।
- टीकाकरण के दुष्प्रभावों को दूर करने के लिए—**सल्फर**-200 सुबह में एक खुराक रोजाना या **थुजा**-200 की एक खुराक रोजाना।
- टीकाकरण के बाद जख्म के निशान को बढ़ने से रोकने के लिए—**मेलेंड्रिनम**-200 की दो सप्ताह में एक खुराक।
- टीके के स्थान पर स्राव को सुखाने के लिए—**साइलेशिया**-200 की एक खुराक प्रतिदिन।
- टीकाकरण के दुष्प्रभाव—**थुजा**-30 दिन में दो बार।

□

निद्रा संबंधी रोग

- निराशा, लगातार सोचता है, इसलिए सोने में असमर्थता—**प्लंबम मेटलिकम-30** दिन में तीन बार।
- हलकी नींद सोना, हलकी सी आवाज से भी उठ जाना, छोटे-छोटे चरणों में सोना, रात में तीन बजे ठीक से सो पाना, सपनों से भरपूर नींद, काफी देर से उठना—**सल्फर-200** सुबह में एक खुराक लें।
- नींद न आना, किसी भी घटना की शुरुआत या घटने से पहले उसके बारे में सोचने के कारण—**जेलसीमियम-30** हर छह घंटे पर।
- नींद न आना, दूर की आवाजों (जैसे—चर्च या मंदिर की घंटियों की आवाज, कुत्तों के भौंकने या निकट की आवाजों, जैसे दरवाजा खुलना आदि) के कारण दिमाग में विभिन्न विचारों और मानसिक व यौन उत्तेजना के कारण—**कॉफीया क्रूडा-30** हर छह घंटे पर लें।
- स्नायुओं की उत्तेजना के कारण नींद न आना—**वेलेरियाना-6** दिन में तीन बार।
- मध्य रात्रि से पहले नींद न आना—**साइनिनम आर्सेनिकम-6** दिन में तीन बार।
- नींद न आना, क्योंकि रोगी पिछली घटनाओं के बारे में गहराई से सोचता रहता है—**नेट्रम मुरिएटिकम-30** हर छह घंटे पर।
- पेट के बल सोना—**मेडोराइनम-200** की एक खुराक लें।
- बाधित नींद, कई चरणों में आती है, प्रेम-संबंधों के बारे में सपना देखता है, सोने के बाद अच्छा महसूस करता है—**फॉस्फोरस-30** की एक खुराक।
- नींद के दौरान साँस लेने में परेशानी—**डिजीटेलिस पी-30** दिन में दो बार।
- नींद के दौरान अचानक उठ जाना और तुरंत बिस्तर छोड़ देना—**लैकेसिस-30**

की एक खुराक रोजाना।

- नींद के दौरान बिजली के झटके जैसा एहसास होना—**आर्जेंटम मेटलिकम**-30 की एक खुराक प्रतिदिन।
- हलकी नींद, हलकी सी आवाज से जग जाना और फिर सोने का प्रयास करना—**सेलेनियम**-30 दिन में दो बार।
- थकाऊ नींद, जगने पर अधिक थका हुआ महसूस करना—**मैग्नीशिया कार्बोनिकम**-30 की एक खुराक, लेकिन जल्दी-जल्दी न दुहराएँ।
- अत्यधिक उनींदापन, भोजन के दौरान या बाद में—**काली कार्बोनेट**-30 दिन में दो बार।
- अधिक उनींदापन—**ओपियम**-30 सुबह-शाम।
- तीव्र श्रवण-शक्ति के कारण सोने में परेशानी, हलकी सी आवाज के कारण नहीं सो पाना—**ओपियम**-30 दिन में दो बार।
- अनिद्रा, कुछ दिनों तक राहत के बाद फिर-फिर होना—**एनाकार्डियम**-6 दिन में तीन बार लें।
- अनिद्रा, दिमाग में विचार भरे होने के कारण—**साइप्रिडियम-क्यू** पानी में दो बूँदें, दिन में तीन बार या 6 पोटेंसी, दिन में तीन बार छह घंटे के अंतराल पर।
- अनिद्रा, उनींदेपन के लक्षणों के साथ—**केमोमिला 6** या **30** सुबह में एक खुराक, इसके बाद हर दो या तीन घंटे के अंतराल पर, यदि यह मानसिक कारणों से है तो **कॉफीया**-30 एक खुराक हर चार घंटे पर लें।
- अनिद्रा, बेचैनी, दिमाग और शरीर के अधिक परिश्रम के कारण, बीमार की सेवा करने या मित्र को खोने के कारण—**नाइट्रिक एसिड**-30 की एक खुराक रोजाना।
- अनिद्रा, कॉफी के अत्यधिक सेवन के कारण—**नक्स वोमिका**-200 की रात में एक खुराक।
- अनिद्रा, भय के कारण—**एकोनाइट**-30 दिन में दो बार।
- अनिद्रा, खुशी के कारण—**कॉफीया**-30 दिन में तीन बार।
- अनिद्रा, पारिवारिक समस्याओं या बिजनेस में नुकसान या स्नायविक कमजोरी के कारण—**एंब्रा ग्रीसिया**।
- अनिद्रा, बिना किसी कारण के—**ग्रेटियोला ऑफिसिनेलिस**-30 या **हायोसिएमस**-30 दोनों दिन में तीन बार लें।
- अनिद्रा, बच्चों में—**साइप्रिपेडियम**-30 बारह घंटे पर दें।

- अनिद्रा, बुरी खबर से या दिमागी काम करनेवालों और बेचैन रहनेवाले लोगों में—**जेलसीमियम-30** हर छह घंटे पर।
- अनिद्रा, चिड़चिड़े और जल्दी उत्तेजित हो जानेवाले लोगों में, व्यापारिक समस्याओं के कारण—**हायोसिएमस नाइग्रा-30** हर छह घंटे पर।
- अनिद्रा, सोते समय बेचैनी, मानसिक और शारीरिक मेहनत के कारण—**कोका-30** हर छह घंटे पर।
- अनिद्रा, चिंता, दुःख और संपत्ति व प्रतिष्ठा के नुकसान से बेचैनी, व्यवसाय संबंधी समस्याओं के कारण—**काली बाइक्रोमियम-6** दिन में दो बार।
- अनिद्रा, शारीरिक व मानसिक उत्तेजना के कारण आँखों को बंद करने में असमर्थ—**कॉफीया क्रूडा-30** हर छह घंटे पर।
- अनिद्रा, कभी-कभी अधिक नींद आना—**एनाकार्डियम-30** दिन में तीन बार खाएँ।
- अनिद्रा, स्नायविक कमजोरी और पेशी-संकुचन के कारण—**वेलेरियाना क्यू** पानी में दस बूँदें, रात में सोने के लिए जाने से पहले।
- अनिद्रा, स्नायविक कमजोरी, पेशी-संकुचन और दमा के कारण—**पैसीफ्लोरा-क्यू** पानी में दस बूँदें, रात में सोने के लिए जाने से पहले।

□

विविध रोग

- हाथों का गरम रहना, परंतु पैर ठंडे या हाथ ठंडे और पैर गरम—**सीपिया-200** की एक साप्ताहिक खुराक।
- हाथों में बिवाई फटना और रक्त निकलना, सर्दियों में अधिक और गरमियों में राहत—**पेट्रोलियम**-200 की एक खुराक। यदि लक्षण बरकरार रहें तो दुहराएँ।
- हर्पीज जोस्टर, पीठदर्द के साथ—**वेरियोलिनम**-200 की एक साप्ताहिक खुराक।
- हर्पीज जोस्टर, जलन, तेज तथा चुभनेवाला दर्द, रात में अधिक परेशानी, बेचैनी, कम मात्रा में पानी की प्यास, काले रंग का स्राव—**आर्सेनिक एल्बम**-200 की एक खुराक रोजाना।
- हर्पीज जोस्टर, फोड़ों के उभरने से पहले मांसपेशियों में दर्द, लाल-नीले घेरे के साथ बड़े छाले, बेचैनी, चलने पर राहत—**रस टॉक्स**-30 दिन में तीन बार।
- हर्पीज जोस्टर, दाईं ओर, तेज खुजली, गरमी और कपड़े उतारने पर स्थिति अधिक बदतर—**काली आर्सेनिकम**-30 हर छह घंटे पर।
- हर्पीज जोस्टर, फोड़े उभरने के बाद भी दर्द बरकरार रहता है—**रेनाकुलस बल्बोसस**-30 दिन में तीन बार।
- हर्पीज जोस्टर, नीले रंग के छाले, तेज खुजली और जलन, हर्पीज से पहले या बाद में इंटरकोस्टल न्यूरेल्जिया—**रेनाकुलस बल्बोसस**-200 की एक खुराक रोजाना।
- हर्पीज जोस्टर, तेज जलन के साथ—**कैंथरिस**-6 दिन में दो बार।

□

भाग–2

होम्योपैथी उपचार में क्या करें और क्या न करें

- मिरगी के दौरे के समय **एबसिंथियम क्यू** की एक बूँद जीभ पर डालने से रोगी तुरंत चेतन अवस्था में आ जाता है।
- यदि पीड़ायुक्त मासिक-धर्म में **कॉलोफाइलम, पल्सेटिला** और **मैग्नीशिया फॉस्फोरिकम** विफल हो जाएँ तो राहत के लिए **एब्रोमा ऑगस्टा** आजमाएँ।
- **एकोनाइट** को किसी अन्य दवा के साथ नहीं देना चाहिए। यदि यह राहत न दे तो इसका इस्तेमाल बंद कर दिया जाना चाहिए।
- यदि **एकोनाइट** रोग को बढ़ाता है तो बेहतर परिणामों के लिए **सल्फर** दें। जब **ओपियम** या अन्य अल्कोहलयुक्त पेय पदार्थों के इस्तेमाल के कारण मांसपेशियाँ कमजोर हो जाएँ तो **एसिड मुरिएटिकम** से उपचार रोगी को स्वस्थ कर सकता है।
- **सरसापेरिला** से पहले और बाद में **एसिटिक एसिड** का इस्तेमाल नहीं होना चाहिए। प्लूरिसी के साथ निमोनिया **एकोनाइट** और **सल्फर** की एक-एक खुराक से ठीक हो सकता है। **नक्स वोमिका, सल्फर** और **कॉलिनसोनिया** के बाद पूर्ण उपचार के लिए **एसकुलस हिस्पेनिया** दिया जाना चाहिए।
- **एलियम सीपा** और **एलियम सेटाइवा** को एक-दूसरे से पहले और बाद में नहीं दिया जाना चाहिए। **एलो सोकोट्राइना** और **अमोनियम कार्ब** को **लैकेसिस** से पहले या बाद में प्रयोग में नहीं लाना चाहिए।
- **एंब्रा ग्रीसिया** को रात में इस्तेमाल न करें, क्योंकि वह बेचैनी उत्पन्न करता है। यदि **एंटीमोनियम क्रूडम** के इस्तेमाल के दौरान खट्टी चीजों का इस्तेमाल

किया जाए तो वह परेशानी बढ़ाता है, लेकिन कोई नुकसान नहीं करता।

- यदि निमोनिया में **एंटीमोनियम टारटेरिकम** और **इपेकाकुआन्हा** कफ को बाहर निकालने में समर्थ न हो पाएँ तो **काली कार्बोनिकम** देना चाहिए।
- गर्भवती महिला को **एपिस मेलियोनस** कम पोटेंसी में या **क्यू** नहीं देना चाहिए, क्योंकि इससे गर्भपात और गर्भाशय में सूजन हो जाने की आशंका रहती है।
- **एपिस मेलियोनस** एक धीमा असर करनेवाली दवा है, जो तीन या चार दिनों के बाद परिणाम दिखाती है। इससे मूत्र के प्रवाह में वृद्धि होती है।
- **एपिस मेलियोनस** इस्तेमाल करते हुए नमक का प्रयोग कम करना चाहिए और उससे पहले या बाद में **फॉस्फोरस** और **रस टॉक्स** का इस्तेमाल न करें।
- **एपिस मेलियोनस** को **रस टॉक्स** से पहले या बाद में इस्तेमाल न करें।
- **आर्सेनिक एल्बम** और **आर्सेनिक आयोडेटम** की कम पोटेंसी दूध चीनी में मिलाकर देने पर अधिक प्रभावपूर्ण होता है।
- यदि जलन **आर्सेनिक एल्बम** से पूरी तरह ठीक न हो तो पूर्ण स्वास्थ्य के लिए **क्रेयोसोटम** दिया जा सकता है।
- पागल कुत्ते या किसी अन्य जानवर द्वारा काटे गए रोगी को **आर्निका** नहीं दिया जाना चाहिए।
- **आर्जेंटम नाइट्रिकम** के प्रयोग के दौरान दूध के सेवन से परहेज करें।
- **आर्जेंटम नाइट्रिकम** को **कॉफीया क्रूडा** से पहले या बाद में इस्तेमाल न करें।
- यदि **आर्सेनिक एलबम** के प्रभाव नजर आ जाएँ तो उसका इस्तेमाल बंद कर देना चाहिए। उदाहरण के लिए, यदि एक रोगी हृदय समस्याओं और फेफड़ों की सूजन से पीड़ित है तो **आर्सेनिक एल्बम** तत्काल फेफड़ों की सूजन को ठीक कर देगा, लेकिन लगातार इस्तेमाल करने पर उसका कोई प्रभाव नहीं होगा, क्योंकि वह अपना कार्य कर चुका होता है।
- हालाँकि निमोनिया का रोगी **आर्सेनिक एल्बम** के प्रयोग से आराम महसूस करता है, लेकिन पूर्ण स्वास्थ्य के लिए उसके बाद **फॉस्फोरस या सल्फर** का इस्तेमाल अवश्य होना चाहिए। इसी प्रकार दमा में स्थायी उपचार के लिए **आर्सेनिक एल्बम** के बाद **नेट्रम सल्फ** का उपयोग आवश्यक है।
- यदि ऑपरेशन के बाद लगातार रक्तस्राव हो तो **आर्निका 1एम** की एक खुराक रक्तस्राव रोक सकती है।
- यदि **आर्सेनिक एल्बम** से फोड़ा ठीक न हो तो **एंथ्रासीनम** दिया जाना चाहिए।

- जब एक रोगी की श्वसन समस्या का उपचार किया जाना है और उसके परिवार में श्वसन-समस्या का आनुवंशिक इतिहास हो तो उसे **बेसिलीनम** की एक खुराक देनी चाहिए।
- **ब्रायोनिया** के साथ प्लूरिसी का उपचार करते समय उसके बाद **सेबाडिला** देना लाभदायक होता है।
- यदि **लाइकोपोडियम** के सेवन के बाद छठे या आठवें दिन **कार्बो वेजीटेबिलिस** दिया जाता है तो **लाइकोपोडियम** अधिक प्रभावी होता है।
- यदि मोटे और आलसी रोगियों में होम्योपैथी दवाएँ असर न करें और परिणाम न दिखाएँ, तो **कैप्सिकम** का इस्तेमाल उन्हें सक्रिय करने में मदद करेगा।
- वृद्ध व्यक्तियों में **कैल्केरिया कार्बोनिकम** की खुराक को दुहराना नहीं चाहिए।
- **कैडमियम सल्फ** के इस्तेमाल के दौरान **इग्नेशिया** को इस्तेमाल नहीं करना चाहिए और अल्कोहलयुक्त पेय पदार्थों का भी सेवन नहीं करना चाहिए। **कैल्केरिया कार्बोनिकम** का इस्तेमाल **सल्फर** से पहले नहीं करना चाहिए।
- **कैल्केरिया** को **बेरिटा कार्बोनिका** और **ब्रायोनिया** के पहले और बाद में नहीं दिया जाना चाहिए।
- **कार्बो एनिमेलिस** को **कार्बो वेजीटेबिलिस** से पहले और बाद में नहीं दिया जाना चाहिए। इसी प्रकार **कार्बो वेजीटेबिलिस** को भी **कार्बो एनिमेलिस** से पहले और बाद में नहीं देना चाहिए।
- **कॉलोफाइलम** को **एंटीमोनियम टार्ट, ब्रायोनिया, कॉफीया** और **पायरोजीनम** से पहले और बाद में नहीं देना चाहिए।
- **कैंफर** को अन्य दवाओं के साथ नहीं देना चाहिए, क्योंकि यह अन्य दवाओं के प्रभाव को निष्प्रभावी कर देता है।
- **कैंफर** के विषहर हैं **लाइकोपोडियम-30** और **फॉस्फोरस-12**; खट्टे पदार्थ, एसिडयुक्त चीजें, वाइन और कॉफी **चिलीडोनियम** के प्रभावों को समाप्त कर देते हैं।
- मॉरफीन के आदी व्यक्ति को यदि यह न मिले तो अत्यंत बेचैन हो जाता है, उस स्थिति में **कैमोमिला** की खुराक बेचैनी को समाप्त कर सकती है।
- **सीना** और **पल्सेटिला** के इस्तेमाल के दौरान रोगी को चाय बंद करने के लिए कहा जाना चाहिए।
- **कैमोमिला** को **नक्स वोमिका** और **जिंकम मेटलिकम** से पहले और बाद में नहीं देना चाहिए और खट्टी चीजों का सेवन नहीं करना चाहिए।

- **डिजिटेलिस, सेलेनियम** और **क्रेयोसोटम** को **सीना** से पहले या बाद में नहीं देना चाहिए। यदि पेट के कीड़ों के उपचार में **सीना** प्रभावी न हो तो **सेंटोनाइन** या **ट्यूक्रियम** आजमाना चाहिए।
- यदि आर्थराइटिस के रोगी को बार-बार **कोलचीकम** की खुराक दी जाए तो उसके मूत्र में एल्बुमिन हो जाता है।
- **एस्टेरियस रूबेन, कैंथरिस, कॉस्टिकम, सिस्टस, कोकुलस, स्टेनम** और **मिलीफोलियम स्ट्रामोनियम** को **कॉफीया क्रूडा** से पहले या बाद में नहीं देना चाहिए।
- **कोलचीकम** के इस्तेमाल के बाद **एसिटिक एसिड** का इस्तेमाल नहीं करना चाहिए।
- **उदरशूल** के पूर्ण उपचार के लिए **कोलोसिंथ** के साथ **कैल्केरिया कार्बोनिकम** की एक खुराक अनिवार्य है।
- यदि पेटदर्द में **कोलोसिंथ** राहत न दे तो पूर्ण उपचार के लिए **स्टेफाइसेग्रिया** दिया जाना चाहिए।
- यदि नाभीय हर्निया के उपचार में **नक्स वोमिका** विफल हो जाए तो **कोकुलस इंडिकस** को आजमाना चाहिए।
- **बेलाडोना** और **लैकेसिस** को **डुल्केमेरा** से पहले या बाद में नहीं देना चाहिए।
- **फेरम फॉस-30** नींद लाता है और इसकी कम पोटेंसी अनिद्रा उत्पन्न करती है।
- **बेलाडोना तथा ओपियम** को **जेलसीमियम** से पहले या बाद में नहीं इस्तेमाल करना चाहिए। मासिक-धर्म के आरंभ से ठीक पहले **ग्लोनोइन-6** का इस्तेमाल मासिकस्राव को विलंबित कर देता है। कैपिलरी ब्रोंकाइटिस से पीड़ित बच्चे, जिन्हें सीने में कफ की खरखराहट और बेचैनी की शिकायत हो, को **इपेकाकुआन्हा** दिया जाना चाहिए। यदि इपेकाकुआन्हा के इस्तेमाल से लाभ न हो तो **एंटीमोनियम टार्ट** दें और इसके भी विफल रहने पर **सल्फर** दें।
- बेहतर परिणामों के लिए **इग्नेशिया** को सुबह के समय देना चाहिए।
- कम पोटेंसी की **आयोडियम** दवा को हमेशा अँधेरे में रखना चाहिए, क्योंकि सूर्य की रोशनी उसे निष्प्रभावी बना देती है।
- **मरकरी** के बाद इस्तेमाल किए जाने पर **आयोडियम** अधिक प्रभावी होता है।
- **मरकरी** के प्रभावों को सक्रिय करने के लिए उसके बाद **आयोडियम** दें।
- यदि गर्भाशय से रक्तस्राव **इपेकाकुआन्हा** से बंद न हो तो **पायरोजीनम** दें,

रक्तस्राव तत्काल बंद हो जाएगा।

- यदि खाँसी में कुछ ओषधियाँ प्रभाव न दिखाएँ तो राहत के लिए **जस्टिका एढेटोडा 3एक्स** दें।
- पुरानी आर्थराइटिस में **काली कार्बोनिकम काली आयोडेटम** जितनी प्रभावी नहीं होती है।
- गठिया, गुरदे में सूजन तथा तपेदिक से पीड़ित रोगी का उपचार करते समय **काली कार्बोनिकम** के इस्तेमाल में सावधानी बरतने की आवश्यकता है।
- पुराने गठिया में **काली कार्ब** का इस्तेमाल हानिकारक है। उसके स्थान पर उपचार के लिए **काली आयोडेटम** का प्रयोग किया जा सकता है। हालाँकि **काली कार्ब** के इस्तेमाल के बाद यदि **नाइट्रिक एसिड** दिया जाए तो वह लाभदायक होगा।
- गठिया के रोगी में **काली कार्ब** को दुहराएँ नहीं, अन्यथा वह समस्याएँ उत्पन्न कर सकता है।
- 30 से कम पोटेंसीवाले **लैकेसिस** को इस्तेमाल नहीं करना चाहिए। कम पोटेंसी रोग का उपचार कर सकती है, लेकिन मानसिक रोगों को उत्पन्न कर सकती है, जैसे—डिप्थीरिया में रोगी कम पोटेंसी द्वारा स्वस्थ हो सकता है, लेकिन बाद में उसका पक्षाघाती प्रभाव हो सकता है।
- जब **लैकेसिस** का इस्तेमाल कर रहे हों तो उससे पहले या बाद में **एसिटिक एसिड, अमोनियम कार्ब, डुल्केमेरा, नाइट्रिक एसिड, सोरिनम** और **सीपिया** का इस्तेमाल नहीं करना चाहिए।
- तपेदिक से पीड़ित व्यक्ति के लिए **लैकेसिस, फॉस्फोरस** तथा **साइलेशिया** की ऊँची पोटेंसी को न दुहराएँ, वरना उसे फिर से तपेदिक हो सकता है।
- **सीपिया-200** की एक खुराक देकर **लैकेसिस-200** के दुष्प्रभावों को दूर किया जा सकता है।
- **लीडम पेलुस्टर** का इस्तेमाल **सीना** से पहले या बाद में नहीं करना चाहिए।
- **लाइकोपोडियम** के प्रभावों को सक्रिय करने के लिए बीच में कोई एंटी सोरिक दवा दी जानी चाहिए।
- गर्भवती महिला को **लाइकोपोडियम-200** न दें, क्योंकि कभी-कभी यह गर्भपात का कारण बन सकता है।
- **हिपार सल्फ** और **नाइट्रिक एसिड** को बदल-बदलकर देने से **मरकरी** के दुष्प्रभावों को समाप्त किया जा सकता है।

- टायफाइड ज्वर में **मरकरी** का प्रयोग नहीं करना चाहिए।
- **मरक्यूरियस सॉलिबिलस** और **मरक्यूरियस कोरोसिवस** को **एसिटिक एसिड** और **साइलेशिया** से पहले और बाद में इस्तेमाल नहीं करना चाहिए **मरकरी** और उसके संयोजकों के इस्तेमाल के दौरान खट्टी चीजों का सेवन नहीं करना चाहिए।
- आवधिक ज्वर में, जिस दिन ज्वर होने की संभावना हो, उस दिन **नेट्रम मुरिएटिकम** नहीं दिया जाना चाहिए।
- **काली कार्बोनेट** के बाद **नाइट्रिक एसिड** का इस्तेमाल उसके प्रभावों को सक्रिय बना देता है। कब्ज में **नक्स वोमिका की** उच्च पोटेंसी, यानी 200 और अधिक, प्रभावी होते हैं, लेकिन कम पोटेंसी कब्ज को उत्पन्न करते हैं।
- रात में **नक्स वोमिका** का प्रयोग बेहतर परिणाम दिखाता है।
- यदि रोगी का विभिन्न होम्योपैथी दवाओं से उपचार किया जा चुका है और उसे राहत न मिली हो तो साथ-साथ **नक्स वोमिका** देने से अन्य दवाओं को प्रभावी बनाया जा सकता है।
- **एसिटिक एसिड, एस्टेरियस रूबेंस, इग्नेशिया** और **जिंकम मेटलिकम** को **नक्स वोमिका** से पहले या बाद में नहीं इस्तेमाल करना चाहिए।
- क्लोरोफॉर्म से होनेवाले वमन को **फॉस्फोरस** ठीक करता है। **एपिस मेलियोनस** और **कॉस्टिकम** को **फॉस्फोरस** से पहले या बाद में नहीं देना चाहिए और **क्रेयोसोटम** को **सीना** और **कार्बो वेजीटेबिलिस** से पहले या बाद में नहीं देना चाहिए।
- **पोडोफाइलम** के इस्तेमाल के दौरान नमक का कम-से-कम इस्तेमाल करना चाहिए।
- **पोडोफाइलम** के बाद **नेट्रम मुरिएटिकम** का इस्तेमाल उसे अधिक प्रभावी बनाता है।
- कब्ज से पीड़ित साइटिका रोगी को **सोरिनम** के बाद **कोनियम मैकुलेटम** न दें।
- पुरानी बीमारियों में यदि होम्योपैथी दवाएँ प्रभावी न हों तो बेहतर परिणामों के लिए बीच में **सोरिनम** दें।
- **सोरिनम** से पहले या बाद में **एपिस मेलियोनस, कोनियम, क्रोटन टिग्लियम, लैकेसिस** और **सीपिया** न दें।
- **पल्सेटिला** को **सीकेल कॉरनुटम** से पहले या बाद में नहीं दिया जाना चाहिए।

यह **सीकेल कॉरनुटम** पर भी लागू होता है।

- पेट की समस्याओं से पीड़ित होने के बाद **पल्सेटिला** की एक खुराक पर्याप्त है, और यदि उससे राहत न हो तो **काली बाइक्रोमियम** दें।
- पेट की समस्याओं से पीड़ित मोटी महिलाओं के लिए **पल्सेटिला-200** की एक खुराक लाभदायक होगी।
- **रेनानकुलस बल्बोसस** को **स्टेफाइसेग्रिया** से पहले और बाद में इस्तेमाल नहीं करना चाहिए।
- साइटिका तथा कब्ज से पीड़ित लोगों को **रस टॉक्स** नहीं देना चाहिए।
- जिद्दी पीठदर्द में **रस टॉक्स** की विफलता के बाद **कैल्केरिया फ्लोरिकम** देना चाहिए।
- रजोनिवृत्ति के दौरान यदि **लैकेसिस** और **सल्फर** राहत न दें तो **सैंगुनेरिया** को आजमाया जा सकता है।
- **सीपिया** के बाद **पेट्रोलियम** नहीं दिया जाना चाहिए।
- **सीपिया** को शाम को ही इस्तेमाल करना चाहिए, क्योंकि सुबह के समय दिए जाने पर यह बीमारी को बढ़ाता है। इसलिए रोगी दिन भर बेचैनी महसूस करता है।
- यदि **साइलेशिया** द्वारा जख्म न भरें तो **एसिड फ्लोरिकम** को इस्तेमाल करना चाहिए।
- **मरक्यूरियस सॉलिबिलस** से पहले या बाद में **साइलेशिया** का इस्तेमाल न करें।
- **सल्फर, डिजिटेबिलस** तथा **बेलिस पेरेनिस** को रात में इस्तेमाल करने से बचें, क्योंकि वे अनिद्रा उत्पन्न कर सकते हैं।
- **सल्फर** के बाद **लाइकोपोडियम** को इस्तेमाल नहीं करना चाहिए और यदि **लाइकोपोडियम** के बाद आठवें दिन **कार्बो वेजीटेबिलिस** दिया जाए तो वह उसका प्रभाव बढ़ाता है।
- **सल्फर** और **सोरिनम** दोनों एंटीसोरिक दवाएँ हैं और त्वचा रोगों में इस्तेमाल की जाती हैं। **सल्फर** को गंभीर त्वचा रोगों में इस्तेमाल किया जाना चाहिए, जबकि **सोरिनम** को पुराने रोगों में इस्तेमाल किया जाना चाहिए। सल्फर के मरीज के रोग गरमी से बढ़ते हैं और सोरिनम के रोगी के लक्षण ठंड से बढ़ते हैं।
- **ऑरम मुरिएटिकम** और **कैल्केरिया** को **सल्फर** से पहले और बाद में नहीं देना चाहिए।

- **टेरेंटुला हिस्पेनिया** का रोगी एक बीमार व्यक्ति को देखने पर खुद को बीमार महसूस करता है।
- **जिंकम मेटलिकम** और **नक्स वोमिका** रात में दिए जाने पर अधिक प्रभावी होते हैं।
- **जिंकम मेटलिकम** और **नक्स वोमिका** के इस्तेमाल के दौरान उससे पहले और बाद में **केमोमिला** का इस्तेमाल नहीं किया जाना चाहिए।
- रात में दिए जाने पर **जिंकम मेटलिकम** अधिक प्रभावी होता है। हालाँकि **नक्स वोमिका** का इस्तेमाल **जिंकम मेटलिकम** से पहले और बाद में नहीं करना चाहिए।
- **एकोनाइट, एथूजा, इग्नेशिया, ग्लोनाइन, ग्रेफाइट्स, सेलेनियम** और **जिंकम मेटलिकम** का प्रयोग उपचार में करते समय अल्कोहलयुक्त पेयों से परहेज करना चाहिए।
- **ऑरम ट्राइफिलम** और **फाइटोलाका** से उपचार के दौरान दूध तथा दूध से बने पदार्थों से परहेज करना चाहिए और आहार में कम-से-कम नमक का सेवन करना चाहिए।
- **आर्जेंटम नाइट्रिकम, कैंथरिस** और **मैग्नीशिया कार्बोनिकम** से उपचार के दौरान **कॉफी** से दूर रहना चाहिए।
- **एगेरिकस** का इस्तेमाल करते समय शराब, वसा और तैलीय पदार्थों का सेवन नहीं करना चाहिए।
- **एरेनिया डायडीमा** से उपचार के दौरान धूमपान नहीं करना चाहिए।
- **एकोनाइट, इलेप्स** और **ग्रेफाइट्स** का प्रयोग करते समय अल्कोहलयुक्त पेयों से दूर रहना चाहिए।
- **एपिस मेलियोनस** से उपचार के दौरान कच्चे प्याज और जैतून के तेल का इस्तेमाल नहीं करना चाहिए।
- **बोरेक्स** और **कार्बो एनिमेलिस** के इस्तेमाल के दौरान और उससे पहले या बाद में **वाइनेगर** और **कैल्सियम** का इस्तेमाल वर्जित है।
- **बोविस्टा, कैंथरिस, कॉलोफाइलम, कोकुलस इंडिकस, सिस्टस, लैक्टिक एसिड, मिलीफोलियम** और **स्ट्रामोनियम** से उपचार के दौरान कॉफी का सेवन वर्जित है।
- **ब्रायोनिया, कैल्केरिया कार्बोनिका, ग्रेफाइट्स, लाइकोपोडियम, नक्स वोमिका** और **रस टॉक्स** को बार-बार नहीं दुहराना चाहिए तथा आरंभ में एक

खुराक का असर देखना चाहिए।

- **क्रोटेलस हॉरीडस** के इस्तेमाल के समय कॉफी, अफीम, अल्कोहल और गरम वातावरण से दूर रहना चाहिए। **केनाबिस सेटाइवा, क्यूप्रम मेटलिकम, मरक्यूरियस सॉलिबिलस** और **अमोनियम कॉस्टिकम** से उपचार के दौरान खट्टी चीजों से परहेज करना चाहिए।
- अधिक मात्रा में दूध और चीनी के साथ अंडे की सफेदी का सेवन करने पर **क्यूप्रम मेटलिकम** के प्रभाव विषाक्त हो जाते हैं।
- **फेरम आर्सेनिक** के साथ उपचार करते समय बीयर, नमक और शराब से परहेज रखना चाहिए।
- **काली बाइक्रोमियम** का इस्तेमाल करते समय कैल्सियम, खट्टे पदार्थों और दूध का सेवन नहीं करना चाहिए।
- **काली ब्रोमेटम, स्ट्रामोनियम, डिजिटेलिस, पल्सेटिला** और **एसेरम यूरो** से उपचार करवाते समय सिरका और नीबू का इस्तेमाल नहीं करना चाहिए।
- **मेजेरियम, एथूजा, चिलीडोनियम** और **सीपिया** का प्रयोग करते समय एसिटिक पदार्थों से परहेज रखना चाहिए।
- **पल्सेटिला** और **सीना** के साथ उपचार के दौरान चाय का सेवन करने से उनके प्रभाव समाप्त हो जाते हैं। **रेफेनस सेटाइवा** का प्रयोग करते समय ठंडे पानी से परहेज रखना चाहिए।
- **टेबेकम** का प्रयोग करते समय खट्टी चीजों और शराब का इस्तेमाल नहीं करना चाहिए। जब स्पाइनल चोट के कारण हुए टेटनस में **आर्निका मोंटाना** निष्फल हो जाए तो **साइकुटा वाइरोसा** को आजमाया जा सकता है।

टिप्पणी : 30 से कम की पोटेंसी को बहुत कम पोटेंसी, 30 से 200 को मध्यम पोटेंसी, 200 को उच्च पोटेंसी और 200 से अधिक को काफी उच्च पोटेंसी माना जाता है।

□

भाग–3

ओषधि के लिए प्रयुक्त संक्षिप्त शब्द	*ओषधि का पूरा नाम*
एबीज नाइग्रा	एबीज नाइग्रा
एब्रोमा ऑगस्टा	एब्रोमा ऑगस्टा
एब्रोटेनम	एब्रोटेनम
एबसिंथियम	एबीसिंथियम
एकालिफा इंडिका	एकालिफा इंडिका
एसिड एसिटिक	एसिड एसिटिक
एसिड बेन	एसिडम बेनेजोइकम
एसिड कार्ब/कार्बोलिक एसिड	एसिडम कार्बोलिकम
एसिड फ्लोर	फ्लोरिकम एसिड
एसिड हाइड्रोसिएनिक	हाइड्रोसिएनिक एसिड
एसिड लैक्टिक	लैक्टिक एसिड
एसिड मुर	मुरिएटिकम एसिडम
एसिड नाइट	नाइट्रिक एसिडम
एसिड ऑक्सेलिक	ऑक्सेलिकम एसिडम
एसिड फॉस	फॉस्फोरिकम एसिडम
एसिड सल्फ	सल्फ्यूरिकम एसिडम
एकोनाइट	एकोनाइट नेपीलस
एस्टीया आर	एस्टीया रेसीमोसा
इगल फोलिया	इगल फोलिया
इगल मेमोलस	इगल मेमोलस
एथूजा साइन	एथूजा साइनेपियम
एगेरिकस एम	एगेरिकस मस्केरियस
एग्नस कास्टस	एग्नस कास्टस

ओषधि के लिए प्रयुक्त संक्षिप्त शब्द	*ओषधि का पूरा नाम*
एग्राफिस नूटेंस	एग्राफिस नूटेंस
एलेंथस	एलेंथस ग्लेंडुलोसा
एलेट्रिस फेरिनोसा	एलेट्रिस फेरिनोसा
एलियम सीपा	एलियम सीपा
एलो सोक	एलो सोकोट्राइना
एलुमेन	एलुमेन
एलुमिना	एलुमिना
एंब्रा ग्रीसिया	एंब्रा ग्रीसिया
अमोनियम कॉस्ट	अमोनियम कॉस्टिकम
अमोन कार्ब/अमोनियम कार्बोनेट	अमोनियम कार्बोनिकम
अमोन मुर	अमोनियम मुरिएटिकम
एमिल नाट	एमिल नाइट्रेट
एनाकार्डियम	एनाकार्डियम ओरिएंटेल
एंथ्रासीनम	एंथ्रासीनम
एंटीम क्रूड	एंटीमोनियम क्रूडम
एंटीम टार्ट	एंटीमोनियम टारटेरिकम
एपिस मेल	एपिस मेलीफिका
एपियम जी	एपियम ग्रेवियोलेंस
एपोसाइनम सी/एपोसाइनम केना	एपोसाइनम केनाबियम
एपोरमॉर्फिया	एपोरमॉर्फिया
अरेलिया रेसीमोसा	अरेलिया रेसीमोसा
एरीना डी	एरीना डायडीमा
आर्जेंटम मेट	आर्जेंटम मेटलिकम
आर्जेंटम नाइट	आर्जेंटम नाइट्रिकम
अर्जुना टर्मिनेलिया	अर्जुना टर्मिनेलिया
आर्निका एम	आर्निका मोंटाना
आरस एल्ब	आर्सेनिक एल्बम
आरस आयोड	आर्सेनिक आयोडेटम
आरस सल्फ फ्लेवम	आर्सेनिक सल्फ फ्लेवम
एरम टी	एरम ट्राइफिलम
एसफोटिडा	एसफोटिडा
एसेरम यूरो	एसेरम यूरोपियम

ओषधि के लिए प्रयुक्त संक्षिप्त शब्द	*ओषधि का पूरा नाम*
अशोका	अशोका
अश्वगंधा	अश्वगंधा
एस्टेरियस रूब	एस्टेरियस रूबेंस
एटिस्टा इंडिका	एटिस्टा इंडिका
ऑर मुर नेट	ऑरम मुरिएटिकम नेट्रोनेटम
ऑरम मेट	ऑरम मेटलिकम
एवीना एस	एवीना सेटाइवा
बेसीलिनम	बेसीलिनम
बदियागा	बदियागा
बैप्टीसिया टी	बैप्टीसिया टिंक्टोरिया
बेरिटा कार्ब	बेरिटा कार्बोनिका
बेरिटा मुर	बेरिटा मुरिएटिकम
बेरिटा फॉस	बेरिटा फॉस्फोरिकम
बेला	बेलाडोना
बेलिस पी	बेलिस पेरेनिस
बर्बेरिस वी	बर्बेरिस वल्गेरिस
बिसमुथ	बिसमुथ
ब्लेटा ओरि	ब्लेटा ओरिएंटेलिस
बोरेक्स वी/बोरेक्स	बोरेक्स वेनेटा
बोरिक एसिड	बोरिकम एसिडम
बोविस्टा	बोविस्टा
ब्रोमियम	ब्रोमियम
ब्राइ एल्ब/ब्रायोनिया	ब्रायोनिया एल्बा
बुफो आर	बुफो राना
कैक्टस जी	कैक्टस ग्रैंडिफ्लोरस
कैडमियम सल्फ	कैडमियम सल्फेट
केलेडियम एस	केलेडियम सैग्वीनम
कैल्क आर्स	कैल्केरिया आर्सेनिकम
कैल्केरिया कार्ब	कैल्केरिया कार्बोनिका
कैल्केरिया फ्लोर	कैल्केरिया फ्लोरिकम
कैल्केरिया आयोड	कैल्केरिया आयोडाटा
कैल्केरिया फॉस	कैल्केरिया फॉस्फोरिका

ओषधि के लिए प्रयुक्त संक्षिप्त शब्द	*ओषधि का पूरा नाम*
कैल्केरिया पिकराटा	कैल्केरिया पिकराटा
कैल्केरिया सल्फ	कैल्केरिया सल्फ्यूरिकम
केलेंडुला	केलेंडुला
केलोट्रोफिस	केलोट्रोफिस
कैंफर	कैंफर
केनाबिस आई	केनाबिस इंडिका
केनाबिस एस	केनाबिस सेटाइवा
कैंथरिस	कैंथरिस
कैप्सीकम	कैप्सीकम
कार्बो एनी	कार्बो एनिमेलिस
कार्बो वेज	कार्बो वेजीटेबिलिस
कार्बन सल्फ	कार्बोनियम सल्फरेटम
कार्सिनोसिन	कार्सिनोसिन
कार्डस मेर	कार्डस मेरियानस
केरिसा पी	केरिसा पपाया
केस्टोरियम	केस्टोरियम
कॉलोफाइलम	कॉलोफाइलम
कॉस्टिकम	कॉस्टिकम
सियोनेंथस आर्निया	सियोनेंथस आर्निया
सिड्रॉन	सिड्रॉन
सिफेलेंड्र इंड	सिफेलेंड्र इंडिका
केमोमिला	केमोमिला
केपारो	केपारो अमारगोसो
चिलीडोनियम	चिलीडोनियम मेजस
चीनोपोडियम	चीनोपोडियम
किमाफिला अंबेलेटा	किमाफिला अंबेलेटा
साइना आर्स	साइनिनम आर्सेनिकम
साइना सल्फ	साइनिनम सल्फ्यूरिकम
सियोनेंथस	सियोनेंथस वर्जीनिका
क्लोरल हाइड्रेट	क्लोरल हाइड्रेट
क्लोरम	क्लोरम
कॉलेस्टेरिनम	कॉलेस्टेरिनम

ओषधि के लिए प्रयुक्त संक्षिप्त शब्द	*ओषधि का पूरा नाम*
साइकुटा वी	साइकुटा वाइरोसा
साइमेक्स	साइमेक्स एसेंथिया
सिमिसीफुगा	सिमिसीफुगा
सीना	सीना
सिनकोना/साइना	सिनकोना/साइना
सिस्टस कैन	सिस्टस कैनाडेंसिस
क्लीमेटिस	क्लीमेटिस इरेक्टा
कोकीनेला	कोकीनेला
कोकुलस इंड	कोकुलस इंडिकस
कॉफीया क्रूडा	कॉफीया क्रूडा
कोलचीकम ऑट	कोलचीकम ऑटमनेल
कॉलिनसोनिया	कॉलिनसोनिया
कोलोसिंथ	कोलोसिंथिस
कोंडुरंग	कोंडुरंगो
कोनियम मैक	कोनियम मैकुलेटम
कॉनवलेरिया मजलिस	कॉनवलेरिया मजलिस
कोपेवा	कोपेवा
कोरेलियम रूब	कोरेलियम रूब्रम
क्रेटीजस/क्रेटीजस ऑक्सी	क्रेटीजस ऑक्सीकेंथा
क्रोकस कैक्टाई	क्रोकस कैक्टाई
क्रोकस सेटाइवा	क्रोकस सेटाइवा
क्रोटेलस एच	क्रोटेलस हॉरीडस
क्रोटन टी	क्रोटन टिग्लियम
क्यूबेबा	क्यूबेबा
क्यू आर्स/क्यूप्रम आर्स	क्यूप्रम आर्सेनिकम
क्यूप मेट	क्यूप्रम मेटलिकम
क्यूप ऑक्सी निग	क्यूप्रम ऑक्सीडेटम नाइग्रम
क्यूरेर	क्यूरेर
साइक्लामेन	साइक्लामेन यूरोपियम
साइनाडॉन डी	साइनाडॉन डेक्टालोन
साइप्रीपीडियम	साइप्रीपीडियम
डामियाना	डामियाना

ओषधि के लिए प्रयुक्त संक्षिप्त शब्द	*ओषधि का पूरा नाम*
डाफिना आई	डाफिना इंडिका
डिजीटेलिस	डिजीटेलिस परप्यूरिया
डायोस्कोरिया	डायोस्कोरिया वाइलोसा
डिफ्थेरिनम	डिफ्थेरिनम
डोलीकोस पुर	डोलीकोस प्रूराइंस
ड्रोसेरा	ड्रोसेरा रोटंडीफोलिया
डुल्केमेरा	डुल्केमेरा
एकीनेसिया	एकीनेसिया
एलेप्स कॉर	इलेप्स कॉरालिनस
इमेटिन हाइड्रोक्लोराइड	इमेटिन हाइड्रोक्लोराइड
एपिफेगस वर्जिना	एपिफेगस वर्जिना
एपिफेगस	एपिफेगस ओरोबेंक
इक्विसेटम हाइम	इक्विसेटम हाइमेल
एरीग्रॉन	एरीग्रॉन लेप्टीलॉन केनाडेंस
यूकेलिप्टस	यूकेलिप्टस
यूपेट पर्फ	यूपेटोरियम परफोलिएटम
यूफोरबियम	यूफोरबियम
यूफ्रेजिया	यूफ्रेजिया
फेगोपाइरम एस	फेगोपाइरम एसकुलेंट
फेरम मेट	फेरम मेटलिकम
फेरम फॉस	फेरम फॉस्फोरिकम
फेरम पिकराटा	फेरम पिकराटा
फिकस इंडिका	फिकस इंडिका
फिकस रेल	फिकस रेलीगियोसा
फॉर्मिक एसिड	फॉर्मिक एसिड
फॉर्मिका रूफा	फॉर्मिका रूफा
फ्रेजेरिया	फ्रेजेरिया
फ्रेक्सीनस अमेरिकाना	फ्रेक्सीनस अमेरिकाना
फ्यूकस वेस	फ्यूकस वेसीकुलोसस
गेंबोजिया	गेंबोजिया
जेलसीमियम/जेल्स	जेलसीमियम
जिरेनियम	जिरेनियम

ओषधि के लिए प्रयुक्त संक्षिप्त शब्द	*ओषधि का पूरा नाम*
जिनसेंग	जिनसेंग
ग्लोनोइन	ग्लोनोइन
ग्नेफेलियम	ग्नेफेलियम
गॉसिपियम	गॉसिपियम
ग्रेनेटम प्यूनिका	ग्रेनेटम प्यूनिका
ग्रेफाइट्स	ग्रेफाइट्स
ग्रेटियोला ऑफ	ग्रेटियोला ऑफिसिनेलिस
ग्रिंडेलिया रॉब	ग्रिंडेलिया रॉबस्टा
गुएकम	गुएकम
गुल्थीरिया	गुल्थीरिया
गन पाउडर	गन पाउडर
हेमेमिलिस	हेमेमिलिस वर्जीनिका
हेकला लावा	हेकला लावा
हेलेबोरस	हेलेबोरस नाइगर
हेलोनियास डायोका	हेलोनियास् डायोका
हिपार सल्फ	हिपार सल्फ्यूरिस
हाइड्रेंजिया	हाइड्रेंजिया
हाइड्रास्टिस केन	हाइड्रास्टिस केनाडेंसिस
हाइड्रोकोटाइल एस	हाइड्रोकोटाइल एसिएटिका
हाइड्रोफिला स्पिनोसा	हाइड्रोफिला स्पिनोसा
हाइड्रोफोबिनम	हाइड्रोफोबिनम
हायोसिएमस	हायोसिएमस
हाइपेरिकम	हाइपेरिकम परफोरेटम
इग्नेशिया	इग्नेशिया अमारा
इन्फ्लुएंजेन	इंफ्लुएंजिनम
इंसुलिन	इंसुलिन
आयोडियम	आयोडियम
इपेकाक	इपेकाकुआन्हा
आयरिस टी	आयरिस टेनेक्स
आयरिस वर्सीकलर	आयरिस वर्सीकलर
जेबोरंडी	जेबोरंडी
जाकारेंडा कार्बो	जाकारेंडा कार्बो

ओषधि के लिए प्रयुक्त संक्षिप्त शब्द	*ओषधि का पूरा नाम*
जलापा	जलापा
जेक्विरिटी	जेक्विरिटी
जुगलेंस आर	जुगलेंस रेजिया
जस्टिका	जस्टिका एढाटोडा बसाका
काली आर्स	काली आर्सेनिकम
काली बाइ	काली बाइक्रोमियम
काली ब्रोमा/काली ब्रोमाइड	काली ब्रोमेटम
काली कार्बोनेट	काली कार्बोनिकम
काली आयोड	काली आयोडेटम
काली मुर	काली मुरिएटिकम
काली नाइट्रिकम	काली नाइट्रिकम
काली फॉस	काली फॉस्फोरिकम
काली सल्फ	काली सल्फ्यूरिकम
कालमेघ	कालमेघ
काल्मिया लेट	काल्मिया लेटीफोलिया
क्रेयोसोटम	क्रेयोसोटम
लैक केन	लैक केनिनम
लैक वैस डिफ	लैक वैसीनम डिफ्लोरेटम
लैकेसिस	लैकेसिस
लैकनेंथस	लैकनेंथस
लेपिस एल्बस	लेपिस एल्बस
लेथिरस सेटाइवा	लेथिरस सेटाइवा
लेट्रोडेक्टस	लेट्रोडेक्टस
लॉरोसिरेसस	लॉरोसिरेसस
लीडम पेल	लीडम पेलुस्टर
लेमना माइनर	लेमना माइनर
लिपटेंड्र वर्जीनिका	लिपटेंड्र वर्जीनिका
ल्यूटिकम	ल्यूटिकम
लिलियम टाइग	लिलियम टाइग्रिनम
लिथियम कार्बोनेट	लिथियम कार्बोनेट
लाबीलिया आई	लॉबीलिया इंफ्लेटा
लाइकोपोडियम	लाइकोपोडियम क्लेवेटम

ओषधि के लिए प्रयुक्त संक्षिप्त शब्द	*ओषधि का पूरा नाम*
लाइसिन	लाइसिन
मेक्रोटिन	मेक्रोटिनम
मैग फॉस	मैग्नीशिया फॉस्फोरिकम
मैग कार्ब/मैग्नीशिया कार्ब	मैग्नीशिया कार्बोनिका
मैग मुर/मैग्नीशिया मुर	मैग्नीशिया मुरिएटिकम
मेलांड्रिनम	मेलांड्रिनम
मैंगेनम/मैंगेनम एसिट	मैंगेनम एसिटिकम
मेडोर	मेडोराइनम
मेलीलोटस	मेलीलोटस एल्बा
मेंथा पाइपर	मेंथा पाइपरेरिटा
मेनिएंथिस	मेनिएंथिस
मेफाइटिस	मेफाइटिस
मर्क बिन आयोड	मरक्यूरियस बिन आयोडाइड्स
मर्क कॉर	मरक्यूरियस कॉरोसिवस
मर्स साइना	मरक्यूरियस सिएनेटस
मर्क डुल/मरक्यूरियस डुल्क	मरक्यूरियस डुल्किस
मर्क आयोड फ्लेवस	मरक्यूरियस आयोडेटस फ्लेवस
मर्क आयोड रूब	मरक्यूरियस आयोडेटस रूबर
मर्क प्रेक रूब	मरक्यूरियस प्रेक रूबर
मर्क सॉल	मरक्यूरियस सॉलिबिलस
मर्क वाइवस	मरक्यूरियस वाइवस
मरक्यूरियस	मरक्यूरियस
मेजेरियम	मेजेरियम
मिलीफोलियम	मिलीफोलियम
मॉरबिलिनम	मॉरबिलिनम
मॉसकस	मॉसकस
म्यूरेक्स पी	म्यूरेक्स परप्यूरिया
माइरिस्टिका	माइरिस्टिका सेबीफेरा
मिरटस कम्युनिस	मिरटस कम्युनिस
नजा टी	नजा ट्राइपुडिएंस
नेट्रम कार्ब	नेट्रम कार्बोनिकम
नेट्रम मुर	नेट्रम मुरिएटिकम

ओषधि के लिए प्रयुक्त संक्षिप्त शब्द	*ओषधि का पूरा नाम*
नेट्रम आर्स	नेट्रम आर्सेनिकम
नेट्रम फॉस	नेट्रम फॉस्फोरिकम
नेट्रम सल्फ	नेट्रम सल्फ्यूरिकम
नक्स मास्क	नक्स मास्केटा
नक्स वोम	नक्स वोमिका
ओसिमम केन	ओसिमम केनम
ओलिएंडर	ओलिएंडर
ओलियम एनिमेल	ओलियम एनिमेल
ओलियम जेक	ओलियम जेकोरिस एसेली
ओपियम	ओपियम
ओरिगेनम	ओरिगेनम
ओर्निथोगेलम	ओर्निथोगेलम अंबेलेटम
ओवा टेस्टा	ओवा टेस्टा
पियोनिया ऑफ	पियोनिया ऑफिसिनेलिस
पनामा	पनामा
पेरीरा ब्रेवा	पेरीरा ब्रेवा
पेरिस क्वू	पेरिस क्वेड्रिफोलिया
पेरोटिडिनम	पेरोटिडिनम
पेसीफ्लोरा	पेसीफ्लोरा इनकारनेटा
पेट्रोलियम	पेट्रोलियम
पेट्रोसेलिनम	पेट्रोसेलिनम
फिलेंड्रियम	फिलेंड्रियम
फॉस्फोरस	फॉसफोरस
फाइसोसटिगमा	फाइसोसटिगमा
फाइटोलाका	फाइटोलाका बेरी
पिकरिक एसिड	पिकरिकम एसिडम
पिलोकारपस	पिलोकारपस
प्लांटेगो	प्लांटेगो
प्लेटिना/प्लेटिनम	प्लेटिना/प्लेटिनम
प्लंबम एसिटिकम	प्लंबम एसिटिकम
प्लंबम मेट/प्लंबम	प्लंबम मेटलिकम
पोडोफाइलम	पोडोफाइलम

ओषधि के लिए प्रयुक्त संक्षिप्त शब्द	*ओषधि का पूरा नाम*
पोलिगोनम	पोलिगोनम
पोपुलस ट्रे	पोपुलस ट्रेमुलॉयड
पेथोस	पेथोस फोयटिडस
सोरेलिया कॉर	सोरेलिया कॉरिलोफोलिया
सोरिनम	सोरिनम
टेलिया टी	टेलिया ट्राइफोलिएटा
पल्सेटिला	पल्सेटिला
पायरोजेन	पायरोजीनियम
क्वेसिया	क्वेसिया
रेडियम बी	रेडियम ब्रोमाइड
रेनानकुलस बी	रेनानकुलस बल्बोसस
रेफेनस सेटाइवा	रेफेनस सेटाइवा
रोवोल्फिया सेर	रोवोल्फिया सरपेंटिना
रियम	रियम
रोडोडेंड्रॉन	रोडोडेंड्रॉन
रस टॉक्स	रस टॉक्सिकोडेंड्रॉन
रिसिनस कम्युनिस	रिसिनस कम्युनिस
रोबीना	रोबीना
रोसा डेमसेना	रोसा डेमसेना
रोजमेरीनस	रोजमेरीनस
रूमेक्स सी	रूमेक्स क्रिस्पस
रूटा जी	रूटा ग्रेवियोलेंस
सेबाडिला	सेबाडिला
सेबल सेरूलाटा	सेबल सेरूलाटा
सेबीना	सेबीना
सेक्रम ऑफ	सेक्रम ऑफिसिनेलिस
सेंबुकस एन	सेंबुकस नाइग्रा
सेंग केन	सेंगुनेरिया केनाडेंसिस
सेनिकुला	सेनिकुला
सेंटोनियम	सेंटोनिनम
सेरासीनिया पी	सेरासीनिया परप्यूरिया
सरसापेरिला	सरसापेरिला

ओषधि के लिए प्रयुक्त संक्षिप्त शब्द	*ओषधि का पूरा नाम*
साइरिनम	साइरिनम
सीकेल कॉर	सीकेल कॉरनुटम
सेलेनियम	सेलेनियम
सिनेसियो	सिनेसियो ऑरियस
सेनेगा	सेनेगा
सीपिया	सीपिया
साइलेशिया	साइलेशिया
स्पाइजेलिया	स्पाइजेलिया
स्पॉञ्जिया टी	स्पॉञ्जिया टोस्टा
स्क्विला	स्क्विला
स्टेनम	स्टेनम
स्टेफाइसेग्रिया	स्टेफाइसेग्रिया
स्टेरकुलिया	स्टेरकुलिया
स्टिकटा पी	स्टिकटा पुल्मोनेरिया
स्ट्रामोनियम	स्ट्रामोनियम
सल्फर आयोड	सल्फर आयोडेटम
सल्फर	सल्फर
सिंफोरिकार्पस रेसीमोसा	सिंफोरिकार्पस रेसीमोसस
सिंफाइटम	सिंफाइटम
साइफिलिनम	साइफिलिनम
टेबेकम	टेबेकम
टेरेक्सेकम	टेरेक्सेकम ऑफिसिनेल
टेरेंटुला सी	टेरेंटुला क्यूबेंसिस
टेरेंटुला हिस	टेरेंटुला हिसपेनिका
टेलुरियम	टेलुरियम
टेरेबिंथ	टेरेबिंथिनाइन ओलियम
टर्मिनेलिया चेबुला	टर्मिनेलिया चेबुला
टेस्टीस	टेस्टीस
ट्यूक्रियम	ट्यूक्रियम मेरम
थ्लेप्सी बी पी	थ्लेप्सी बर्सा पेस्टोरिस
थिया	थिया
थेरीडियान	थेरीडियान

ओषधि के लिए प्रयुक्त संक्षिप्त शब्द	*ओषधि का पूरा नाम*
थियोसिनेमाइन	थियोसिनेमाइन
थुजा ओसी	थुजा ऑक्सीडेंटेलिस
थायरायडिनम	थायरायडिनम
टिटेनियम	टिटेनियम
ट्रिलियम पी	ट्रिलियम पेंडुलम
ट्रियोस्टियम	ट्रियोस्टियम
ट्रोबिडिनम	ट्रोबिडिनम
ट्यूबरकुलिनम	ट्यूबरकुलिनम
टायफायडिनम	टायफायडिनम
यूरेनियम नाइट	यूरेनियम नाइट्रिकम
अर्टिका यूरेंस	अर्टिका यूरेंस
यूस्टिलेगो एम	यूस्टिलेगो मेडिस
वैक्सीनम	वैक्सीनिनम
वेलेरियाना	वेलेरियाना
वेरियोलिनम	वेरियोलिनम
विराट्रम एल्ब	विराट्रम एल्बम
विराट्रम विर	विराट्रम विराइड
वर्बेसकम थेपसस	वर्बेसकम थेपसस
वाइबरनम ओप	वाइबरनम ओपुलस
विनका माइनर	विनका माइनर
वियोला ओड	वियोला ओडोरेटा
वाइपेरा	वाइपेरा
विस्कम एल्ब	विस्कम एल्बम
वेथिया	वेथिया
जेंथोझाइलम	जेंथोझाइलम
जिंक मेट	जिंकम मेटलिकम
जिंक फॉस	जिंकम फॉस्फोरिकम
जिंक सल्फ	जिंकम सल्फ्यूरिकम
जिंजीबर	जिंजीबर

□□□